Infection VIH Mémento thérapeutique 2005

(septième édition)

Jean-Michel Dariosecq*
Anne-Marie Taburet**
Pierre-Marie Girard*

* Service des Maladies infectieuses et tropicales
Hôpital St. Antoine, Assistance Publique Hôpitaux de Paris
** Pharmacie, Hôpital Bicêtre,
Assistance Publique Hôpitaux de Paris

doin éditeurs

Remerciements à :

Sabine Guessant
Christine Rouzioux
Anne Daguenel
Laurence Morand-Joubert
Jean-François Delfraissy

Maquette et mise en page : Jean-Michel Dariosecq

DOIN
Groupe Liaisons SA
1, avenue Edouard Belin
92856 Rueil-Malmaison Cedex

ISBN : 2-7040-1180-X

Imprimé en France

Sommaire

II Traitement antirétroviral : surveillance

III Traitement antirétroviral : stratégies

IV Inhibiteurs de Reverse transcriptase

V Inhibiteurs de Protéase

VI Inhibiteurs de fusion et d'entrée

VII Immunothérapie

VIII Effets indésirables des antirétroviraux

IX Interactions des antirétroviraux

X Prises des antirétroviraux

XI Traitements antiviraux

XII Traitements antiparasitaires

Avant-propos

Pour sa septième édition (et sa dixième année), le *Mémento thérapeutique de l'infection VIH* a été remanié :

- Les commentaires des interactions des antirétroviraux ont rejoint chaque monographie (pages à tranches bleues) mais les tableaux comparatifs d'interactions demeurent (pages à tranches vertes).
- Les médicaments des infections opportunistes ne sont plus présentés en tableaux et leurs interactions ont également rejoint les autres informations utiles de chaque médicament.

Par ailleurs, par rapport à l'édition précédente :

- ont été mises à jour les caractéristiques du ténofovir, de l'atazanavir et de l'enfuvirtide et ont été introduits l'emtricitabine, le fos-amprénavir et le tipranavir.
- Les chapitres « Résistance » et « Echec thérapeutique » sont davantage développés, conformément aux chapitres respectifs des recommandations du groupe d'experts français dont ils sont inspirés.

Pour les pathologies opportunistes, certaines indications et posologies ne font pas l'objet d'un consensus et peuvent donc être discutées.

Les données présentées sont fondées sur la littérature et les documents fournis par les firmes pharmaceutiques, mais ne constituent qu'un aide-mémoire, destiné aux praticiens familiarisés avec cette pathologie. Il ne saurait dispenser de consulter les ouvrages de référence et les résumés des caractéristiques des produits, notamment les contre-indications, posologies, effets indésirables et interactions.

Toutes les suggestions et corrections de la part des utilisateurs de ces outils seront les bienvenues.

J.-M. Dariosecq, A.-M. Taburet, P.-M. Girard
Décembre 2004

I

Prophylaxie après exposition aux VIH, VHB et VHC

I - 1 Prophylaxie : introduction

D'après le rapport au Directeur Général de la Santé de novembre 1997

Concernant l'exposition professionnelle, une étude cas-témoins du CDC, publiée en 1995 et comprenant des données françaises a montré une réduction de 80 % de la transmission par traitement par zidovudine.

Dans le cas de la transmission materno-foetale, l'efficacité de la zidovudine selon un protocole précis (voir plus loin) a été confirmée par l'essai ACTG 076/ANRS 024, publié en 1994.

Mais du fait d'un pourcentage croissant de souches d'emblée résistantes à la zidovudine et par analogie avec le traitement de l'infection avérée (chronique ou primo-infection), cette simple monothérapie n'est plus envisageable.

Après exposition muqueuse (sexuelle), il n'existe pas d'étude chez l'humain donnant une certitude scientifique de l'efficacité d'une prophylaxie, mais des expérimentations chez le singe (avec le SIV) démontrent l'action du traitement prophylactique. De plus, les mécanismes cellulaires et immunologiques de la réponse de l'hôte sont voisins quelle que soit la porte d'entrée et caractérisés par la brièveté du délai entre l'exposition et l'infection des cellules cibles.

Réaliser des essais comparatifs est impossible, pour des raisons tant éthiques que méthodologiques (du fait du faible risque après un seul accident). Enfin, des enquêtes du Réseau National de Santé Publique révèlent la réalité des demandes du public et des pratiques spontanées de prescription.

L'ensemble de ces éléments justifie des dispositions ayant pour but de rendre accessible, à toute personne percevant un accident ou une défaillance dans sa pratique de prévention et de gestion des risques, l'évaluation très précoce de l'exposition au risque et le traitement antirétroviral lorsque l'indication peut en être posée.

Statistiquement, on sait que de nombreuses situations seront ainsi traitées alors qu'elles n'auraient pas donné lieu à contamination. Aucun marqueur ne permettant de déceler une contamination à ce stade, seule une analyse fine de l'exposition et une évaluation du risque peuvent permettre une prescription cohérente en terme de risque /bénéfice et dans les meilleures conditions possibles.

Commentaire des auteurs :
Contrairement à ce qui a pu être craint par certains lors de l'initiation de cette mesure, la lourdeur de la démarche et les contraintes de la prophylaxie n'en ont pas fait une simple « pillule du lendemain ».

Recommandations générales

D'après la circulaire DGS / DH / DRT / DSS n° 98/228 du 09 avril 1998
le « rapport Delfraissy » de juillet 1999
et les recommandations d'experts de l'AFSSAPS d'octobre 2002

Indications

L'indication de traitement antirétroviral après exposition, ou traitement prophylactique, est étendue à tous les types d'exposition (sexuelles, par partage de matériel d'injection de drogues, blessures).

Objectifs

1 - permettre l'accès au traitement après exposition à toute personne en relevant ;
2 - mettre à profit ces traitements pour aider à renforcer ou rétablir les conduites préventives ;
3 - évaluer l'observance, la tolérance et l'efficience des traitements.

Délai d'intervention

Dans les modèles animaux, après les 8 premières heures, les chances d'efficacité diminuent et aucun essai n'a montré d'efficacité 48 heures après l'exposition.

Pour une efficacité maximale, le traitement prophylactique doit donc idéalement intervenir **dans les 4 heures qui suivent** l'exposition, en particulier si :
- la personne source est atteinte d'infection par le VIH ;
- le statut sérologique de la personne source est inconnu, mais il existe des arguments pour suggérer une infection par le VIH (tableau clinique évocateur, comportements à risque, forte prévalence de l'infection parmi les patients de l'établissement hospitalier) ;
- la pratique exposante comporte un risque de transmission du VIH (partage de seringue, de produit à partir d'une même seringue, viol,...)

Le dispositif local mis en place doit donc permettre l'évaluation des demandes et l'orientation des personnes dans des situations d'urgence.

Le traitement prophylactique se discute dans les **48 premières heures**. Au-delà, il est recommandé de surveiller les marqueurs de primo-infection. Mais il est difficile de refuser un traitement au seul vu des délais dans certaines circonstances (expositions à haut risque, viol).

Décision de traitement prophylactique

Elle repose sur la seule notion de risque de contamination (et non sur des marqueurs d'infection). Des grilles d'analyse des risques ont été élaborées pour les trois types d'exposition horizontale (voir plus loin chaque cas) afin d'aider le prescripteur.

On s'efforcera toujours d'obtenir rapidement le statut sérologique de la personne source, mais avec son accord : tout dépistage à l'insu ou contraint doit être proscrit.

I - 2 Exposition accidentelle au sang

D'après la circulaire DGS / DH / DRT / DSS
n° 98/228 du 09 avril 1998, son complément du 29 août 1998
et le « rapport Delfraissy » de juillet 1999

Définition : contact avec du sang ou un liquide contenant du sang, au cours d'un exercice professionnel ou non, lors d'une piqûre avec une aiguille, d'une coupure avec un objet tranchant ou par un contact sur une plaie, une peau non intacte ou une muqueuse.

Le risque après exposition percutanée au sang :
Infection à : VIH = 3,2 ‰ (1,8 à 4,6) VHC = 21 ‰ VHB = 20 à 400 ‰.

Rappel : il est du rôle de l'employeur de former ses personnels en matière de prévention, de fournir les moyens de protection individuelle et de mettre à disposition des matériels de sécurité.

(1) Nettoyage immédiat de la plaie

- Piqûre ou blessure cutanée : nettoyer immédiatement à l'eau courante et au savon, rincer, puis antiseptie : soluté de Dakin ou eau de Javel à 12° chlorométrique diluée à 1/10, ou à défaut : alcool à 70°, ou polyvidone iodée dermique. Temps de contact d'**au moins 5 mn**.

- Projection sur les muqueuses (en particulier conjonctive) : rincer abondamment, de préférence avec du sérum physiologique ou sinon à l'eau, **au moins 5 mn**.

(2) Evaluation des risques infectieux

Par l'un des médecins référents de l'établissement, ou le médecin du travail, ou le responsable des urgences.

a) La sévérité de l'exposition est liée notamment à la profondeur de la blessure et au type d'aiguille en cause :
creuse à prélèvement > creuse pour injection > pleine.
Le risque est encore plus faible après projection cutanéo-muqueuse.

b) Avec le sang, il y a plus grand risque qu'avec les autres liquides biologiques. Mais une aiguille abandonnée est bouchée par le caillot en quelques heures.

c) Le patient source : il faut prendre en compte :
- son statut sérologique vis à vis du VIH, du VHB et du VHC ;
- ses ARN plasmatiques VIH, VHB et VHC (si sérologies positives) ;
- son stade clinique et immunologique de l'infection à HIV (la période de primo-infection et un stade évolué augmentent le risque) ;
- ses traitements antérieurs anti-VIH.

Si son statut n'est pas connu, il est important de le rechercher, avec son accord. Cette évaluation sera assurée à chaque fois que cela sera possible en liaison avec l'équipe clinique qui a en charge le patient source.

(3) Indications de la prophylaxie par antirétroviraux

Selon l'exposition et le statut du malade source :

- Exposition massive = piqure profonde, par dispositif intravasculaire ou aiguille creuse IV ou intra-arérielle ; tout VIH sous forme concentrée (laboratoire) ;
- Exposition modérée = coupure avec bistouri à travers gants, piqure superficielle avec aiguille creuse IV ou intra-arérielle ;
- Exposition minime = érosion superficielle, avec aiguille pleine (suture) ou creuse de petit calibre (IM ou SC) ; contact cutanéo-muqueux ; piqûre avec une seringue abandonnée.

Patient source	Exposition		
	Massive	Modérée	Minime
ARN élevé ou pathologie opportuniste	Recommandée	Recommandée	Se discute
Asymptomatique et/ou ARN faible	Recommandée	Se discute	Se discute
Statut VIH inconnu et ≥ 1 argument (*)	Recommandée	Se discute	Se discute
Statut VIH inconnu sans argument (*)	Se discute	Non indiquée	Non indiquée

(*) Arguments en faveur d'une infection à VIH chez le patient source :
- une symptomatologie clinique ou biologique compatible avec une primo-infection ou un déficit immunitaire sévère ;
- des facteurs de risque connus ;
- la prévalence de l'infection dans l'établissement.

(4) S'il s'agit d'un accident du travail

L'accident doit être déclaré :
- dans les 24 h comme accident du travail (établissements privés) ;
- dans les 48 h comme accident de service (établissements publics).

Il est par ailleurs notifié au service de médecine du travail.

Toute séroconversion professionnelle est à notifier selon un cahier d'observation standardisé à l'Institut de Veille Sanitaire, surveillance VIH/Sida, 12, rue du Val d'Osne, 94415 Saint-Maurice Cedex, téléphone : 01.41.79.67.46.

Une sérologie VIH doit être pratiquée chez le soignant accidenté avant le 8e jour. Si elle se révèle négative, un suivi sérologique sera réalisé, en particulier au 3e mois et avant la fin du 6e mois.

I - 3 Exposition sexuelle

Evaluation du risque

Le risque des pratiques :

(A) Risque certain quantifié (‰ par ordre décroissant) : rapport : anal réceptif (5 à 30), vaginal réceptif (0,3 à 0,7), vaginal et anal insertif (0,1 à 1,8) ;

(B) Risque faible (cas rapportés, mais risque inquantifiable) : rapport oral réceptif ou insertif, avec ou sans éjaculation ;

(C) Risque nul : baiser, préservatif resté en place et non rompu.

Les facteurs augmentant le risque :

(1) Stade de l'infection (toujours essayer de connaître le statut du partenaire) : primo-infection, CD4 < 200, ARN élevé, multirésistance, pathologie opportuniste en cours ;

(2) Infection ou lésion génitale : chez la personne :
- exposée : chancre mou, syphilis, herpès, gonorrhée, chlamydia, trichomonas, infection bactérienne, ectopie du col ;
- source : toute infection génitale ;

(3) Rapport vaginal durant les règles, saignement pendant le rapport;

(4) Autres : premier rapport sexuel, viol.

Selon le partenaire	Indications de la prophylaxie
VIH + connu **ou** **VIH ?** (statut inconnu) et : - gay ou bisexuel - toxico-dépendant IV	- Indiquée si pratiques à risque certain. - Le stade, l'ARN et le traitement du sujet source permettent d'ajuster le traitement. - Se discute si pratiques à risque faible (rapport oral avec ou sans éjaculation) : la présence de facteurs augmentant le risque est alors en faveur.
VIH ? (statut inconnu) **et hétérosexuel** - multipartenaire **ou** - originaire des Caraïbes ou d'Asie du sud-est ou d'Afrique sub-saharienne **ou inconnu** (aucune information sur le partenaire)	- Se discute si pratiques à risque certain et présence de facteurs augmentant le risque. - Non indiquée si risque faible.
Cas du viol chez une femme ou un homme (en prison, le risque est augmenté par une plus forte prévalence)	- tenir compte du facteur émotionnel ++ et souvent avec lésions muqueuses ; - mais souvent rapporté tardivement ; - ne pas attendre le résultat sur le statut du violeur pour débuter un traitement ; - s'il est négatif, le traitement initié pourra être arrêté rapidement.

I - 4 Exposition intraveineuse

Evaluation du risque

Lors du partage de matériel d'injection entre personnes toxico-dépendantes par voie intraveineuse, la connaissance précise de la pratique à risque a une valeur décisionnelle plus forte que la connaissance du statut sérologique du partenaire de partage, qui appartient *de facto* à un groupe très exposé aux infections VIH, VHB et VHC.

Le risque des pratiques :

(A) Risque élevé : partage immédiat de la seringue et/ou de l'aiguille (probabilité de transmission = 6,7 ‰).

(B) Risque intermédiaire : partage différé d'une seringue ou partage du produit à partir d'une même seringue.

(C) Risque faible : partage du reste du matériel (récipent ou cuillère, eau de rinçage, filtre, cotons).

Facteurs augmentant les risques :

- cadre collectif, ordre dans le prélèvement ;
- partenaire : se faisant plus d'une injection par jour ; proche ;
- le demandeur : exclusion sociale, appartenance à un réseau social à risque, premier shoot, impossibilité de refuser le partage ;
- non rinçage de la seringue, non nettoyage de tout le matériel.

Facteurs diminuant les risques :

- nettoyage de la seringue avec de l'eau non souillée, de l'eau de Javel, de l'alcool à 70°, par stérilisation.
- nettoyage aussi des autres éléments du matériel (idem) ;
- ordre dans le prélèvement : premier.

Pratiques	Indications de la prophylaxie
à risque élevé	Conseillée
à risque intermédiaire	A discuter si présence de facteurs aggravants.
à risque faible	- Conseillée si au moins un des usagers est VIH(+) connu ; - Sinon : à discuter si présence de facteurs aggravants.

Le traitement proposé ne devra pas être *a priori* différent de celui proposé aux personnes non toxico-dépendantes par voie intraveineuse, au motif de l'appartenance à ce groupe :

- les aspects sociaux et financiers ne doivent pas limiter l'accès aux soins ;
- l'observance parait plutôt liée à la structure de la personnalité, la connaissance et la perception de la maladie, la représentation et le vécu des traitements, leur efficacité potentielle et attendue.

Transmission des hépatites virales B et C : voir chapitre I -7.

I - 5 Le traitement prophylactique (hors grossesse)

D'après la circulaire DGS / DH / DRT / DSS n° 98/228 du 09 avril 1998, le « rapport Dormont » de Juin 1998 le « rapport Delfraissy » de juillet 1999 et les recommandations d'experts de l'AFSSAPS d'octobre 2002

Cadre du dispositif

- Par dérogation à l'article L.162-17 du code de la sécurité sociale, la prise en charge des antirétroviraux est assurée par l'Assurance Maladie dans les mêmes conditions que dans les indications de traitement de l'infection par le VIH diagnostiquée.
- Aux heures ouvrables : les services hospitaliers et consultations prenant habituellement en charge les personnes infectées par le VIH (dont certains CDAG) sont le site légitime d'accueil des personnes.
- Aux heures non ouvrables : la boucle des urgences reste la seule filière et justifie qu'une formation soit délivrée au personnel soignant. L'urgentiste doit pouvoir faire appel à un référent joignable.

Information

La personne exposée doit être informée :
- des incertitudes quant à l'efficacité du traitement ;
- de l'absence de données dans les cas d'exposition muqueuse ou après échange de matériel d'injection ;
- du risque d'échec malgré le traitement ;
- des risques d'effets indésirables des traitements ;
- de l'importance de l'observance ;
- de l'intérêt de la prévention.

Une femme enceinte doit être informée des risques de transmission et de ceux liés à la prise des antirétroviraux (l'avis du médecin référent est recommandé). Sinon, envisager un test de grossesse.

Toute personne ayant recours à une structure hospitalière suite à un accident exposant doit recevoir une brochure d'information.

Délai d'intervention prophylactique

Le traitement doit intervenir le plus tôt possible dans les **heures qui suivent** l'exposition (de façon optimale dans les **4 premières heures**), sans attendre le résultat de la sérologie VIH de la personne source.

La limite de **48 heures** semble raisonnable pour la recherche d'une efficacité maximale. Cependant, intervient en dernière instance la décision du médecin, qui peut prescrire au-delà de ce délai (un avis spécialisé est particulièrement nécessaire).

Durée du traitement

Elle est de **4 semaines**. Une prescription initiale de 1 à 2 semaines et des consultations hebdomadaires permettent une surveillance et un soutien psychologique pour renforcer l'adhésion.

Les choix thérapeutiques

Ils seront faits au cas par cas, en tenant compte :
- des critères de gravité ;
- des éventuels traitements reçus par la personne source ;
- de l'acceptabilité du traitement par la personne exposée ;
- des risques d'effets indésirables et d'interactions médicamenteuses.

1) La personne source est VIH+ et son histoire thérapeutique est connue => le traitement de la personne exposée sera adapté à celui de la personne source (avis spécialisé particulièrement recommandé) :

a) Si la personne source est actuellement traitée :
- avec ARN-VIH indétectable => le même traitement*.
- avec ARN-VIH détectable => avis spécialisé.

b) Si la personne source est en interruption thérapeutique : le risque de contamination est majeur (réplication intense) ;
- si l'ARN était indétectable sous traitement => le même traitement*.
- si l'ARN était détectable sous traitement => avis spécialisé.

* le même traitement si possible. Mais s'il contient : d4T + ddI, abacavir, indinavir, un IRT non-nucléosidique, ou en cas d'interactions médicamenteuses => un avis spécialisé est recommandé.

2) Autres cas (personne source non connue, ou pas d'information sur son traitement) => on peut proposer pour 3 ou 4 jours un traitement standardisé, accompagné d'une fiche d'information :
- Ne pas utiliser (risque d'intolérance précoce) : abacavir, névirapine, efavirenz, d4T + ddI, indinavir.
- Utiliser une triple association comportant :
  - 1 inhibiteur de protéase (x 2/j) : nelfinavir ou lopinavir (+ ritonavir) ;
  - 2 analogues nucléosidiques : AZT + ddI ou AZT + 3TC ou D4T + 3TC.

NB : Si la 1re prise a lieu dans la nuit, ce sera une prise de charge à dose habituelle et la prise suivante, même rapprochée, sera faite le matin.

Suivi et évaluation

Le médecin référent, s'il n'a pas lui-même prescrit la prophylaxie en urgence, réévalue cette prescription dans les 2 à 3 jours et juge de l'opportunité de poursuivre ou non le traitement pendant 4 semaines.

Il est souhaitable que la prescription initiale soit de courte durée (1 à 2 semaines) et le suivi régulier (consultation hebdomadaire) pour surveiller la tolérance et exercer un soutien psychologique renforçant l'adhésion.

La confidentialité devra être attentivement respectée (bordereaux de remboursement des antirétroviraux).

L'obtention rapide d'une sérologie VIH de la personne source peut permettre d'écarter le risque de contamination, donc d'arrêter rapidement la prophylaxie. Les test rapides sont disponibles dans les hôpitaux mais sont toujours à confirmer par les tests ELISA de référence.

Il est proposé un suivi sérologique de la personne exposée pendant 4 mois, avec une sérologie initiale réalisée dans les 8 premiers jours.

Une évaluation nationale est gérée par l'Institut de Veille Sanitaire et réalisée sur la base d'un questionnaire de déclaration à remplir par toute personne venant consulter après un risque d'exposition au VIH.

I - 6 Bilan et suivi biologiques

Date	Personne ne recevant pas de prophylaxie
Bilan initial dans les 48 premières heures	- Sérologie VIH. - Antigénémie VIH (si expositions multiples dans les 2 derniers mois). - Si risque d'hépatite B (= personne source Ag HBs (+) ou inconnu, et personne exposée Ac anti-HBs (-) ou inconnu) : - Marqueurs de l'hépatite B : - si personne exposée vaccinée : Ac anti-HBs ; - si personne exposée non vaccinée : Ag HBs, Ac anti-HBs et anti HBc. - Transaminases. - Si risque d'hépatite C (= exposition non sexuelle avec liquide biologique source VHC (+) ou inconnu) : - Sérologie VHC. - Transaminases.
à S 2	
à S 4	Entre 3 et 6 semaines après l'exposition : - Sérologie VIH. - Antigénémie VIH ou ARN VIH (*).
à S 8	
à S 12 ou S 16	à S 12 (= 3 mois après l'exposition) : - Sérologie VIH.
à M 6	6 mois après l'exposition (si accident du travail) : - Sérologie VIH.

NB : L'incertitude entretenue par ces contrôles biologiques répétés nécessite un soutien psychologique pendant cette période d'attente.

Personne <u>recevant</u> une prophylaxie
Le même que sans prophylaxie plus : - NFS. - Autres examens (selon les antirétroviraux utilisés et leurs effets indésirables). - Test de grossesse. - Tests de résistance : • le traitement de la personne exposée doit être instauré le plus précocément possilble ; • lorsque le patient source est connu, il faut tenir compte de l'ensemble des informations disponibles, y compris des résultats de tests génotypiques.
Traitement depuis 2 semaines : - NFS - Transaminases + autres selon les antirétroviraux utilisés.
En fin de traitement : - NFS - Transaminases + autres selon les antirétroviraux utilisés.
Entre 3 et 6 semaines après la fin du traitement : - NFS (si anomalie à S4). - Sérologie VIH. - Antigénémie VIH ou ARN VIH (*).
à S 16 (= 3 mois après la fin du traitement) : - Sérologie VIH.
6 mois après l'exposition (si accident du travail) : - Sérologie VIH.

(*) L'antigénémie est peu sensible ; à l'inverse, l'ARN est peu spécifique dans la population générale, **d'où le risque de faux positifs (à quelques milliers de copies/ml) dans 1 % des cas.**

I - 7 Suivi après exposition aux VHB et VHC

Après exposition au VHB (transmission sexuelle ou sanguine)

à J 0		
Sujet exposé	**Sujet source**	**Conduite à tenir**
Vacciné avec réponse vaccinale documentée (Ac anti-HBs > 10 UI /l) ou Vacciné avant l'âge de 25 ans		Aucune surveillance
Vacciné avec réponse vaccinale non documentée (sauf vaccination à un âge < 25 ans) ou Non vacciné	Ag HBs négatif	Vaccination du sujet exposé si non vacciné
	Ag HBs positif ou statut VHB inconnu	1 : prélever (*) : Ag HBs, anti-HBc et anti-HBs 2 : séro-vaccination : 1 dose de vaccin HB et 500 UI d'Ig anti-HBs le même jour en 2 sites dès que possible après l'exposition, sans attendre le statut sérologique du sujet source.

*** Selon les résultats du prélèvement à J 0**	
Anti-HBs > 10 UI /l	Aucune surveillance
Ag HBs positif	A contrôler sur un second prélèvement => prise en charge par un service spécialisé.
Ag HBs négatif et Anti-HBs < 10 UI /l	Surveillance à M1, M3, M6 (Ag HBs, Anti-HBc, Anti-HBs) : - Si Ag HBs négatif => poursuite de la vaccination. - Si Ag HBs positif (à contrôler sur un second prélèvement) => prise en charge par un service spécialisé.

NB : Rappeler la recommandation de vaccination de tous les sujets exposés : professionnels de santé, toxicomanes par injections, personnes n'ayant pas un-e partenaire sexuel-le unique.

En milieu de soins, la gestion d'un risque d'exposition au VHB devrait donc être exceptionnelle compte-tenu de l'obligation vaccinale, dont le respect doit être contrôlé. La preuve de l'immunisation doit être conservée dans le dossier de médecine du travail et remise au soignant.

D'après les recommandations du Conseil Supérieur d'Hygiène Publique et les recommandations d'experts de l'AFSSAPS d'octobre 2002

Après exposition au VHC (transmission sanguine ou sexuelle)

à J 0		
Sujet exposé	**Sujet source**	**Conduite à tenir**
Sérologie VHC positive		Prise en charge par un service spécialisé.
Sérologie VHC négative	Sérologie VHC négative	Aucune surveillance Clôture du dossier
	Sérologie VHC positive ou inconnue	Surveillance ** à M1, M3, M6 (Sérologie VHC et ALAT)

** Selon les résultats des prélèvements à M1, M3 et M6	
Sérologie VHC négative	Aucune surveillance Clôture du dossier
ALAT élevée ou séroconversion anti-VHC	PCR VHC : Si PCR positive => • contrôle par une 2ème PCR effectuée sans délai ; • prise en charge par un service spécialisé ; • indication d'un traitement (interféron + ribavirine) : - soit immédiatement après le diagnostic de primo-infection ; - soit après surveillance des transaminases et si elles augmentent.

I - 8 Exposition materno-foetale au VIH-1

D'après les « Rapports Delfraissy » de juillet 2002 et juillet 2004

Epidémiologie

- Chaque année en France, le nombre de grossesses chez des femmes VIH+ est passé d'environ 500 en 1992 à 700 en 1996, 1200 en 2000 et 1500 en 2002. La plupart des mères ont été contaminées par voie hétérosexuelle et 60 % sont originaires d'Afrique sub-saharienne.
- Le taux de transmission n'étant plus que de 1 à 2 %, il n'y a « plus » qu'environ 20 enfants contaminés chaque année en France.
- Ce risque (en particulier dans certains départements français d'Amérique) est plus lié à des carences de prise en charge qu'à des échecs thérapeutiques vrais :
  - absence de dépistage pendant la grossesse,
  - contamination au cours de celle-ci (test initial négatif),
  - prise en charge tardive,
  - accouchement prématuré,
  - défaut d'observance, voire refus de traitement.
- Début 2004, parmi les femmes enceintes VIH+ :
  - un tiers sont dépistées à l'occasion de leur grossesse,
  - environ 2 % ne reçoivent pas de prophylaxie,
  - environ la moitié reçoivent des multithérapies.

Dépistage

- Le dépistage de l'infection par le VIH chez la femme enceinte est régi par l'article 48 de la loi n° 93-121 du 27 janvier 1993 : « À l'occasion du premier examen prénatal, après information sur les risques de contamination, un test de dépistage de l'infection par le virus de l'immunodéficience humaine est proposé à la femme enceinte. » Les modalités et une partie des objectifs du dépistage prénatal sont établis par une circulaire de la DGS (n° 09, du 29 janvier 1993).

- Ce dépistage n'est pas obligatoire et la prévention de la transmission mère-enfant (TME) est indissociable de la prise en charge médicale de l'infection tant de la mère que de l'enfant. S'il est négatif, le test doit être renouvelé en cours de grossesse chez les femmes exposées.

Facteurs influençant la transmission mère-enfant

- Sans traitement, la transmission mère enfant du VIH se produit en majorité tardivement in utero ou à l'accouchement, le taux de TME étant estimé à environ 20 % pour VIH-1 en l'absence d'allaitement.

- Plusieurs facteurs de risque de TME ont été identifiés :
  - le niveau de l'ARN VIH1 plasmatique maternel : facteur principal, que la mère soit traitée ou non ; mais il n'y a pas de seuil au-dessous duquel le risque de transmission deviendrait négligeable ;
  - le déficit immunitaire maternel (nombre de lymphocytes CD4) : meilleur critère prédictif quand le VIH est mal quantifié par PCR ;
  - facteurs obstétricaux : rupture prolongée de la poche des eaux, accouchement prématuré et chorio-amniotite ;
  - allaitement : le risque augmente d'au moins 10 à 15 %, selon l'état immunovirologique maternel et la durée de l'allaitement.

Prévention de la grossesse

Le contrôle de la reproduction est d'une particulière importance et doit être proposé à toute femme VIH+ mais elle n'en a pas toujours la maitrise. Les choix sont évolutifs et doivent tenir compte de la vie sexuelle, des contre-indications, des obstacles culturels et de l'adhésion prévisible.

La contraception :

- Le préservatif masculin : méthode de référence pour la prévention de la transmission des IST, mais d'efficacité contraceptive plus faible que la pilule oestro-progestative.
- Le préservatif féminin : donne à la femme la maitrise de l'utilisation, mais taux d'échec élevé, faible accessibilité et coût élevé.
- La contraception hormonale : oestro-progestative ou progestative, régulière ou d'urgence : tenir compte des contre-indications métaboliques et des interactions médicamenteuses avec les antirétroviraux.
- La stérilisation tubaire : irréversible, indications habituelles.
- Les spermicides : efficacité modérée et risque d'ulcérations génitales => ne peuvent être recommandés (le nonoxynol-9 est déconseillé).
- Le stérilet : risque d'infection haute, mais sa place mérite d'être réévaluée.

L'adoption : citée pour la première fois dans le rapports d'experts 2004 et légalement possible en France pour un couple hétérosexuel séro-différent. Mais l'obtention d'un agrément est encore très difficile et l'information des DASS est actuellement très insuffisante.

L'interruption de grossesse :
Son accès doit être assuré hors de toute contrainte, dans le cadre de la loi. Les femmes doivent être informées de la distinction entre interruption volontaire de grossesse (IVG) jusqu'à 14 semaines et interruption pour motif médical (IMG) au-delà de 14 semaines. L'examen du dossier doit se faire en concertation entre l'équipe pluridisciplinaire de diagnostic prénatal et le médecin qui suit la patiente pour son infection à VIH.

Objectifs de la prophylaxie

1) **Diminuer le risque de transmission mère-enfant**
Il faut obtenir une réduction maximale de la réplication virale plasmatique et du nombre de particules virales libres dans les différents liquides biologiques, en fin de grossesse et à l'accouchement.

2) **Assurer un traitement optimal pour la mère**
s'il existe une indication pour elle-même, pour maintenir ou restaurer un système immunitaire compétent.

3) **Préserver les options thérapeutiques futures**
en évitant que le traitement préventif n'induise des résistances, pour la mère comme pour l'enfant s'il est infecté.

4) **Assurer un véritable traitement post-exposition à l'infection**
en poursuivant le traitement chez l'enfant après la naissance.

5) **Limiter au maximum les risques de toxicité médicamenteuse**
pour le foetus et pour la mère.

Le nombre d'options thérapeutiques envisageables n'a cessé d'augmenter ces dernières années mais il n'y a pas de données comparatives en termes de bénéfices/risques.

Recommandations 2004 pour la prévention de la TME

- **Le choix du traitement préventif** relève d'une décision collaborative, multidisciplinaire (spécialiste du VIH, équipe obstétricale, pédiatre).
- Dans tous les cas, la mère et si possible le père doivent être informés :
  - des incertitudes concernant la toxicité potentielle des antirétroviraux,
  - des raisons du choix proposé par l'équipe médicale,
  - de l'intérêt et des modalités du traitement de l'enfant,
  - des raisons de la contre-indication de l'allaitement au sein.
- Le traitement ne doit jamais être décidé dans l'urgence, sauf en cas de diagnostic très tardif.

- **Une multithérapie est recommandée :** c'est la prophylaxie la plus efficace de la TME, sous réserve qu'elle soit effective durant le dernier trimestre et que l'ARN plasmatique soit indétectable à l'accouchement.
- **Cette multithérapie comporte habituellement 2 AN* et 1 IP* :**
  - l'AZT et, sauf cas particulier, la 3TC,
  - l'association d4T + ddI est contre-indiquée (risque d'acidose lactique)
  - les données de tolérance disponibles sur les différents IP concernent surtout le saquinavir (+100 mg x 2/j de ritonavir) et le nelfinavir.

- **Ne sont pas recommandés :**
  - Une multithérapie incluant 1 NN*, en raison du risque de :
    toxicité élevé de la névirapine chez la mère (hépatite, toxidermie) ;
    malformations lié à l'efavirenz ;
    émergence de souches virales résistantes aux NN*, compromettant l'avenir thérapeutique de la mère et celui de l'enfant s'il est infecté.
  - Une bithérapie (2 AN* ou 1 AN* + 1 NN*), car elle ne permet habituellement pas d'obtenir une réduction optimale de l'ARN plasmatique et comporte un risque de résistance ;
  - La césarienne, lorsque l'ARN plasmatique est indétectable en fin de grossesse et la bonne observance prévisible jusqu'à l'accouchement.

- **Lorsque la prise en charge de la mère n'a pas été optimale** il est conseillé de renforcer la prophylaxie post-natale chez l'enfant.

- **Le choix du traitement** est effectué en fonction du statut clinique et immunovirologique de la mère en début de grossesse.

- **Choix du mode d'accouchement :**
  - Quelle que soit la situation clinique, la perfusion d'AZT doit être systématique pendant toute la durée du travail et de la césarienne.
  - À l'ère des multithérapies, la césarienne programmée ne doit pas être systématique. Ses indications (non obstétricales) sont limitées.
  - Il n'y a pas d'indication à la césarienne si l'ARN VIH plasmatique est indétectable à la 36 e semaine d'aménorrhée sous multithérapie ;
  - La césarienne programmée est justifiée, si les conditions obstétricales sont favorables : sous multithérapie si l'ARN maternel est > 400 copies/ml en fin de grossesse ; ou en cas de monothérapie par AZT.

- **Infection par VIH-2 :** l'ARN viral plasmatique est spontanément très peu élevé et le taux de TME, même sans prophylaxie, faible (1 %). Le VIH-2 est naturellement résistant aux NN*. En l'absence d'indication maternelle de traitement, il est recommandé de mettre en place une prophylaxie par AZT monothérapie sans césarienne programmée systématique.

(*) IP = inhibiteur de protéase ; AN = analogue nucléosidique ;
NN = inhibiteur de reverse transcriptase non nucléosidique.

(1) Grossesse débutée sous traitement antirétroviral

a) Traitement virologiquement efficace et bien toléré
(ARN plasmatique < 400 copies/ml) :
- Il n'est pas justifié d'arrêter ni de modifier le traitement,
- sauf s'il comporte des médicaments contre-indiqués pour toxicité :
  - embryonnaire : au 1er trimestre, remplacer efavirenz par un IP ;
  - maternelle : remplacer l'association d4T-ddI par 2 autres AN.

b) ARN plasmatique > 400 copies/ml :
- Une modification du traitement est souhaitable, après avoir vérifié la bonne observance.
- Le choix du traitement de relais sera fait selon les recommandations concernant l'adulte hors grossesse, en tenant compte au maximum du risque de toxicité pour la mère et pour l'enfant.

(2) Grossesse débutée en l'absence de traitement antirétroviral

Il s'agit soit d'une femme séropositive connue, mais non suivie ou ne relevant pas d'un traitement antirétroviral pour elle-même, soit d'une femme découvrant sa séropositivité au moment de la grossesse.

a) Lorsqu'il existe une indication thérapeutique maternelle
au moment de la grossesse :
- Une trithérapie comportant 2 AN associés + 1 IP est recommandée
- Elle associe les molécules recommandées chez l'adulte, en privilégiant l'AZT et la 3TC et en proscrivant les molécules à toxicité potentielle pour la mère et pour l'enfant.
- L'IP sera préférentiellement le saquinavir/r ou le nelfinavir, avec lesquels on a le plus de données.
- Les antirétroviraux sont débutés, si possible, après la 12e semaine d'aménorrhée, pour limiter le risque d'embryo-foetotoxicité.
- L'utilisation de 3 nucléosidiques est déconseillée du fait du risque additif de toxicité mitochondriale et d'une moindre efficacité.

b) En l'absence d'indication maternelle :
- Chez une femme enceinte asymptomatique, ayant des lymphocytes CD4 > 350/mm^3, le traitement préventif de TME est systématique.
- La trithérapie est recommandée et sera choisie selon les mêmes principes que ceux décrits au paragraphe précédent, mais sera débutée au début du 3e trimestre, pour limiter la durée d'exposition du foetus aux traitements.
- Par rapport aux précédentes recommandations, la tendance est donc au renforcement de la prophylaxie, même quand l'ARN est < 10 000 copies/ml et sans facteur de risque obstétrical particulier.
- Cependant la balance bénéfices/risques demeure incertaine.
- Une monothérapie par AZT associée à une césarienne programmée demeure une alternative possible, à discuter cas par cas.

(3) Femme enceinte non suivie et non traitée, et/ou dont le diagnostic d'infection par le VIH a été tardif

- **Dépistage de l'infection VIH :** il peut être réalisé par un test rapide, y compris en salle d'accouchement : le résultat doit être confirmé par un 2e prélèvement et, dans la mesure du possible, par 1 test de dé-dépistage classique. Dans des situations d'urgence, l'indication thérapeutique peut être posée sur les résultats de 2 tests rapides, voire 1 seul test, en informant la femme de la possibilité d'un faux positif. Dans tous les cas, la femme doit être informée des résultats des tests et des traitements prophylactiques proposés.

a) Prise en charge après le 8e mois, mais avant le début du travail
- La réplication virale doit être réduite rapidement. Une trithérapie associant 2 AN (AZT + 3TC) et 1 IP (lopinavir/r) est recommandée.
- Une césarienne programmée chez la mère et un renforcement du traitement du nouveau-né doivent également être discutés.
- Un contexte de grande précarité sociale et/ou psychologique peut requérir le recours à une prise en charge inhabituelle (hospitalisation, hospitalisation à domicile) permettant d'assurer le traitement préventif de la TME.

b) Prise en charge très tardive pendant le travail :
- Une perfusion d'AZT est recommandée, associée à l'administration de névirapine en monodose chez la mère et l'enfant.
- Chez l'enfant, un traitement post-exposition intensifié est recommandé, comportant l'AZT + 1 ou 2 autres molécules.
- Il n y a pas de données, donc pas de consensus, pour argumenter le choix des molécules à associer à l'AZT : il peut s'agir de la 3TC et/ou de la névirapine monodose et/ou d'1 IP.
- Le seul IP pour lequel on dispose de données pharmacocinétiques chez le nourrisson (mais pas chez le nouveau-né) est le nelfinavir.
- La première dose de névirapine doit être administrée tout de suite après la naissance si elle n'a pas été administrée à la mère ou si elle a été administrée moins de 1 heure avant l'accouchement.
- Elle sera renouvelée au troisième jour de vie.

(4) Situations complexes exceptionnelles

- Telles que :
  - antécédents de cytopathie mitochondriale ou d'autre toxicité sévère des AN,
  - multiples mutations concernant les AN
- Un traitement préventif de TME autre que ceux recommandés pour les situations précédentes peut être envisagé. L'avis d'un expert est souhaitable.

Le suivi de la grossesse chez une patiente VIH+ ainsi que le suivi du nouveau-né et des enfants VIH+ ou ayant été exposés *in utero* à des antirétroviraux sont du ressort d'équipes spécialisées.

Voir les recommandations du rapport d'experts 2004
(Prise en charge thérapeutique des personnes infectées par le VIH – Rapport 2004, sous la dir. de J.F. Delfraissy. Flammarion, p. 197 et suivantes).

I - 9 Assistance médicale à la procréation

Pour les couples hétérosexuels dont l'un ou l'autre partenaire est « à risque viral », la prise en charge en assistance médicale à la procréation (AMP) est possible en France, selon l'arrêté ministériel du 10 mai 2001 (paru au J.O. du 15 mai) modifiant celui du 12 janvier 1999 relatif aux règles de bonnes pratiques cliniques et biologiques en AMP.

Tout prélèvement biologique doit être considéré à risque, mais la présence chez l'une ou les 2 personnes de marqueurs biologiques d'infection par le VIH, le VHC ou le VHB impose une prise en charge particulière, une organisation renforcée et adaptée au risque viral. L'objectif étant de réduire les risques de contamination du conjoint, de l'enfant, des gamètes et embryons d'autres couples ainsi que des personnels.

Conditions de prise en charge des couples à risque viral pour le VIH
(d'après l'arrêté du 10 mai 2001)

- Remplir les conditions réglementaires d'accès à l'AMP :
  - couple stable, marié ou ayant une vie commune depuis > 2 ans ;
  - évaluation du projet de reproduction au cours d'entretiens avec les psychologues de l'équipe ;
  - les 2 membres du couple doivent être vivants et en âge de procréer.
- Préalables :
  - proposer les alternatives sans risques : adoption, sperme de donneur ;
  - engagement du couple à une sexualité protégée ;
  - prise en charge par une équipe multidisciplinaire habilitée à valider la demande.

- **Homme séropositif pour le VIH-1 :**
  - ayant un suivi régulier, traité ou non, sans maladie évolutive, avec :
  - CD4 > 200/mm^3 à deux reprises dans les quatre mois précédents
  - ARN-VIH plasmatique stable, sans augmentation > 0,5 log10 pendant les 4 mois précédents ;
  - charge virale du liquide séminal < 10 000 copies/ml ;
  - absence de détection virale (ARN-VIH ou ADN proviral) dans la fraction de spermatozoïdes ;
  - le choix de la technique d'AMP sera fonction de la charge virale initiale du sperme et de la fertilité de l'homme ;
  - un suivi trimestriel de l'homme est nécessaire ;
  - la femme doit être séronégative pour VIH dans les 2 mois précédant la demande et au moment de la prise en charge ;
  - un test sérologique VIH chez la femme doit être fait avant l'AMP ;
  - le suivi sérologique sera effectué à 2 semaines, 3 et 6 mois de grossesse et à l'accouchement ;
  - il n'y a pas de suivi spécialisé de l'enfant si la mère est séronégative à l'accouchement.

- **Femme séropositive pour le VIH-1 :**
  - ayant un suivi régulier, traitée ou non, sans maladie évolutive ;
  - CD4 > 200/mm^3 à 2 reprises dans les 4 mois précédents ;
  - ARN-VIH plasmatique stable, sans augmentation > 0,5 log10 dans les 4 mois précédents ;
  - informations pour l'aide à la décision qui prendra en compte le risque de contamination de l'enfant à naître et les risques potentiels des thérapeutiques pendant la grossesse ;
  - prise en charge de la grossesse et de l'enfant à la naissance.

Une AMP peut toujours être différée dans l'intérêt de l'enfant à naitre.

II

Traitement antirétroviral : surveillance

II - 1 Suivi AVANT traitement antirétroviral

Les pages qui suivent ont été établies d'après les recommandations des « rapports Delfraissy » de juillet 1999, juillet 2002 et juillet 2004

Examens	Commentaires
- Sérologie VIH	• Toujours confirmer un test ELISA + par un ELISA et un Western-Blot sur un second prélèvement.
- ARN VIH plasmatique (voir plus loin)	• Lors du bilan initial, • Puis tous les 3 à 6 mois. • Eliminer une cause transitoire d'élévation : infection intercurrente, vaccination.
- NFS et plaquettes - Lymphocytes TCD4 et T CD8 - Transaminases	• Lors du bilan initial, • Puis tous les 3 à 6 mois.
- Créatininémie	• Lors du bilan initial.
Sérologies : - VHB - VHC (± PCR VHC) - toxoplasmose - CMV - syphilis	• Lors du bilan initial, • Puis tous les ans si négatives. • Si toxoplasmose négative => prévention hygiéno-diététique ; • Si CMV négative => précautions en cas de transfusion.
Radio de thorax IDR tuberculine 10 U	• Lors du bilan initial. • L'IDR est discutée, selon le risque de tuberculose latente.
Examen gynécologique, examen anal, frottis	• Lors du bilan initial, • Puis annuel.

II - 2 Suivi SOUS traitement antirétroviral

Généralités sur la surveillance du traitement antirétroviral

Le traitement antirétroviral :

- N'est que virustatique et n'éradique pas le réservoir de cellules infectées latentes à demi-vie longue => il doit être poursuivi de façon continue au long cours.
- Présente un risque d'émergence de résistance virale (quand la réplication virale persiste sous la pression de sélection du traitement).
- Provoque des effets indésirables fréquents, d'intensité variable, et une toxicité au long cours, qui peuvent inciter à une mauvaise observance ou à des interruptions plus ou moins contrôlées.
- Comporte des contraintes (horaires, alimentaires, galéniques) entravant la vie quotidienne.
- Doit donc être pris en charge sur trois plans : efficacité, effets indésirables, optimisation de l'observance.

L'efficacité virologique :

- Son suivi se fait essentiellement par les marqueurs biologiques (ARN plasmatique, voir plus loin ce chapitre) ;
- Utiliser à chaque fois la même technique de mesure (la RT-PCR est supérieure de 0,3 log à l'ADN branché).
- Les sous-types non B du VIH1 sont sous estimés par la RT-PCR.
- Le VIH2 nécessite des techniques spécifiques.

L'accompagnement et l'optimisation de l'observance :

- Déterminer le rôle de ses diverses composantes (complexité du traitement, effets indésirables, facteurs psychologiques, sociaux, etc.) ;
- Ne pas oublier que c'est un processus fragile et dynamique ;
- En discuter pour déceler une éventuelle lassitude ;
- Des interventions spécifiques sont possibles ;
- Voir plus loin le chapitre observance et difficultés.

La surveillance des effets indésirables :

- Les rechercher par l'interrogatoire et l'examen clinique ;
- Laisser le patient exprimer ses plaintes ;
- Mais aussi rechercher des effets attendus (selon les molécules).

Consultation de suivi précoce (8 à 15 jours après l'initiation du traitement) :

- S'assurer de la **bonne compréhension** du schéma thérapeutique.

- Renouveler les conseils pour une prise optimale du traitement :
  - **prise à jeun** (= à distance de 2 heures au moins d'un repas) de la didanosine et de l'indinavir sans ritonavir (rarement utilisé) ;
  - **prise au cours du repas** (ou dans les 2 heures qui suivent) des autres inhibiteurs de protéase (**en particulier le nelfinavir**, obligatoirement) et du ténofovir ;
  - **prise au coucher** de l'efavirenz, de préférence.

- Détecter des **difficultés d'observance**, par exemple liées :
  - à une trop grande complexité du schéma thérapeutique,
  - à des difficultés à intégrer les prises dans le rythme de vie quotidien.

- Vérifier la **tolérance initiale**, les effets indésirables précoces pouvant être graves ou responsables d'une mauvaise observance. Selon le traitement, rechercher en particulier certains troubles (page suivante).

- **Premier bilan biologique : à J15-J30 :**
  - hémogramme (attention à une anémie sous zidovudine),
  - amylase (si didanosine),
  - fonction rénale : créatinine, protéinurie, glycosurie (si ténofovir),
  - transaminases (attention particulière si co-infection par le VHC ou le VHB et si traitement par IP ou NN).

- **Traitement par abacavir, efavirenz ou névirapine :**
  Cette consultation précoce est impérative, le patient devant être informé des risques de toxicité précoce qui doivent l'amener au moindre doute à reconsulter ou à contacter immédiatement son médecin.

- **Patients au stade SIDA** chez qui le traitement antirétroviral a été débuté en hospitalisation, souvent associé au traitement d'une infection opportuniste : cette consultation est également essentielle.

- **Programmer les consultations suivantes** avec un calendrier provisionnel adapté à la vie professionnelle du patient.

Consultations de suivi ultérieur

La fréquence des consultations est fonction :
- de l'état clinique du patient (plus grande fréquence si le traitement a été instauré tardivement, avec des lymphocytes TCD4 < 200/mm^3),
- des difficultés avec le traitement (effets indésirables, observance).

Il est recommandé de programmer :
- une visite 1 mois après l'initiation du traitement,
- puis tous les 3 mois la première année,
- puis 3 à 4 fois par an si évolution favorable et bonne tolérance.

Effets indésirables précoces des antirétroviraux

Signes d'hypersensibilité à l'abacavir :
- Fièvre, éruption cutanée, fatigabilité inhabituelle, crampes diffuses, troubles digestifs, signes respiratoires.
- Dans 4 à 8 % des cas, le plus souvent lors des 6 premières semaines de traitement (médiane 11 jours).
- Si ≥ 2 symptômes => arrêter immédiatement et définitivement l'abacavir (réintroduction ultérieure proscrite, quel que soit le délai).

Eruption cutanée sous névirapine (18 %) **ou efavirenz** (10 %) :
- Si grade 1-2 => uniquement surveillance clinique, et interdiction absolue d'augmenter la posologie de névirapine de 1 à 2 cp/j (habituellement au 15e jour) tant que l'éruption n'a pas régressé.
- Si signes de gravité (éruption intense, urticaire, atteinte muqueuse ou signes généraux) => arrêt impératif du NN.
- Aucune mesure prophylactique ni curative (AINS, stéroïdes, antihistaminiques) n'est recommandée.

Troubles neuropsychiques sous efavirenz :
- Troubles du sommeil (cauchemars, rêves étranges), sensation ébrieuse, troubles de l'humeur, de la concentration, voire parfois ultérieurement de modifications de personnalité.
- > 50 % des cas dans les premiers jours, puis s'amendent spontanément chez la plupart des patients, parfois seulement partiellement.
- Apprécier le retentissement sur le vécu du patient, son travail, son entourage, ce qui est difficile du fait de la subjectivité des symptômes.

Cytolyse hépatique précoce sous névirapine :
- Doser les transaminases avant l'augmentation de posologie de 1 à 2 cp/j (habituellement au 15e jour de traitement).

Troubles digestifs sous inhibiteur de protéase (± ritonavir) :
- Peuvent amener à :
  - modifier précocement le traitement (substitution de l'IP),
  - vérifier ses concentrations plasmatiques résiduelles,
  - prescrire des traitements symptomatiques.

Consultation annuelle avec un médecin référent

- Au sein des grosses équipes médicales des CHU, le patient peut être vu en consultation et/ou en hôpital de jour de façon régulière par des médecins plus jeunes et différents et/ou par son médecin traitant.
- Il est essentiel qu'une fois par an il soit vu par un médecin senior référent pour faire le point de façon plus globale que le strict suivi immunovirologique et aborder :
  - bilan des effets indésirables,
  - vie sexuelle, prévention,
  - désir d'enfant, assistance médicale à la procréation,
  - bilan social et statut professionnel,
  - statut vis-à-vis des virus des hépatites,
  - discussion d'une PBH et/ou d'un Fibrotest® avant une éventuelle indication thérapeutique ;
  - analyse critique du traitement en cours et éventuelle modification.

Suivi de l'efficacité

- **Clinique :**
  - Poids : stabilité (patient asymptomatique) ou reprise ;
  - Amélioration ou disparition de signes cutanés et troubles trophiques, arrêt des récidives de candidose oropharyngée.

- **Immunologique :**
  - Remontée progressive des lymphocytes T CD4,
  - plus lente chez les patients âgés et/ou dont l'immunodépression a évolué de manière prolongée avant le traitement.

- **Virologique :**

L'ARN VIH plasmatique doit :

- **à 1 mois de traitement : avoir baissé d'au moins 1 log copies/ml**
- **à 3 mois de traitement : être < 400 copies/ml**
- **à 6 mois de traitement : être < 50 copies/ml (*) et de toute façon < 400 copies/ml**

(*) **Seuils de détection :** le seuil à 50 copies/ml est souhaitable mais tous les centres n'en sont pas équipés. On sait qu'en général, à M6, 90 % des ARN < 400 copies/ml sont aussi < 50 copies/ml. Il reste 10 % des cas, pour lesquels la baisse n'est pas optimale. Voir plus loin le chapitre « échec précoce ».

- **Les « blips »** (ARN-VIH transitoirement détectables) sont en général de faible valeur (< 1 000 copies/ml, voire < 400 copies/ml) et ne doivent pas être interprétés comme un début d'échappement.

- En revanche :

Un ARN > 1 000 copies/ml nécessite un contrôle pour affirmer l'échappement virologique :

- **sur un nouvel échantillon,**
- **rapproché (< 1 mois) pour ne pas laisser le virus se répliquer longtemps sous traitement.**

- **Hétérogénéité des succès immunovirologiques :**
  - Un ARN plasmatique < 400 ou < 50 copies/l n'a pas la même signification selon :
    - qu'il est obtenu après une 1ère ou une xième ligne de traitement,
    - qu'il existe des virus archivés résistants à certaines molécules,
    - le nadir des CD4 avant traitement antirétroviral,
    - le niveau atteint par les CD4 (> 200, > 350, > 500 /mm^3),
    - la durée du succès.
  - Le niveau de provirus intégré (mesuré en recherche par PCR-ADN sur cellules mononucléées) varie d'un patient à l'autre, alors même que l'ARN plasmatique est indétectable.
  - La réponse immune CD4 spécifique anti-VIH (en recherche) n'est présente que dans 60 % des cas de succès virologique.
  - Ces éléments doivent être pris en compte dans toute discussion sur la poursuite, un changement partiel ou complet, ou une éventuelle interruption du traitement.

Suivi des effets indésirables

Suivi clinique

- Suivi du **poids**, recherche de signes de **lipo-atrophie/hypertrophie** ;
- Recherche de signes précoces de **neuropathie périphérique** (troubles sensitifs des membres inférieurs) (stavudine, didanosine) ;
- Recherche de **troubles digestifs** (nausées, vomissements, ballonnements, diarrhée), surtout avec les inhibiteurs de protéase :
  - si ces troubles persistent malgré les conseils diététiques et les traitements symptomatiques, la substitution de l'IP par un autre antirétroviral est souvent efficace ;
  - en cas de signes généraux associés (malaise, fatigue, amaigrissement) ou d'hépatomégalie, rechercher une hyperlactatémie ;
  - des douleurs abdominales doivent faire évoquer une pancréatite sous didanosine ou une hyperlactatémie ;
- Examen des **sites d'injections** sous-cutanées (interféron, enfuvirtide).

Suivi biologique

- **NFS :** recherche d'anémie et de neutropénie sous zidovudine, nécessitant parfois son remplacement par un autre antirétroviral ;
- **Bilan hépatique :**
  - Transaminases pour tout patient traité ;
  - Vigilance particulière si co-infection VHB et/ou VHC (risque augmenté de cytolyse hépatique sévère sous IP ou INN) ;
  - Bilan bi-mensuel lors des 2 premiers mois d'un traitement par NN, pour détecter une hépatite cytolytique sévère (12 %, avec un délai médian de survenue de 1,5 à 2 mois après le début du traitement) ;
  - Lorsque la cytolyse s'accompagne de signes cliniques (hépatiques ou généraux), un NN doit être interrompu.
- **Triglycérides, cholestérol total, HDL et LDL et glycémie à jeun :** avant le début du traitement, à 3 mois, puis régulièrement, selon les anomalies décelées et des mesures correctives proposées.
- **Amylasémie, ou mieux lipasémie :** pour détecter une pancréatite sous didanosine.
- **Créatininémie (et clairance calculée), protéinurie et glycosurie :** avant le début du traitement puis contrôle à chaque bilan biologique si traitement par ténofovir, pour détecter une toxicité tubulaire.
- **Dosage du lactate :** non recommandé dans le suivi de routine mais uniquement si symptômes cliniques ou biologiques évocateurs de toxicité mitochondriale. Vigilance particulière si traitement au long cours (> 1 an) par nucléosides : stavudine, surtout en association à la didanosine (non recommandée en 2004) : risque d'acidose lactique avec parfois stéatose hépatique ou toxicité neuromusculaire avec faiblesse musculaire importante et neuropathie périphérique.
- **Dosages plasmatiques d'antirétroviraux :** A réaliser tôt dans certaines situations (voir plus loin) : effets indésirables, interactions médicamenteuses attendues.

Autres aspects du suivi

Mesures hygiénodiététiques

- Calculer un score de risque cardiovasculaire en identifiant les facteurs de risque connus : tabagisme, hypertension artérielle, obésité, diabète, dyslipidémie, antécédents familiaux précoces de coronaropathie.

- Encourager l'activité physique : chez les patients VIH+, l'exercice physique régulier (au moins 3 heures par semaine) améliore les paramètres métaboliques (glycémie et anomalies lipidiques) et réduit les signes de lipodystrophie.

- Surveiller le poids, limiter la consommation de boissons alcoolisées et l'apport glucido-lipidique, surtout en cas d'hypertriglycéridémie. En cas d'obésité, entreprendre un régime hypocalorique après un entretien diététique approfondi.

- Lutter avec vigueur contre le tabagisme (50 % des patients suivis sont fumeurs actifs et le sur-risque vasculaire lié au tabac est au moins 3 fois plus important que celui des troubles lipidiques) ; prescrire largement les substituts nicotiniques (patch, gomme) au mieux au cours d'un suivi en consultation spécialisée de sevrage tabagique.

Examen gynécologique

- Examen complet avec **frottis cervical** et si possible **colposcopie** ;
- Recommandé **annuellement** chez toute femme VIH+, quels que soient son âge et son traitement antirétroviral ;
- Réalisé en ville ou à l'hôpital ;
- Attention particulière aux femmes africaines moins bien suivies.

Examen anal

- Indiqué du fait d'une élévation de l'incidence du cancer du canal anal chez les hommes infectés par le VIH ayant des rapports anaux, malgré l'utilisation des traitements antirétroviraux hautement actifs.
- Proposer un dépistage aux hommes ayant des rapports anaux réceptifs :
  - en première intention : une surveillance par **cytologie annuelle** est indiquée mais rarement possible en pratique (écouvillonage simple à réaliser mais technique spéciale de lecture de la cytologie).
  - une surveillance régulière par **anuscopie** (avec lugol ou acide acétique) est probablement moins difficile à instaurer mais peu d'équipes l'ont mise en place.
- Une étude de suivi longitudinal (J0, M6, M12, M24) va être mis en place mais pas à l'échelle nationale.

II - 3 ADN proviral cellulaire

• **Après intégration dans l'ADN cellulaire, le réservoir d'ADN proviral est constitué :**
- de 10^6 à 10^{12} cellules infectées ;
- pour 90 % des lymphocytes T CD4+, mémoire (CD45Ro), à demi-vie très longue (plusieurs dizaines d'années), dont l'activation provoquera la production de VIH à tropisme CCR5 ;
- pour 5 à 7 % des monocytes-macrophages, à demi-vie courte, producteurs de VIH à tropisme CXCR4.

• **Dans les deux cas, l'infection cellulaire est :**
- précoce (dans les premiers jours de l'infection),
- fixée à un niveau propre à chaque individu (facteurs peu connus),
- définitive (jusqu'à la mort de la cellule),
- très stable, non affectée par le système immunitaire (qui peut seulement empêcher son extension),
- amplifiée par une prolifération des lymphocytes infectés.

• **La production de nouveaux virus :**
- concerne peu de cellules en même temps (une sur 10^4) ;
- mais est constante et persistante.

• **Le niveau de l'ADN proviral cellulaire :**
- se situe dans 90 % des cas entre 2 et 4 log copies ;
- est un facteur prédictif de sida et de chute des CD4, indépendant des niveaux de lymphocytes CD4 et d'ARN VIH plasmatiques : Le risque d'évolution vers le sida est :
    - plus important avec : CD4 > 350/mm³ et ADN > 3 log (30 %)
    - qu'avec : CD4 < 350/mm³ et l'ADN < 3 log (22 %) ;
- lors de la primo-infection est encore plus prédictif de l'évolution que les deux marqueurs habituellement utilisés ;
- est un peu diminué mais jamais annulé par les traitements antirétroviraux disponibles (IRT, IP, IF) ;
- n'est modifié ni par les interruptions séquentielles de traitement, ni par les inhibiteurs d'intégrase, ni par l'IL-2, ni par les vaccins.

• **Les virus archivés dans l'ADN proviral :**
- Conservent les mutations de résistance du moment de l'archivage, même après traitement prolongé efficace sur l'ARN plasmatique ;
- Sont différents dans le plasma et le sperme (où se déroule une réplication autonome).

• **L'utilisation de la mesure de l'ADN proviral cellulaire :**
- Reste encore du domaine de la recherche.
- Pourrait avoir un intérêt dans deux indications :
    1) **La décision de mise au traitement antirétroviral** (du fait de sa valeur prédictive indépendante de celle des mesures des lymphocytes CD4 et de l'ARN plasmatiques)
    2) **La gestion des interruptions thérapeutiques** (envisageables après un traitement débuté suffisamment tôt).
- **Des études sont en cours pour valider ces utilisations** et cet examen reste actuellement du domaine de la recherche.

II - 4 ARN plasmatique

Les tests de mesure

- Pour être quantifié, l'ARN plasmatique circulant du VIH peut être amplifié par deux types de techniques différents :

  1) Amplification de la cible par PCR (polymerase chain reaction) :
  Il s'agit d'amplifier la portion d'ARN détectée, par passages successifs en présence d'une polymérase. Exemples : tests Monitor® (Roche), Nuclisens® (Organon), LCx® (Abbott).

  2) Amplification du signal (ADN branché ou b-DNA) :
  Il s'agit d'amplifier des morceaux d'ADN ajoutés à la cible et qui se « branchent » les uns aux autres. Exemple : test Versant® (Bayer)

- Les kits actuellement disponibles permettent de détecter de 50 à 20 copies d'ARN VIH par ml de plasma.
- Attention : la technique par PCR donne des résultats supérieurs de 0,3 log par rapport à ceux obtenus par ADN branché.
- Pour les comparaisons de mesures itératives chez un même patient, il est recommandé d'utiliser à chaque fois la même technique.
- Les taux de faux positifs vont de 0,5 à 7 % (ce qui pose problème en situation de dépistage mais pas pour le suivi).
- Le VIH-2 nécessite des kits spécifiques et le sous-type VIH1-O n'est pas mesuré par tous les kits.

Variabilité de la mesure

- Du fait des techniques utilisées (amplifications), les marges d'incertitude sur la mesure de l'ARN plasmatique :
  - ne sont pas arithmétiques (plus ou moins une valeur fixe pour tout niveau mesuré)
  - mais sont logarithmiques (la marge d'incertitude augmente d'autant plus que le niveau de la mesure est élevé).

  C'est la raison pour laquelle les résultats sont donnés en logarithme (base 10) copies/ml (voir ci-contre).

- Ainsi, chez un même patient, 2 valeurs d'ARN ne sont réellement différentes que si elles diffèrent **de plus de 0,5 log**, c'est-à-dire que l'une est plus de **3 fois plus petite ou plus grande** que l'autre. Dans les valeurs basses, la variabilité peut dépasser ce facteur 3.

- Une infection intercurrente ou une vaccination peuvent induire une élévation transitoire de l'ARN plasmatique => éviter la mesure à ce moment.

Rythme des prescriptions

- Primo-infection : faux positifs => diagnostic définitif sur la sérologie.
- Infection VIH non encore traitée : tous les 3 à 6 mois.
- Décision de mise au traitement : 2 mesures, pour confirmer l'indication.
- Après initiation du traitement :
  - 1 mesure à M1, pour vérifier la baisse d'au moins un log,
  - 1 mesure à M3, pour vérifier l'indétectabilité (< 400 ou mieux < 50),
  - puis 1 fois tous les 3 mois, sauf difficultés particulières (tolérance, adhésion, résultats virologiques et/ou immunologiques insuffisants).
- Rebond : contrôler (dans un délai < 1 mois) avant de décider un changement de traitement.

Unités de mesure

L'ARN plasmatique se mesure en copies/ml, mais les résultats sont de plus en plus souvent exprimés en logarithme (base 10).

Les correspondances sont les suivantes :

copies/ml	= log$_{10}$	copies/ml	= log$_{10}$	copies/ml	= log$_{10}$
10 000 000	7				
8 000 000	6,9	80 000	4,9	800	2,9
6 250 000	6,8	62 500	4,8	625	2,8
5 000 000	6,7	50 000	4,7	500	2,7
4 000 000	6,6	40 000	4,6	400	2,6
3 200 000	6,5	32 000	4,5	320	2,5
2 500 000	6,4	25 000	4,4	250	2,4
2 000 000	6,3	20 000	4,3	200	2,3
1 600 000	6,2	16 000	4,2	160	2,2
1 250 000	6,1	12 500	4,1	125	2,1
1 000 000	6	10 000	4	100	2
800 000	5,9	8 000	3,9	80	1,9
625 000	5,8	6 250	3,8	62,5	1,8
500 000	5,7	5 000	3,7	50	1,7
400 000	5,6	4 000	3,6	40	1,6
320 000	5,5	3 200	3,5	32	1,5
250 000	5,4	2 500	3,4	25	1,4
200 000	5,3	2 000	3,3	20	1,3
160 000	5,2	1 600	3,2	16	1,2
125 000	5,1	1 250	3,1	12,5	1,1
100 000	5	1 000	3	10	1

Variations de l'ARN plasmatique

Elles peuvent être exprimées :
- en variation absolue (a été multipliée ou divisée par x) ;
- ou en logarithme (a augmenté ou diminué de y log).

Les correspondances sont les suivantes :

Diminution ou augmentation de … (en log$_{10}$) =	Division ou multiplication par …	Diminution ou augmentation de … (en log$_{10}$) =	Division ou multiplication par …
0,1	1,2	1	10
0,2	1,6	1,7	50
0,3	**2**	2	100
0,4	2,5	2,7	500
0,5	**3,2**	3	1 000
0,6	4	3,7	5 000
0,7	5	4	10 000
0,8	6,3	4,7	50 000
0,9	8	5	100 000

II - 5 Dosage plasmatique des antirétroviraux

D'après les « rapport Delfraissy » de juillet 2002 et juillet 2004

Généralités

La mesure des concentrations plasmatiques d'un médicament

- est utile lorsque ses **caractéristiques pharmacocinétiques** (absorption, distribution, élimination) sont **très variables** ;
- donc si sa relation **concentration / effet** (thérapeutique ou toxique) est meilleure que sa relation **dose / effet** ;
- ainsi quand sa **marge thérapeutique est étroite** et la **variabilité interindividuelle** de ses concentrations est grande ;
- et qu'il n'existe **pas de marqueur simple et rapide** de son effet pharmacodynamique (comme la glycémie, l'INR).

=> Le dosage a donc été proposé pour des médicaments répondant aux critères ci-dessus (théophylline, digoxine, lithium, aminosides, certains anti-épileptiques, ciclosporine, tacrolimus). Pour certains d'entre eux, ce dosage est indiqué en cas d'association avec des inhibiteurs de CYP450, en particulier avec le ritonavir.

Variabilité importante des concentrations plasmatiques :

- **Pharmacogénétique :** il existe un polymorphisme des gènes codant pour la glycoprotéine P (MDR1) ou certains cytochromes (CYP3A5 ou CYP2B6). Mais il n'a pas été démontré de relation entre la présence de variants alléliques et la clairance ou concentrations d'IP ou de NN.
- **Grossesse :** la pharmacocinétique des IP peut être modifiée durant le dernier trimestre, ce qui justifie un dosage plasmatique.
- **Insuffisance rénale et hémodialyse :**
  Des adaptations de posologie sont proposées pour les nucléosides (voir tableau au chapitre effets indésirables). Aucune adaptation de posologie n'est nécessaire pour l'abacavir, les NN ou les IP. Avec une fixation protéique élevée et un volume de distribution important, l'hémodialyse modifie peu les concentrations sauf pour la névirapine, qu'il est conseillé d'administrer à la fin d'une séance.
- **Insuffisance hépatique :**
  - IP : insuffisance hépatocellulaire ou dysfonction hépatique, en particulier si co-infection VHB, VHC => doser l'IP pour adapter sa dose.
  - zidovudine et abacavir (éliminés en partie par glucuronoconjugaison), => suivre la tolérance.
  - En l'absence d'étude, si insuffisance hépatique sévère => éviter : efavirenz, nelfinavir, lopinavir/r et atazanavir.

Le « quotient inhibiteur » (QI) :

- Rapport de **la Cmin** (concentration résiduelle) **sur la CI50 ou CI90** (concentration inhibitrice) du virus.
- Plus il est élevé, plus l'inhibition de ce virus par l'IP est puissante.
- Mais la mesure des CI virales varie d'un laboratoire à l'autre.
- Le « quotient inihibiteur génotypique » est le rapport de **la Cmin** d'un IP sur le **nombre de mutations** sur le gène de la protéase. Il serait plus facile à interpréter en échec de plusieurs lignes de traitement.
- L'utilisation d'un quotient inhibiteur reste un outil de recherche, l'évaluation de son intérêt reste à faire au sein d'essais cliniques.

1) Analogues nucléos/tidiques (AN) :

- Ce sont des « prodrogues », seuls leurs dérivés triphosphorylés par la cellule étant actifs.
- Absence de corrélation démontrée entre leur concentration plasmatique et la concentration intracellulaire de la forme triphosphorylée, dont la mesure est complexe et réservée à quelques laboratoires.
- Bonne biodisponibilité, faible fixation protéique.
- Elimination urinaire inchangée, sauf :
    - zidovudine et abacavir : en partie glucuronoconjugués,
    - didanosine : pour partie éliminée en hypoxanthine.

2) IRT non nucléosidiques (névirapine et efavirenz) (NN) :

- Il existe une corrélation entre leurs concentrations plasmatiques et
    - la réponse virologique aux 2 molécules,
    - les effets neurologiques de l'efavirenz. ;
- Mais l'augmentation des concentrations n'est pas proportionnelle à celle de la posologie ;
- Ils sont éliminés par le CYP3A et sont inducteurs enzymatiques ;
- L'équilibre est en général atteint après 10 à 15 jours de traitement.
- Leur demi-vie d'élimination est > 40 h =>
    - permet des prises espacées ;
    - oblige à arrêter le NN 5 à 10 jours avant les autres antirétroviraux en cas d'interruption thérapeutique (pour éviter d'être en monothérapie de NN).

3) Inhibiteurs de protéase (IP) :

- Il existe une corrélation entre concentrations plasmatiques et :
    - la réponse virologique (forte variabilité interindividuelle, moins nettement si multitraité et virus multirésistant) ;
    - l'apparition de mutations de résistance ;
    - la toxicité rénale de l'indinavir,
    - la toxicité digestive de ritonavir, saquinavir, nelfinavir.
- Mais l'augmentation des concentrations n'est pas proportionnelle à celle de la posologie.
- L'équilibre est en général atteint après 10 à 15 jours de traitement.

- Métabolisme des IP :
    - En partie intestinal => faible biodisponibilité pour certains.
    - Demi-vie courte (2 - 9 h), fixation protéique importante,
    - Elimination hépatique par les cytochromes CYP3A4 et CYP3A5, pour lesquels ils ont une forte affinité => en sont inhibiteurs.
    - Le nelfinavir est aussi métabolisé par le CYP2C19 => métabolite actif M8 (de 0 % à 30 %) ;
    - Le ritonavir est un puissant inhibiteur du CYP3A => associé à faible dose (100 mg ou 200 mg x 1 à 2 fois par jour) à d'autres IP, il en augmente de façon importante les concentrations plasmatiques et simplifie leurs posologies.
    - Nelfinavir et ritonavir sont également inducteurs enzymatiques.
    - Le fosamprénavir est une prodrogue de l'amprénavir, dont il possède donc les caractéristiques pharmacocinétiques.

4) Enfuvirtide : premier inhibiteur de fusion :
Peptide de 36 acides aminés, donc administré par voie sous-cutanée.
Peu de données sur les relations pharmacocinétique-pharmacodynamie.
Métabolisme indépendant du CYP3A.

Indications des dosages plasmatiques d'IP et de NN

L'objectif est toujours d'adapter la posologie, afin d'optimiser la réponse virologique et de diminuer la toxicité.

1) Après initiation du traitement : en cas de :

- Interactions attendues entre IP et NN ;
- Multithérapies complexes comportant plusieurs IP avec ou sans NN;
- Co-infection VHB ou VHC, même sans élévation des ASAT/ALAT ;
- Insuffisance hépatique.
- Patient âgé, en particulier si baisse de la fonction hépatique / rénale;
- Poids extrêmes ;
- 3e trimestre de grossesse ;
- Infections opportunistes traitées par des molécules avec lesquelles des interactions sont prévisibles (rifampicine, rifabutine...) ;
- Schéma posologique simplifié (par exemple en une seule prise par jour) => vérifier que les Cmin sont dans la fenêtre thérapeutique.

2) En cas d'échec virologique :

- Echec précoce (réduction de l'ARN non optimale ou rebond après périodes d'indétectabilité) => Une **augmentation de la posologie** de l'IP assez tôt peut permettre de renforcer l'efficacité antivirale sans changer le traitement.
- Echec durable ou virus multi-résistant => on peut parfois **augmenter la posologie**, pour atteindre une concentration résiduelle dans la zone la plus élevée des fourchettes thérapeutiques et augmenter le quotient inhibiteur.

3) En cas de toxicité :

- Au moment d'une toxicité aigüe :
  - troubles neuropsychiques et efavirenz,
  - cytolyse hépatique et névirapine, efavirenz ou IP,
  - sécheresse cutanée et indinavir
- À long terme, des concentrations trop élevées pourraient entraîner plus fréquemment des désordres métaboliques.

Les dosages en pratique

- **Le prélèvement :**
  - Ne doit être fait qu'après obtention de l'état d'équilibre (15 jours pour un IP et l'efavirenz, 1 mois pour la névirapine).
  - Préciser la posologie, les heures des prises et du prélèvement
  - Concentration résiduelle (Cmin) : le matin, juste avant la prochaine prise, **à l'heure PREVUE** pour celle-ci.
  - Cmax (1 à 5 h après la prise, selon la molécule) : en cas de suspicion de malabsorption ou de non observance.
- **Le dosage :**
  - Chaque laboratoire doit valider sa technique chromatographique.
  - Un contrôle de qualité interlaboratoires a été mis en place en 2000.
  - Ces dosages ne sont pas à la nomenclature de l'assurance maladie et ne peuvent donc être remboursés. A l'hôpital, ils sont comptabilisés comme « B » hors nomenclature (BHN).
- **Les résultats :**

  Ils sont à rendre dans les 15 jours, pour pouvoir adapter la posologie à la consultation suivante. L'interprétation sera pluridisciplinaire (clinicien, pharmacologue, virologue), tenant compte de divers facteurs.

Zones de concentrations résiduelles cibles

Molécules	**Zone de Cmin (en ng/ml) habituellement efficaces sur le virus sauvage et bien tolérées** (Rapport d'experts « Delfraissy », juillet 2004, p.127)
Efavirenz	1 100 - 4 000
Névirapine	3 000 - 8 000
Amprénavir	375 - 3 000
Atazanavir	200 - 1 000
Indinavir	150 - 800
Lopinavir	3 000 - 8 000
Nelfinavir	1 000 - 4 000
Saquinavir	200 - 4000

II - 6 Résistance aux antirétroviraux

Mécanismes de la résistance du VIH

- La résistance aux antirétroviraux est liée à la sélection de quasi-espèces virales ayant des mutations dans les gènes des protéines cibles **quand la réplication virale persiste en présence de l'antirétroviral.**
- La sélection de mutations de résistance dépend :
  - de facteurs pharmacologiques (concentrations insuffisantes d'antirétroviral, interactions médicamenteuses),
  - de la puissance du traitement antiviral,
  - de la « barrière génétique » du virus vis-à-vis de l'antirétroviral (nombre de mutations pour que le virus devienne résistant).
- Le risque de sélectionner et le mécanisme de sélection de ces mutations diffère selon les antirétroviraux, même à l'intérieur d'une classe.

(1) Analogues nucléosidiques et nucléotidiques (AN) inhibiteurs de la transcriptase inverse (TI) :

a) Diminution d'incorporations des nucléos/tides artificiels :

M184V
- Le codon 184 est situé dans le site catalytique de la TI.
- Sélectionnée par : 3TC et FTC.
- Le plus souvent la seule détectée en cas d'échec d'une combinaison puissante d'antirétroviraux contenant la 3TC.
- **Haut niveau de résistance à : 3TC et FTC.**
- En présence de TAMs (voir plus bas), la mutation M184V :
  - **augmente la résistance in vivo à l'abc,**
  - **n'a pas d'impact sur TDF ni sur ddI.**

Q151M
- Et son complexe (A62V, V75I, F77L, F116Y).
- Rare (< 5 % des patients traités), habituellement observée après une longue utilisation séquentielle des AN.
- **Haut niveau de résistance à : tous les AN sauf TDF.**
- **Faible niveau de résistance à 3TC et FTC.**

L74V
- Sélectionnée par ddI et abc.
- Fréquemment associée à la M184V.

K65R
- Sélectionnée par abc, TDF, ddI.
- Sa fréquence augmente du fait de l'utilisation du TDF.
- Moins susceptible de se développer quand :
  - TDF est associé à des analogues de thymidine,
  - ou quand le virus présente déjà des TAMs (voir plus loin).
- **Impact semble nul sur les analogues de la thymidine.**
- **Impact probable et variable sur les autres AN.**

b) Excision de l'analogue nucléosidique déjà incorporé :

Thymidine analog mutations (TAMs) :
M41L, D67N, K70R, L210W, T215Y/F et K219Q/E :

- Favorisent l'accès de l'ATP au site de polymérisation, qui réagit avec l'AN, le détachant de la chaîne d'ADN viral en formation.
- Sélectionnées par les analogues de la thymidine (AZT et d4T).
- **Résistance croisée à tous les AN, sauf 3TC et FTC.**
- **Résistance variable pour chacun selon le nombre de TAMs.**
- **K70R et K219Q/E ont moins d'impact que les quatre autres.**

(2) Inhibiteurs de TI non nucléosidiques (NN)

- Ces molécules bloquent la TI en se fixant au niveau d'une poche hydrophobique étroite et proche du site actif de l'enzyme.
- Sont des molécules à **« barrière génétique » basse : une seule mutation** à ce niveau provoque **une résistance de haut niveau à toutes les molécules de cette classe.**
- **Attention :** même si un génotype ultérieur ne détecte plus de mutations aux NN, archivées, elles réapparaissent sous traitement => tous les composés de la classe perdent définitivement leur activité.
- Des NN de 2e génération (TMC 125) sont en évaluation ; il est trop tôt pour savoir s'ils sont actifs en présence de ces mutations.

(3) Inhibiteurs de protéase (IP)

La résistance aux IP est liée à des mutations situées au niveau du site actif de l'enzyme et à distance ; c'est un phénomène graduel, avec **accumulation progressive de mutations** :

- les mutations primaires (très souvent situées au niveau du site actif de l'enzyme) sont sélectionnées les premières ;
- les mutations secondaires s'accumulent et renforcent la résistance.

a) Mutations primaires spécifiques d'un IP :

- **D30N** :
  - Sélectionnée uniquement par le **nelfinavir**.
  - Ne provoque pas de résistance croisée avec les autres IP (mais 30 % des échappements au nelfinavir sont liés à la L90M, impliquée dans la résistance à de nombreux IP).
- **I50V** :
  - Sélectionnée par l'**amprénavir**.
  - Peut contribuer à la résistance au **lopinavir**.
- **I50L** :
  - Sélectionnée par l'**atazanavir**.
  - Ne provoque pas *in vitro* de résistance croisée (mais en cas de traitement antérieur par IP, l'atazanavir sélectionne d'autres mutations, cause de résistance croisée).

b) Mutations responsables de résistance croisée entre IP et sélectionnées par eux :

En particulier **V82A/F/S/T, I84V/A et L90M**, lorsqu'elles sont associées, rendent difficiles le choix d'un traitement de relais.

c) Potentialisation par le ritonavir et barrière génétique :

Lors des échappements aux IP (chez le patient naïf) :

- **nelfinavir :** 50 % s'accompagnent de mutations de résistance.
- **atazanavir :** 16 % s'accompagnent de mutations de résistance.
- **atazanavir + ritonavir :** 1ère intention : pas de donnée disponible.
- **lopinavir + ritonavir :** aucune sélection de mutation.
- **fosamprénavir + ritonavir :** aucune sélection de mutation.
- **tipranavir :** patients jamais traités : absence de données ; patients déjà traités : semble sélectionner : L10I/V, K20M/L/T, L33I/F/V, M46I, I54V, V82L/T, I84V (selectionnées par beaucoup d'autres IP).
- **TMC 114 :** sélectionne *in vitro* les mutations R41T and K70E, non sélectionnées habituellement par les autres IP et paraissant avoir peu d'impact sur la résistance croisée avec les autres IP, sauf peut-être pour le saquinavir (les 2 mutations associées).

(4) Inhibiteurs de fusion

La résistance à l'**enfuvirtide** est associée à des mutations aux codons 36 à 45 du domaine HR1 de la gp41, dans HR2, voire dans la gp120.

Tests génotypiques de résistance

Les tests génotypiques permettent l'analyse des mutations présentes dans les gènes de la transcriptase inverse, de la protéase ou de la gp41. Les tests d'hybridation sur bandelettes, qui n'analysent que certains codons, sont abandonnés. La technologie des puces ADN reste à évaluer.

Le séquençage, technique de référence :

- Après PCR, le séquençage des gènes avec migration électrophorétique sur séquenceurs automatiques est la technique de référence.
- Des logiciels traduisent les séquences nucléotidiques en acides aminés ; par rapport à une séquence de référence, la population virale analysée peut être sauvage, mutée ou mixte.
- Deux kits de séquençage ont l'agrément de l'AFSSAPS et de la FDA : Trugene® HIV-1 genotyping kit de Visible Genetics et Perkin Elmer ABI ViroSeq Genotyping system de PE Applied Biosystems, qui donnent des résultats concordants dans 97,8 % des cas.
- De nombreux laboratoires utilisent d'autres techniques de séquençage, parmi lesquelles celle du groupe Résistance AC11 de l'ANRS, dont les résultats sont corrélés à ceux des techniques commerciales.
- Le séquençage ne permet d'analyser que la population virale majoritaire représentant **au moins 20 à 30 % de la population virale** totale circulante dans le plasma.
- Les techniques de détection des populations virales minoritaires sont réservées aux protocoles de recherche.
- Un contrôle de qualité, organisé par le groupe Résistance AC11 de l'ANRS, est réalisé chaque année depuis 2001 : la fréquence :
  - des faux positifs (mutation de résistance retrouvée alors que la séquence est sauvage) est basse ;
  - des faux négatifs (mutation non détectée) est plus élevée ;
  - des résultats sans aucune erreur ont été rendus par 18 % des laboratoires en 2002 et 45 % en 2003.

Algorithmes d'interprétation :

Ils nécessitant des mises à jour répétées et prennent en compte :

1) Les mutations sélectionnées par culture du virus en présence de l'antirétroviral ;
2) Les corrélations entre tests phénotypiques et génotypiques, utilisant des isolats cliniques bien caractérisés, pour explorer les résistances croisées et l'impact phénotypique des mutations ;
3) Les mutations sélectionnées chez les patients traités par la molécule étudiée ;
4) Les corrélations entre le profil de mutations avant la mise au traitement et la réponse virologique (validation clinique).

Les analyses multivariées prennent en compte divers facteurs, dont :

- l'ARN plasmatique à l'initiation de la molécule étudiée,
- les traitements antérieurs et leur durée,
- l'association à d'autres nouvelles molécules,
- les concentrations plasmatiques de l'antirétroviral (NN ou IP).

L'algorithme doit ensuite montrer qu'il est également prédictif sur une autre base de données. Un groupe international s'est mis en place pour construire des algorithmes avec une méthodologie standardisée, à partir de plusieurs bases de données regroupées.

Tests phénotypiques de résistance

- Trois firmes proposent des tests phénotypiques avec une technique utilisant des **virus recombinants** : le test Antivirogram® de Virco, Pheno-Sense® de Virologic et Phenoscript® de VIRalliance.
- Les résultats sont exprimés par le **rapport entre la CI 50 ou CI 90** (concentration inhibitrice 50 % ou 90 %) de la souche du patient et celle d'un isolat sensible de référence.
- Les valeurs seuils de ce rapport correspondant à une réelle diminution de sensibilité phénotypique :
  - sont difficiles à déterminer (notamment pour les nucléosides) ;
  - ont d'abord été définies par rapport à la variabilité de la technique, qui diffère selon les molécules ;
  - ont ensuite été des valeurs seuils « biologiques », dérivées de la distribution des CI 50 ou CI 90 d'isolats de patients jamais traités ;
  - sont enfin recherchées à partir de l'analyse d'essais cliniques, pour prédire une réponse significativement réduite à une molécule mais ne sont actuellement disponibles que pour peu de molécules.
- La concordance entre les résultats des trois techniques est élevée pour les NN et les IP (86 % à 91 %), moins bonne pour les AN.
- Les tests phénotypiques restent aujourd'hui un outil de recherche à évaluer et améliorer, en particulier pour les nouvelles molécules, et doivent être utilisés avec les dosages plasmatiques d'antirétroviraux.

Phénotype virtuel

- C'est une interprétation du génotype : le phénotype est estimé à partir du génotype du patient, apparié à des génotypes semblables pour lesquels les phénotypes sont enregistrés dans une base de données.
- Les résultats sont rendus (par la firme Virco) comme une **estimation calculée d'un phénotype théorique**.
- Dans un essai prospectif, il a été plus efficace que le phénotype réel pour optimiser le choix des antirétroviraux.
- Cette interprétation pose les mêmes problèmes que le phénotype réel, en particulier pour les nucléosides.
- Elle est **inapplicable aux nouvelles molécules** (pour lesquelles on n'a pas encore de bases de données géno-phénotypiques).
- Sa fiabilité peut être mise en doute quand le profil génotypique est rare, donc le nombre de phénotypes analysables faible.

Valeurs phénotypiques seuils proposées par les firmes

ARV	Seuil	Source
AZT	4	a
ddI	2	a
ddC	2	a
d4T	1,8	a
3TC	4,5	a
Abc	3	a
	3,2 (*)	a
	4,5	b
TDF	3	a
	3,8	c
NVP	8	a
EFV	6	a
DLV	10	a

ARV	Seuil	Source
SQV	2,5	a
RTV	3,5	a
IDV	3	a
NFV	4	a
APV	2	a
LPV	2,5	a
	10 (*)	a
	10	b
ATV	2,4	a

a : Virco (juin 2004)
b : Virologic (novembre 2000)
c : Gilead (février 2002).
(*) seuil clinique

Résultats d'essais prospectifs

- 13 essais prospectifs et randomisés ont évalué l'intérêt des tests de résistance pour guider le choix d'un traitement après échec.
- Dun essai à l'autre, différaient : le plan d'étude, l'algorithme d'interprétation des génotypes ou le seuil de sensibilité phénotypique ; la période de l'essai donc les molécules disponibles et les recommandations thérapeutiques en vigueur ; la durée d'exposition aux antirétroviraux, le nombre et les classes d'antirétroviraux reçus avant l'inclusion.
- **Les tests phénotypiques** actuels n'apportent **aucun bénéfice** à la prise en charge des patients en échec thérapeutique.
- **Les tests génotypiques** apportent un bénéfice par rapport à la seule utilisation des données cliniques et thérapeutiques, surtout si la durée d'exposition préalable aux antirétroviraux n'est pas trop importante.
- Leur valeur prédictive est d'autant meilleure que les concentrations plasmatiques d'IP sont efficaces et l'observance est bonne.

Résistance et concentrations d'antirétroviraux

- Grâce à l'effet potentialisateur du ritonavir, qui permet d'obtenir des concentrations plasmatiques plus importantes d'IP, le nombre de mutations entraînant une résistance à ces antirétroviraux est plus élevé que lorsque ces mêmes IP sont utilisés non potentialisés.

- **Le quotient inhibiteur (QI) :**
  - Sert à intégrer les résultats des tests de résistance et ceux des dosages des concentrations plasmatiques ;
  - Combine l'exposition pharmacocinétique et la sensibilité d'une souche à un antirétroviral ;
  - N'a d'intérêt aujourd'hui que pour les IP, parce qu'on peut moduler leur concentration plasmatique ;
  - A d'abord été défini comme le rapport entre
    la **concentration résiduelle** de l'antirétroviral (IP) chez le patient
    et la **CI 50 ou la CI 90** mesurée par un test phénotypique réel
    (ou évaluée par un test virtuel).

- **Le quotient inhibiteur génotypique (QIG) :**
  - Est une approche similaire où la CI 50 ou la CI 90 est remplaçée par le **nombre de mutations** associées à la résistance à un IP ;
  - Se calcule en divisant la Cmin de l'IP (12 ou 24 heures après la dernière prise) par le nombre de mutations sur le gène de la protéase.
  - Il existe une relation entre la baisse de l'ARN plasmatique durant les 3 premiers mois de traitement et la valeur du QIG précoce.
  - Et dans un essai de gigathérapie, la somme des QIG des différents IPs associés était prédictive de la réponse virologique.
  - Il serait ainsi possible d'adapter la dose de l'IP en fonction du génotype de manière à obtenir une Cmin efficace.
  - Le QIG varie selon que l'on considère la Cmin, la Cmax ou l'aire sous courbe des concentrations plasmatiques, les fractions libres ou liées aux protéines plasmatiques, dans le plasma ou dans un autre compartiment (intracellulaire, LCR, liquide séminal, etc.), la nature de l'antirétroviral et l'algorithme de résistance.
  - Son utilisation en routine (avec pour objectif l'intensification du traitement) nécessiterait une standardisation de son expression, une validation prospective dans des études cliniques et la détermination de la valeur maximale tolérable des Cmin.

VIH-1 de sous-types non-B et VIH-2

- Les mécanismes de résistance et les mutations de résistance aux antirétroviraux sont essentiellement connus pour les isolats VIH-1 de sous-type B (majoritaires dans les pays du Nord) et beaucoup moins pour les VIH-2 et les VIH-1 non-B (80 % des nouveaux cas diagnostiqués en France chez les patients d'origine sub-saharienne).
- Sans pression thérapeutique, il existe une résistance naturelle :
  - du VIH-2 et du VIH-1 du groupe O aux NN actuels,
  - du VIH-2 à l'enfuvirtide et peut-être à l'amprénavir et à l'atazanavir,
  - du VIH-1 sous-type G : sensibilité réduite au saquinavir, à l'indinavir et au ritonavir, du fait d'une isoleucine au codon 82.
- Sous pression de sélection : les substitutions des mutations mineures de résistance aux IP sont différentes selon les sous-types ; la diversité génétique peut aussi influencer les voies utilisées par le virus pour acquérir une résistance. Mais l'impact exact des spécificités des différents virus sur la résistance n'est pas connu.

Rendu des résultats

- Les variations d'interprétation entre les différents algorithmes sont plus importantes pour : stavudine, didanosine, abacavir, amprénavir.
- Pour chaque antirétroviral, le résultat est exprimé en « résistance » ou « résistance possible » ou « sans évidence de résistance ».
- L'interprétation en **« résistance possible »** signifie :
  - pour l'atazanavir : que les données sont trop préliminaires pour pouvoir donner une réponse définitive ;
  - pour le lopinavir : que la réponse virologique sera satisfaisante sur 50 % des virus présentant ce profil génotypique.
- Le nombre de molécules encore actives (selon l'algorithme) dans le traitement reçu, ou « genotypic sensitivity score ou GSS » est prédictif de la réponse thérapeutique.

La meilleure prévention de la perte de sensibilité est assurée par une inhibition maximale et durable de la réplication virale.

Du point de vue de la résistance :
il vaut donc mieux une absence de traitement (qui sélectionne les souches sauvages) qu'un traitement insuffisant ou mal pris (qui sélectionne des souches résistantes).

Mais en l'absence d'option après multitraitement :
- **la présence de virus résistants ne contre-indique pas la poursuite d'1 traitement insuffisant ;**
- **car certaines souches résistantes ont une moindre capacité réplicative (« fitness »), se traduisant par une moindre pathogénicité ;**
- **avec parfois un maintien de l'immunité, qui permet d'attendre de nouvelles molécules.**

Epidémiologie de la résistance aux antirétoviraux

Dans les trois situations cliniques suivantes, il n'y a pas d'augmentation de la prévalence des mutations de résistance du VIH :

1) Primo-infection :

- Une surveillance épidémiologique a été instaurée en France (ANRS).
- La fréquence des virus résistants à au moins 1 antirétroviral était en 2001-2002, selon l'algorithme de l'ANRS, de 12 % (8 % aux AN, 2,5 % aux NN et 4 % aux IP).
- Cette fréquence globale est stable depuis 1996 et comparable dans l'étude collaborative CATCH dans 19 pays européens.
- La présence de virus résistant à une des molécules est associée, lors de l'instauration d'un traitement, à une décroissance plus lente de la charge virale et à un échec virologique plus rapide.

2) Patients non traités :

- Les variants mutés transmis vont, en l'absence d'antirétroviral et du fait d'une capacité réplicative réduite, s'effacer devant les souches sauvages qui deviennent progressivement majoritaires.
- La fréquence des virus résistants était de 6 % selon la définition de l'IAS-USA ou de 2 % selon l'algorithme de l'ANRS.
- Les mutations de résistance peuvent persister pendant plus de 2 ans après la transmission de virus muté.
- Il n'y a pas de consensus international sur la nécessité d'effectuer un test génotypique avant l'instauration du traitement mais le groupe international IAS-USA le recommande si la prévalence régionale de la résistance chez les patients chroniques atteint 5 %.

3) Patients traités :

- Près de 80 % de patients en échec thérapeutique sont porteurs de virus résistants à au moins 1 antirétroviral.

Résistance dans l'ADN proviral

des cellules du sang périphérique et dans les autres compartiments

- Les virus présents dans le plasma, produits d'une réplication récente dans différents sites de l'organisme, ne sont pas majoritairement produits par les cellules infectées circulantes.
- Les virus archivés dans les lymphocytes infectés peuvent être différents de ceux présents dans le plasma.
- Les différents échecs thérapeutiques sont ainsi « mis en mémoire » dans les lymphocytes infectés.
- De plus, la diffusion des antirétroviraux varie selon les compartiments de l'organisme, ce qui peut induire la sélection de virus résistants différents (notamment dans le LCR et les compartiments génitaux masculin et féminin) de ceux détectés dans le plasma sanguin.
- L'analyse des virus archivés dans les lymphocytes peut servir à la recherche sur l'acquisition des mutations de résistance. Mais son utilité en clinique pour des changements de traitement n'a pas été démontrée. Ces tests génotypiques de résistance sur l'ADN lymphocytaire ne sont donc pas recommandés.

Résistance croisée et utilisation séquentielle des antirétroviraux

- Pour le traitement de première intention, la question n'est pas résolue du choix des analogues nucléosidiques, selon le risque (en cas d'échec) de sélection :
  - des TAMs (par AZT ou d4T),
  - ou de la mutation K65R (par ddI, ténofovir, abacavir).
- De même, on ne sait pas aujourd'hui comment optimiser l'utilisation séquentielle des IP. En particulier, la sélection de mutations de résistance lors d'un premier traitement comportant des IP potentialisés par le ritonavir est très peu connue.

Résistance et capacité réplicative (« fitness »)

- La capacité réplicative est une mesure *ex vivo* de la possibilité du virus à se répliquer dans un environnement donné quand le virus est en compétition avec d'autres souches virales.
- Un virus résistant est plus adapté qu'un virus sauvage en présence d'antirétroviraux, tandis qu'en l'absence de drogue, c'est au contraire le virus sauvage qui a la plus grande adaptation à se répliquer.
- Il a été décrit que certaines mutations diminuaient *in vitro* la capacité réplicative du VIH : D30N (sous nelfinavir), M184V (sous lamivudine), K65R (sous ténofovir).
- Certaines études *in vivo* ont corrélé la capacité réplicative à l'ARN plasmatique, les CD4 et la progression clinique.
- La diminution de capacité réplicative a été invoquée pour expliquer une réponse immune satisfaisante avec un échec virologique patent.
- Les tests de capacité réplicative sont des tests de recherche, réalisés le plus souvent en l'absence d'antirétroviral, et dont la pertinence clinique n'est pas connue.

Résistance et populations virales minoritaires

- Des techniques telles que le clonage, des PCR sélectives avec des amorces spécifiques de codon sauvage ou muté et le « single genome sequencing » permettent d'étudier les sous-populations virales minoritaires non détectables par le séquençage classique.
- Ces techniques de recherche ont montré un intérêt :
  - pour l'étude séquentielle de sélection de mutations lors d'échecs thérapeutiques
  - ou pour la mise en évidence de mutations de résistance lors d'interruptions de traitement.
- Elles ne sont pas actuellement applicables en routine.

Hypersusceptibilité

- Plusieurs tests phénotypiques ont permis d'identifier des virus présentant des augmentations de sensibilité ou « hypersusceptibilités ».
- Ce phénomène a surtout été décrit pour les NN lorsque le virus est résistant aux AN et présente des TAMs ; chez des patients naïfs de NN, l'hypersusceptibilité à l'efavirenz a pu être un facteur prédictif d'une diminution d'échec thérapeutique.
- Mais l'intérêt d'une telle mesure en pratique clinique n'est à ce jour pas établie.

Résistance et interruptions thérapeutiques

1) En cas de contrôle virologique :

- Lors de cycles d'interruptions thérapeutiques programmées, des techniques de détection des populations virales minoritaires ont montré que ces arrêts séquentiels peuvent s'accompagner de l'émergence de mutants résistants au moment du rebond de réplication virale.

- Mais il ne semble pas que ces virus résistants aient un impact sur la réponse virale après la reprise thérapeutique. Leur influence sur la réponse thérapeutique à plus long terme est en cours d'évaluation.

2) En cas d'échec thérapeutique (avec virus résistants) :

- Dans ce cas, une interruption thérapeutique :
  - permet au virus sauvage, plus apte que le virus muté à se multiplier en l'absence d'antirétroviral, de redevenir la population virale majoritaire détectable dans le plasma (« réversion » de la population) ;
  - provoque ainsi en 12 à 24 semaines une diminution de détection des mutations de résistance aux IP, puis aux NN et plus lentement aux AN, partielle ou (chez un nombre limité de patients) totale ;
  - conduit alors à une augmentation de la capacité réplicative du virus, avec rebond de l'ARN, puis rapide décroissance du nombre de lymphocytes CD4, donc risque de progression clinique.

- Mais le virus porteur de mutations de résistance :
  - reste archivé dans l'organisme ou présent dans le plasma sous forme de populations virales minoritaires non détectables par les tests standard de génotypage ;
  - et va ré-émerger avec les mêmes mutations, souvent très vite, après réinstauration du traitement.

Chez les patients en multi-échecs, l'arrêt thérapeutique prolongé est immunologiquement et cliniquement délétère.

Note des auteurs :

L'intérêt potentiel des arrêts thérapeutiques chez les patients en multi-échecs et dont les lymphocytes CD4 sont > 200/mm^3 n'a pas, à ce jour, été évalué.

Financement des tests génotypiques de résistance

- Depuis des années, les tests génotypiques de résistance font partie intégrante de la prise en charge thérapeutique des patients infectés par le VIH.

- Leur inscription à la nomenclature et leur remboursement en France sont à l'étude et devraient être effectifs au cours de l'année 2005.

Indications des tests génotypiques de résistance

1) Prophylaxie post-exposition :
- Non recommandé.

2) Primo-infection et infection récente (< 6 mois) :
- Recommandé pour :
  - adaptation éventuelle du traitement ultérieur,
  - surveillance épidémiologique.

3) Avant le premier traitement :
- Non recommandé actuellement en France (compte tenu de la prévalence), sauf si notion de résistance chez le patient source.
- La majorité des échecs précoces à une 1ère ligne de traitement est liée à des problèmes d'observance ou de pharmacocinétique.

4) Echecs thérapeutiques :
- Recommandé, quel que soit le nombre d'échecs antérieurs.
- Des mutations de résistance apparaissent rapidement sous traitement comportant 1 NN, la 3TC ou la FTC.
- Quand le traitement est poursuivi malgré l'échec, les mutations s'accumulent, même avec un ARN plasmatique < 10 000 copies/ml.
- Lorsqu'il reste au moins 3 molécules actives (GSS ≥ 3), permettant d'associer des molécules de classes différentes, l'échec peut être considéré comme modéré. Un GSS ≤ 1 caractérise un échec grave.
- Un « blip » (élévation transitoire de l'ARN plasmatique, sur un seul prélèvement) ne justifie pas la prescription d'un test de résistance.

Le test génotypique ne doit être effectué que :

- si l'ARN VIH plasmatique est > 1 000 copies/ml,
- quand le patient est encore sous traitement,
- lorsque la décision de changer ce traitement a été envisagée, sur des critères cliniques, immunologiques ou virologiques (et non sur le profil des résistances).

5) Interruption thérapeutique
- Lorsqu'elle est envisagée en cas d'échec virologique, il est essentiel d'effectuer un test de résistance **avant l'arrêt du traitement**.
- Un test réalisé pendant l'interruption peut conduire à des erreurs de prescription et n'est pas recommandé.

L'interprétation des résultats et les choix thérapeutiques ultérieurs ne peuvent se faire qu'en concertation entre le clinicien, le virologue et le pharmacologue.

II - 7 Interprétation des tests génotypiques de résistance

	L 100	K 101	K 103		V 106		Y 181		Y 188	
	I	E	N	H/S/T	A	M	C	I	C/L	H
NVP	**O**	**O**	**O**	**O**	**O**	**O**	**O**	**O**	**O**	**O**
EFV	**O**	**O**	**O**	**O**		**O**	**O**	**O**	**O**	
DLV (*)	**O**	**O**	**O**		**O**		**O**		**O**	

(*) Pour la délavirdine, les données sont issues de l'algorithme de l'ANRS de septembre 2002, qui ne figurent plus du tout en 2004.

Mode d'emploi des tableaux des mutations de résistance :

- Pour chaque mutation présente, cocher les ronds gras (**O**) de la colonne correspondante.
- Lire ensuite chaque ligne successive : chaque antirétroviral peut comporter plusieurs conditions différentes de résistance, représentées sur différentes lignes.
- Dans les colonnes « Résistance certaine » et « Résistance possible », figurent les conditions quantitatives pour chaque ligne (nombre de mutations nécessaires parmi celles cochées sur la ligne).

- Exemple : pour la névirapine :
  1 seule mutation parmi L100I, K101E, K103N/H/S/T, V106A/M, Y181C/I, Y188C/H/L, G190A/C/E/Q/S/T/V suffit pour provoquer une résistance certaine.

- Exemple : pour l'AZT (voir page suivante) :
  - 1 seule mutation parmi T215Y/F, Q151M, insertion au codon 69 mais au moins 3 parmi M41L, D67N, K70R, L210W, T215A/C/D/E/G/H/I/L/N/S/V, K219Q/E provoquent une résistance certaine.
  - 1 seule mutation parmi T215A/C/D/E/G/H/I/L/N/S/V, si elle est isolée, ne provoquera qu'une résistance possible.

Algorithme de l'ANRS

Les tables de l'algorithme qui ont servi à la réalisation des tableaux des pages 52 à 57 se trouvent à l'adresse suivante :

http://www.hivfrenchresistance.org/index.html

a) Inhibiteurs NON nucléos/tidiques de RT

Algorithme d'interprétation de l'ANRS de septembre 2004

G 190		P 225	P 236				Résistance	
E	A/C/Q S/T/V	H	L				Certaine	Possible
O	O						≥ 1	
O	O	O					≥ 1	
O			O				≥ 1	

Abréviations des antirétroviraux cités :

AZT = zidovudine
ddI = didanosine
ddC = zalcitabine
3TC = lamivudine
d4T = stavudine
ABC = abacavir
TDF = ténofovir
FTC = emtricitabine

NVP = névirapine
EFV = efavirenz
DLV = délavirdine

SQV = saquinavir
RTV = ritonavir
IDV = indinavir
NFV = nelfinavir
APV = amprénavir
LPV = lopinavir
ATV = atazanavir
TPV = tipranavir

Abréviations des acides aminés :

A : alanine ;
E : glutamate ;
H : histidine ;
L : leucine ;
P : proline ;
S : sérine ;
W : tryptophane ;

C : cystéine ;
F : phénylalanine ;
I : isoleucine ;
M : métionine ;
Q : glutamine ;
T : thréonine ;
Y : tyrosine.

D : aspartate ;
G : glycine ;
K : lysine ;
N : asparagine ;
R : arginine ;
V : valine ;

b) Inhibiteurs nucléos/tidiques de RT

	M 41	E 44	K 65	D 67	T 69			K 70	L 74	V 75	Y 115
	L	D	R	N	D	N /S	SS + S/A/G	R	V	A/M/ S/T	F
AZT							O				
	O			O				O			
d4T							O			O	
	O			O				O			
3TC							O				
			O								
FTC							O				
			O								
ddI							O				
	O				O			-1	O		
			O						O		
Abc							O				
			O						O		O
	O			O					O		
			O								
TDF			O				O				
	O	O		O	O	O			O		
ddC							O				

Algorithme d'interprétation de l'ANRS de septembre 2004

Q 151	M 184	L 210	T 215		K 219		Résistance	
M	V/I	W	Y/F	(§)	Q/E		Certaine	Possible
O			O				≥ 1	
		O		O	O		≥ 3	
				O				1
O			O				≥ 1	
		O		O	O		≥ 3	
				O				1
	O						≥ 1	
O								≥ 1
	O						≥ 1	
O								≥ 1
O							≥ 1	
	-1		O		O		≥ 2 (*)	
								≥ 1
O							≥ 1	
	O						4	
	O	O	O				≥ 5	4
								1
							≥ 1	
		O	O				≥ 6	3 à 5
O							≥ 1 Données insuffisantes	

(§) = mutations T215A/C/D/E/G/H/I/L/N/S/V
(*) = Le score doit être ≥ 2, mais des mutations « compensatrices » (K70R et M184V/I) le font diminuer chacune de 1.

c) Inhibiteurs de protéase

	L 10	I 13	K 20	L 24	D 30	V 32	L 33	E 35	M 36	R 41	K 45	M 46	I 47	G 48	I 50	F 53	I 54
IDV												I L					
			M R	I		I			I								L M T V
SQV 800 + r 100 x 2/j														V			
				I													
NFV					N												
	I								I			I L					L M T V
fos- APV 700 + r 100 x 2/j															V		
						I							V				
	F I V		M R					D		K							V
LPV 400 + r 100 x 2/j						I							A				
	F I R V		M R	I			F					I L			V	L	L M T V
ATV 300 + r 100 x 1/j															L		
	F I V		I M R	I			F I V		I L V			I L		V			L V
TPV 500 + r 200 x 2/j							F I										
		L	M R V				F I	D N	I		R	I L	V				A M T V

Algorithme d'interprétation de l'ANRS de septembre 2004

Q 58	I 62	L 63	I 66	H 69	A 71	G 73	T 74	V 77	V 82	I 84	N 88	L 90	T 91		Résistance	
															certaine	**possible**
									A F S T	A V					≥ 1	
					T V	A S		I				M			≥ 3 dont	
												M				1
															1	
	V								A F S T	V		M			≥ 2	
										A V	D S	M			≥ 1	
					T V			I	A F S T							≥ 3 dont
															1	
															2	
		P							A F S T	V					≥ 6	
															2	
		P			I L T V				A F S T	V		M			≥ 8	6 ou 7
															1	
		P			I T V	A C S T			A F S T	V		M			≥ 6	
									F L T	C V					3	
E			F	K	I V		P		F L T	C V			S		≥ 8	

III

Traitement antirétroviral : stratégies

III - 1 Observance et difficultés

(D'après le « Rapport Dormont » d'octobre 1997 et les « Rapports Delfraissy » de juillet 2002 et juillet 2004)

Tout traitement pris incomplètement ou irrégulièrement (oublis occasionnels, prises groupées, arrêts partiels ou totaux plus ou moins longs) accroît le risque de résistance qui, souvent croisée, compromet l'avenir à long terme. Pour une efficacité virologique maximale des combinaisons comportant des inhibiteurs de protéase de première génération, 95 à 100 % d'observance sont nécessaires, un tel niveau n'ayant jamais été requis pour aucune maladie chronique.

Par ailleurs, l'observance est un processus dynamique, variable au cours du temps, pour lequel on ne dispose pas de marqueurs prédictifs ni d'instrument de mesure certain et qui nécessite donc une réévaluation et la possibilité d'un soutien tout au long du traitement.

Pour créer les conditions de l'observance et de son maintien en vue d'un traitement à vie, on ne peut se fonder que sur un accompagnement du patient : proposé de manière souple, en respectant sa liberté, commencé très tôt, en amont de la décision thérapeutique, pour la construction progressive d'une démarche volontaire d'adhésion au traitement.

Principaux éléments à évaluer avant le début du traitement :

- Représentation psychique et acceptation de l'infection à VIH
- Représentation psychique et acceptation du traitement antirétroviral
- Entourage affectif
- Conditions de vie
- Niveau de connaissance et d'éducation
- Antécédents psychologiques (dépression, troubles anxieux, psychose)
- Intoxication alcoolique, toxicomanie
- Contexte culturel et barrière linguistique.

Facteurs associés à une moins bonne observance :

- Impact non prédictible du vécu des traitements
- Sentiment d'une dégradation de l'état de santé
- Persistance d'un état de dépression
- Absence de confiance envers son médecin
- Mauvaise perception du rôle des thérapeutiques
- Evénements de vie négatifs
- Secret et solitude.

Aspects nécessitant une attention particulière :

- Exposé de l'objectif du traitement
- Effets indésirables à prévoir
- Adaptations du traitement à la vie du patient
- Soutien à l'observance tout au long du traitement
- Vigilance renforcée au début du traitement, lors d'un arrêt et de sa reprise
- Stratégies en cas de difficultés de vie majeures
- Vulnérabilité particulière de certaines personnes
- Collaboration multidisciplinaire de compétences diverses et complémentaires (médecin, pharmacien, infirmière, psychologue).

Difficultés à prendre un traitement

- **Matérielles et d'organisation** :
  - couverture sociale, accès aux soins et aux médicaments,
  - logement, lieu de travail,
  - promiscuité (notamment pendant les repas),
  - « trucs » pratiques mnémotechniques.

- **Liées au traitement lui-même** :
  - lourdeur (nombre de prises et nombre d'unités de prise),
  - horaires (notamment par rapport aux repas),
  - effets indésirables (notamment lipodystrophies)
  - traitements associés (lourdeur ajoutée, interactions).

- **Liées à l'entourage** :
  - confidentialité,
  - soutien ou au contraire opposition au traitement.

- **Liées aux professionnels de santé** :
  - informations insuffisantes, inadaptées ou contradictoires,
  - absence de conviction ou de soutien,
  - manque de confiance, de partenariat, de disponibilité.

- **Liées à l'état actuel** :
  - état physique et psychologique,
  - bénéfices et inconvénients ressentis,
  - conviction, représentations, priorités, soin de soi.

- **Liées aux consommations de psychotropes** (?) :
  - hypnotiques, tranquilisants, antidépresseurs,
  - substances légales ou illégales

Recommandations pour favoriser l'observance :

- Bien avant la date effective de début du traitement, il faut aider le patient à comprendre l'intérêt du traitement et lui donner toutes les explications nécessaires.

- Tout au long du traitement il faut permettre au patient d'exprimer ses difficultés, y compris de dire qu'il ne prend pas le traitement prescrit, et avoir une attitude de non-jugement et de neutralité bienveillante.

- Etre particulièrement attentif aux symptômes rapportés par le patient, qu'ils soient **ou non** liés à une toxicité objective réelle des médicaments. Etre particulièrement vigilant juste après l'initiation du traitement mais aussi à long terme en cas de modifications morphologiques.

- Mettre en place au sein des services hospitaliers des « consultations d'observance », programmes spécifiques d'écoute et d'aide par du personnel spécialement formé (infirmières, psychologues, pharmaciens, médecins), visant :
  - à évaluer les problèmes de non-observance lorsqu'ils surviennent et à élaborer des stratégies personnalisées ;
  - aussi à les prévenir, dès avant le début et tout au long du traitement.

- Favoriser le développement du soutien par les pairs, de lieux de parole, de formation ou de ressourcement, notamment par les associations communautaires d'entraide.

- L'observance est un processus fragile et dynamique. Il faut en discuter avec le patient pour déceler une éventuelle lassitude et rechercher régulièrement ses difficultés, en essayant de déterminer le rôle des différentes composantes : complexité du traitement, effets indésirables, facteurs psycho-sociologiques, etc.

- Evaluer la compréhension du patient de la nécessité d'une bonne observance. Sont des raisons de médiocre observance :
  - la complexité de certains schémas thérapeutiques,
  - la difficulté pourcertains patients de se projeter dans un traitement de longue durée,
  - l'existence d'une intolérance parfois non rapportée au médecin.

- L'équipe soignante doit prendre le temps :
  - d'aborder avec le patient les questions relatives à sa compréhension du traitement et de son bien-fondé, sa motivation, son observance,
  - d'appréhender et de prendre en compte les difficultés exprimées,
  - d'expliquer les bénéfices attendus et leurs inconvénients avant que ne s'installe une réplication virale conduisant à la résistance.

- Identifier les déterminants pouvant influencer l'observance à long terme :
  1) **Facteurs liés au traitement :**
     La complexité du schéma thérapeutique n'est pas en soi un facteur clé. La recherche d'un traitement simple est un élément positif mais l'intégration du traitement à la vie quotidienne, son acceptabilité et les symptômes ressentis sont tout aussi importants.
  2) **Facteurs liés au patient :**
     - Les patients plus jeunes, en situation de précarité, sans travail ou avec des problèmes de logement semblent avoir plus de difficultés à maintenir une bonne observance au cours du temps.
     - La dépression et l'anxiété, sources de non-observance, doivent être dépistées et prises en charge de manière spécifique.
     - L'existence d'un tissu relationnel et d'un lien social est essentielle pour l'intégration du traitement.
     - Pour certains patients, il peut être utile de mettre en place une cellule de soutien multidisciplinaire centrée sur l'observance.
  3) **Facteurs liés à l'équipe médicale :**
     L'observance et son maintien sont en partie liés à la confiance du patient dans l'équipe médicale et à une bonne communication avec cette dernière. Il est important de prendre le temps nécessaire pour fournir les explications, pour que le patient comprenne et accepte les enjeux du traitement, ce qui suppose une action coordonnée et multidisciplinaire.

- En cas de **traitement parentéral** (interféron, enfuvirtide), assurer une formation et un accompagnement du patient, pour intégrer ce nouveau traitement avec ses contraintes et ses effets indésirables.

- L'optimisation de l'observance par des interventions spécifiques fait partie intégrante du suivi thérapeutique : l'organisation d'une **consultation d'observance ou d'éducation thérapeutique** joue un rôle important pour améliorer l'observance.

- **Divers outils** peuvent être utilisés pour faciliter la mémorisation ou la compréhension des schémas thérapeutiques : fiches récapitulatives, ordonnance planning informatisée, kits éducatifs, cédéroms. Ce type d'outils doit s'inscrire dans une démarche éducative globale.

III - 2 Primo-infection

(D'après le « Rapport Delfraissy » de juillet 2004)

Epidémiologie

- On estime de 3 000 à 5 000 le nombre de nouvelles contaminations par le VIH par an en France depuis les années 2000.
- Mais moins de 200 sont dépistées précocement en phase de primo-infection, même dans le contexte actuel de réémergence d'autres IST.
- L'analyse des notifications obligatoires (depuis mars 2003) de l'infection VIH devrait permettre de mieux préciser leurs caractéristiques.

Classification des primo-infections à VIH

- Primo-infection « **aiguë** » :
  Western-blot négatif ou présence d'un anticorps
  (Elisa positif et/ou PCR-ARN positivée et/ou Ag-p24 positive).
- Primo-infection « **récente** » :
  Présence d'au moins 2 anticorps sur le Western-blot
  dont un anti-p24 et au moins un anti-gp (gp160, gp120, gp41).

Indications du traitement antirétroviral

- Elles ne font pas aujourd'hui l'objet d'un consensus.
- Il n'y a pas d'essai contrôlé ayant démontré le bénéfice clinique à long terme d'un traitement initié précocement.
- Depuis 2000, dans la cohorte ANRS PRIMO, la proportion de patients traités lors de la primo-infection a diminué (actuellement < 50 %).
- L'absence de perspectives d'éradication du VIH, la fréquence des effets indésirables, les problèmes d'adhésion et les incertitudes sur les stratégies thérapeutiques sont à l'origine de cette évolution.
- Les questions qui persistent :
  - Quels patients doivent être traités prioritairement ?
  - Quelle durée du traitement ?
  - Quelles modalités d'arrêt si l'interruption est envisagée ?
- Des arguments existent pour et contre l'instauration de ce taitement (voir pages suivantes).

Indications recommandées du traitement antirétroviral au cours de la primo-infection

- Le traitement est recommandé dans les trois situations suivantes :

1) Si les symptômes sont sévères en particulier en cas de symptômes neurologiques et/ou durables.

2) En cas de survenue d'infection opportuniste.

3) S'il existe d'emblée un déficit immunitaire avec lymphocytes T CD4 < 200-350/mm³ .

- Dans les autres cas de primo-infection pauci-symptomatique ou asymptomatique, le traitement **n'est pas recommandé d'emblée**.

- Si un traitement est envisagé, l'information donnée au patient doit être claire et comprise, en particulier sur les **bénéfices attendus** mais aussi sur les **effets indésirables**. Il est essentiel de veiller à ce que l'importance de l'observance soit bien comprise par le patient.

Intérêt et avantages d'un traitement antirétroviral précoce

a)Arguments virologiques :

- La primo-infection se caractérise par une phase de réplication virale intense avec des altérations précoces du système immunitaire.
- La dissémination du VIH dans les compartiments cellulaires cibles, en particulier lymphatiques et neurologiques, est très rapide.
- Le premier objectif d'un traitement précoce serait précisément de **limiter cette phase de dissémination**.

b) Arguments cliniques :

- Des manifestations cliniques surviennent dans plus de 50 % des cas.
- Il peut s'agir de manifestations graves liées au VIH, notamment neurologiques (méningites et surtout encéphalites) : leur intensité, gravité et durée sont corrélées à la rapidité d'évolution vers le SIDA.
- Dès ce stade, une immunodépression profonde peut également entraîner des infections opportunistes.
- Ces manifestations cliniques plaident en faveur d'une intervention thérapeutique précoce **chez les patients symptomatiques**.

c) Données issues d'essais :

- Deux essais thérapeutiques contrôlés contre placebo ont montré dès 1995 que le traitement précoce de la primo-infection par AZT seule permettait un meilleur contrôle de l'ARN plasmatique, une remontée plus rapide des lymphocytes T CD4 et une réduction de la fréquence des infections opportunistes à court terme.
- Les essais plus récents avec multithérapie antirétrovirale, bien que non comparatifs, montrent qu'une bonne réponse virologique peut être obtenue chez plus de 90 % des patients observants, parallèlement à la remontée des lymphocytes T CD4 au-dessus de 500/mm^3.
- Les données publiées concernant le bénéfice immunologique et virologique du traitement étaient jusqu'à récemment en faveur d'une intervention thérapeutique précoce :
  - préservation des réponses immunes spécifiques anti-VIH,
  - limitation de la diversité virale suivant la primo-infection,
  - efficacité sur la charge virale intracellulaire.

Traitement antirétroviral recommandé :

- **Association de trois antirétroviraux,** pour obtenir une inhibition rapide de la réplication virale, très active à cette phase de l'infection.
- **Modalités** : identiques à celles d'un 1er traitement en phase chronique de l'infection mais s'il est indiqué, le traitement doit être instauré rapidement en expliquant la nécessité d'une adhésion maximale.
- **Durée optimale et modalités d'arrêt éventuel :** absence de données et de consensus. Il est proposé de traiter pendant **12 à 18 mois**, puis d'arrêter tous les antirétroviraux (arrêter un inhibiteur non nucléosidique de reverse transcriptase une semaine avant les autres).
- **Interruptions thérapeutiques séquentielles** avant l'arrêt : l'essai ANRS100 Primstop n'apporte pas d'argument fort en leur faveur.
- **Immunothérapie avant l'arrêt :** son intérêt virologique et sur la réponse immune spécifique (essais ANRS 095 Primovac et QUEST) n'est pas démontré ; elle ne peut donc pas être recommandée.
- **Immunothérapie par interféron alpha** associé d'emblée aux antirétroviraux : en cours d'évaluation (essai ANRS Interprim).

Risques et limites d'un traitement antirétroviral précoce

a) Adhésion au traitement :

- Un traitement prescrit au moment de la découverte de l'infection VIH peut entraîner chez certains patients des difficultés d'adhésion.
- Or une mauvaise observance dès ce stade risque de provoquer l'apparition de mutations de résistance aux antirétroviraux, limitant **les options thérapeutiques ultérieures**.

b) Tolérance du traitement :

- Egalement facteur limitant, moins pour les effets indésirables immédiats que pour ceux à moyen et long terme, en particulier morphologiques, métaboliques et cardiovasculaires.
- Dans la cohorte ANRS-PRIMO, presque la moitié des patients suivis ont interrompu leur traitement antirétroviral dans les 3 premières années, dont un tiers pour effet indésirable.

c) Réponse immune spécifique anti-VIH :

- Les corrélations entre cette réponse et le contrôle de la réplication virale restent incertaines et l'existence d'une réponse spécifique n'est pas constamment associée à un meilleur contrôle virologique après arrêt du traitement instauré en primo-infection.
- Même les patients non traités développent et conservent à moyen terme une réponse spécifique anti-VIH.

d) Plateau virologique (« set-point ») :

- Les données sur le bénéfice d'un traitement précoce sur son niveau après arrêt sont peu nombreuses et portent sur de petits effectifs d'études non comparatives.
- Hormis de rares cas rapportés de patients n'ayant pas eu de rebond viral ou un rebond minime à court terme après un arrêt d'un traitement précoce, les études récentes ne montrent pas de différence importante du niveau stabilisé d'ARN viral entre :
  - des patients traités ayant interrompu leur traitement
  - et des patients non traités (de cohortes historiques ou d'une même cohorte, avec les limites de comparabilité des cohortes).

Suivi en l'absence de décision de traitement :

- Jusqu'au au « set-point » (entre 6 mois et 1 an) :
  - suivi régulier clinique, immunitaire et virologique,
  - tous les mois pendant les 3 premiers mois,
  - puis tous les 3 mois la première année,
  - pour contrôler tout risque de progression
  - et estimer le niveau d'équilibre immunovirologique atteint.
- Ultérieurement : suivi et indications de traitement identiques à ceux pour les patients en phase chronique de l'infection.

Test génotypique de résistance

- La fréquence des virus résistants chez les sujets en primo-infection reste en France stable et inférieure à 10 %.
- Un test génotypique est recommandé dans le bilan initial :
  - dans un but épidémiologique et pour choisir le traitement initial,
  - pour adapter un traitement initié plus tardivement.

Pour toute primo-infection (même non traitée) : faire un dépistage des autres IST, un dépistage du ou des partenaires (voire des enfants), expliquer les méthodes de prévention de la transmission (risque accru).

III - 3 Infection chronique : quand traiter ?

D'après le « Rapport Delfraissy » de juillet 2004

Eléments à prendre en compte

- Il n'y a pas de réponse univoque à la question, qui soit fondée sur les résultats d'un essai thérapeutique contrôlé.

- Plusieurs cohortes montrent qu'il n'y a pas de bénéfice apparent à débuter quand les CD4 sont > 350/mm^3 mais qu'il faut impérativement débuter avant qu'ils n'atteignent 200/mm^3 (ou 15 %).

- L'éradication du VIH ne peut pas être obtenue avec les traitements actuels, qui bloquent la réplication virale sans diminuer de façon importante le réservoir de cellules infectées latentes à demi-vie longue.

- Il persiste donc une réplication résiduelle dans certains compartiments cellulaires, y compris avec une suppression profonde et durable de la réplication virale (ARN plasmatique < 20 copies/ml).

- L'utilisation au long cours des antirétroviraux induit fréquemment des effets indésirables (en particulier anomalies métaboliques et lipodystrophies) qui diminuent la qualité de vie et peuvent entraîner une adhésion incomplète au traitement, ce qui favorise la sélection de souches virales résistantes et limite les options thérapeutiques.

- Le choix du moment et des modalités du premier traitement antirétroviral se pose de façon différente selon que le patient est :
  - asymptomatique et régulièrement suivi
  - ou pris en charge à un stade avancé de sa maladie, en particulier à l'occasion d'une infection opportuniste.

- La décision doit donc être individualisée et mettre en balance :
  - les bénéfices escomptés (restauration immunitaire et réduction des morbidité et mortalité induites par l'infection par le VIH)
  - et les risques encourus (complications à long terme).

- Malgré une morbidité propre des antirétroviraux, notamment à moyen et long termes, le rapport bénéfice/risque reste très en faveur de leur utilisation (même débutée lors d'un déficit immunitaire important).

- L'adhésion au traitement est un facteur essentiel du succès thérapeutique et constitue le meilleur facteur prédictif de succès prolongé. Les patients en début de traitement doivent pouvoir bénéficier de consultations « d'éducation thérapeutique et d'aide à l'observance ».

- Avant de débuter le traitement, discuter avec le patient, en abordant :
  - le caractère chronique mais potentiellement fatal de l'infection VIH ;
  - les buts du traitement antirétroviral ;
  - l'importance du premier traitement, associé aux meilleures chances de succès immunovirologique ;
  - la complexité des traitements et la possibilité d'effets indésirables ;
  - les enjeux d'une bonne observance et les conséquences d'une mauvaise observance : résistance aux antirétroviraux, efficacité moindre ou plus aléatoire des traitements ultérieurs.

1) CD4 $\geq$ 350 /mm³ ou > 20 % :

- Le traitement antirétroviral n'est pas recommandé.
- Surveillance immuno-virologique :
  - tous les 3 à 6 mois,
  - individualisée en tenant compte de la pente de décroissance des CD4 et du niveau de l'ARN VIH plasmatique.
- Si ARN plasmatique > 100.000 copies/ml (facteur pronostic péjoratif quel que soit le niveau des CD4) => c'est un argument en faveur de la mise au traitement.

2) CD4 = 200 à 350 /mm³ :

- Préparation au traitement pour obtenir l'adhésion du patient.
- Débuter le traitement en tenant compte :
  - de l'état de préparation du patient,
  - de la pente de décroissance des CD4,
  - de l'ARN plasmatique (> 100.000 copies /ml = facteur péjoratif indépendant du niveau des CD4).

3) CD4 < 200 /mm³ ou < 15 % ou symptomatique :

- Le traitement est nécessaire rapidement.
- **En cas d'infection opportuniste nécessitant un traitement spécifique** => pour minimiser les toxicités additives et les interactions :
  - la traiter en urgence,
  - préparer le patient au traitement antirétroviral,
  - évaluer l'efficacité et la tolérance après 2 à 3 semaines,
  - commencer ensuite les antirétroviraux.
- **En cas d'infection opportuniste sans traitement spécifique** (cryptosporidiose, LEMP, encéphalite VIH) : seule la restauration immunitaire peut la traiter => débuter immédiatement les antirétroviraux.
- **En l'absence d'infection opportuniste**
  => ne pas oublier les prophylaxies.

Dans tous les cas

- Le patient doit comprendre le choix thérapeutique et en accepter les contraintes. Il paraît souhaitable, bien avant la date prévisible de début de traitement, de le préparer au traitement dans une démarche multidisciplinaire (pharmaciens, infirmières, travailleurs sociaux, psychiatres, psychologues, médecins traitants, voire l'entourage).

- Prendre également en compte :
  - l'âge : risque de progression plus rapide si > 50 ans ;
  - les facteurs de risque cardiovasculaire : prise en charge hygiéno-diététique, correction des facteurs de risque et/ou prescription d'un hypolipémiant (en tenant compte des interactions avec les ARV) ;
  - une co-infection VHB et/ou VHC : la décision de la séquence d'introduction respective des traitements est parfois délicate ;
  - les co-morbidités et co-médications, en particulier le traitement d'une éventuelle dépression ;
  - chez les femmes, les perspectives de grossesse.

III - 4 Infection chronique : quel 1er traitement ?

D'après le « Rapport Delfraissy » de juillet 2004

Objectif du premier traitement

L'objectif du premier traitement antirétroviral est de rendre l'ARN VIH plasmatique indétectable au seuil le plus bas (50 copies/ml), en quelques semaines (3 à 6 mois maximum).

- Dans les essais thérapeutiques, l'ARN plasmatique devient indétectable dans les 6 premiers mois chez la quasi-totalité des patients.
- Et la progression clinique est liée au niveau des lymphocytes CD4 et de l'ARN 6 mois après le début du traitement antirétroviral, et non à leurs valeurs à l'introduction du traitement.

Les patients dont l'ARN VIH plasmatique reste détectable au-delà de 3 mois doivent faire l'objet d'une surveillance rapprochée.

Choix du premier traitement

Afin d'optimiser la réponse immunovirologique au cours des 6 premiers mois de traitement, il convient d'utiliser un traitement initial assez puissant, en associant 3 médicaments.

- Privilégier en première ligne des traitements d'**administration simple et bien tolérés**, les échecs d'un premier traitement résultant le plus souvent de défauts d'observance liés ou non aux effets indésirables.

- Tenir compte de :
  - l'efficacité virologique mais aussi de
  - la nature, l'intensité et la fréquence des effets indésirables, à court et à moyen terme (toxicité métabolique et/ou mitochondriale, etc.),
  - l'existence de facteurs de risque cardiovasculaires ;
  - la perspective de procréation ;
  - la présence d'une co-infection par le VHC et/ou le VHB ;
  - un traitement antituberculeux ou tout autre traitement en cours susceptible d'interférer avec les antirétroviraux ;
  - le risque de résistance et de résistance croisée si échappement ;
  - l'observance ;

L'association choisie initialement pourra être modifiée en partie ou en totalité en cas d'intolérance, de difficultés d'observance, ou pour anticiper de telles difficultés.

Choix des traitements

A. Choix préférentiels :

2 analogues nucléosidiques			+	1 inhibiteur de RT non nucléosidique (NN) ou 1 inhibiteur de protéase (IP)
1 analogue de la cytidine emtricitabine *ou* lamivudine	+	zidovudine *ou* ténofovir *ou* didanosine *ou* abacavir°	+	**1 inhibiteur de RT non nucléosidique (NN)** efavirenz° *ou* névirapine° **ou** **1 inhibiteur de protéase (IP)** fos-amprénavir + ritonavir *ou* indinavir + ritonavir *ou* lopinavir/ritonavir *ou* saquinavir + ritonavir

B : Autres choix possibles :

- 2 nucléosides (comme ci-dessus) + nelfinavir : impose une prise impérative avec un repas.
- [lamivudine + stavudine] + 1 NN ou 1 IP (comme ci-dessus)
- [didanosine + zidovudine] + 1 NN ou 1 IP (comme ci-dessus)
- lamivudine + zidovudine + abacavir° (Trizivir®) : seulement si ARN < 100.000 copies/ml ; **moins bonne efficacité virologique** mais facilité de prise, absence de résistance croisée avec les 2 autres classes en cas d'échappement virologique, bonne tolérance à long terme (une fois passée la période initiale) et absence d'interactions significatives.

° : Toxicité précoce de névirapine, efavirenz et abacavir :

- Ces molécules présentent un risque de toxicité précoce grave, justifiant le strict respect de mesures particulières de prescription et de surveillance ; et l'association [abacavir + névirapine] est contre-indiquée.
- Pour certains (notamment l'IAS-USA), le rapport bénéfice/risque amène à préférer l'efavirenz à la névirapine.
- Note des auteurs : les « toxicités précoces graves » ont été des réactions d'hypersensibilité sous abacavir.et d'exceptionnels syndrômes de Lyell et hépatites fulminantes sous névirapine.

La plus grande prudence est recommandée quant à l'utilisation de combinaisons antirétrovirales non validées par des essais thérapeutiques.

Une simplification extrême ne doit pas se faire aux dépens de l'efficacité antirétrovirale.

En cas de prise en charge tardive (stade SIDA ou CD4 < 200 /mm³), la surveillance médicale doit être renforcée, sur plusieurs mois.

Choix d'un premier traitement antirétroviral

<table>
<tr><th colspan="4">Inhibiteurs d'infection de nouvelles cellules</th></tr>
<tr><th colspan="3">Inhibiteurs de reverse transcriptase (IRT) analogues nucléos/tidiques</th><th>IRT non nucléosidiques</th></tr>
<tr><th>Sélecteurs de M184V
(FTC, 3TC)</th><th>Sélecteurs de TAMs
(AZT, d4T)</th><th>Sélecteurs de K65R
(ddI, abc, TDF)</th><th>EFV, NVP, DLV</th></tr>
<tr><td rowspan="4">FTC
ou
3TC</td><td>AZT</td><td></td><td rowspan="2">EFV°
ou
NVP°</td></tr>
<tr><td></td><td>TDF ou ddI
ou abc°</td></tr>
<tr><td>AZT</td><td></td><td rowspan="2"></td></tr>
<tr><td></td><td>TDF ou ddI
ou abc°</td></tr>
<tr><td rowspan="2">FTC
ou
3TC</td><td>AZT</td><td></td><td rowspan="2"></td></tr>
<tr><td></td><td>TDF ou ddI
ou abc°</td></tr>
<tr><td>3TC</td><td>d4T</td><td></td><td rowspan="2">EFV°
ou
NVP°</td></tr>
<tr><td></td><td>AZT</td><td>ddI</td></tr>
<tr><td>3TC</td><td>d4T</td><td></td><td rowspan="2"></td></tr>
<tr><td></td><td>AZT</td><td>ddI</td></tr>
<tr><td rowspan="5">3TC</td><td rowspan="2">AZT</td><td>abc°</td><td></td></tr>
<tr><td>ddI</td><td rowspan="5"></td></tr>
<tr><td>d4T</td><td>ddI</td></tr>
<tr><td rowspan="2"></td><td>TDF + abc°</td></tr>
<tr><td>TDF + ddI</td></tr>
<tr><td></td><td>d4T</td><td>ddI + abc°</td></tr>
<tr><td></td><td></td><td></td><td>EFV°
ou
NVP°</td></tr>
</table>

° : Risque de toxicité précoce grave, justifiant le strict respect de mesures particulières de prescription et de surveillance.

D'après le « Rapport Delfraissy » de juillet 2004

Inhibiteurs de production virale par les cellules déjà infectées **Inhibiteurs de protéase**	**Commentaires**
	Choix recommandés
fos-amprénavir + RTV *ou* indinavir + RTV *ou* lopinavir + RTV *ou* saquinavir + RTV	
nelfinavir	Choix possible, mais impose une prise impérative avec un repas.
	Choix possible.
fos-amprénavir + RTV *ou* indinavir + RTV *ou* lopinavir + RTV *ou* saquinavir + RTV	Choix possible.
	Seulement si ARN < 100.000 copies/ml **(voir plus loin)**.
	A ne pas utiliser car insuffisamment efficaces.
fos-amprénavir + RTV *ou* indinavir + RTV *ou* lopinavir + RTV *ou* saquinavir + RTV	En cours d'évaluation.

Et l'association [abacavir + névirapine] est déconseillée. Pour certains, le rapport bénéfice/risque amène à préférer l'efavirenz à la névirapine.

Inhibiteurs nucléosidiques de transcriptase inverse (AN)

Précautions d'emploi

abacavir	• Risque (4 à 8 %) de survenue d'un syndrome d'hypersensibilité, potentiellement grave, surtout en début de traitement. • Ne pas réintroduire après arrêt pour hypersensibilité.
didanosine	• Surveiller l'amylasémie ou la lipasémie.
emtricitabine	• Tenir compte d'une éventuelle co-infection par le VHB.
lamivudine	• Tenir compte d'une éventuelle co-infection par le VHB.
stavudine	• Surveiller les neuropathies. • Risque majoré de lipodystrophie.
ténofovir	• Surveiller la fonction rénale (clairance de la créatinine et phosphate sérique) • Adapter la posologie selon clairance de créatinine. • Attention aux interactions pharmacocinétiques. • Tenir compte d'une éventuelle co-infection par le VHB.
zidovudine	• Surveillance la NFS (hémoglobine, neutrophiles).

Combinaisons possibles de 2 analogues nucléosidiques (AN)

zidovudine + lamivudine :
C'est celle pour laquelle on dispose de plus de données et qui a démontré son efficacité et sa tolérance.

stavudine + lamivudine ou **zidovudine + didanosine**
N'offrent pas d'avantages, sont plus contraignantes et/ou moins bien tolérées.

(emtricitabine ou lamivudine) + (ténofovir ou didanosine)
Offrent l'avantage de permettre une monoprise quotidienne et, pour la lamivudine et l'emtricitabine, un profil de tolérance excellent.
En développement : une forme combinée fixe ténofovir/emtricitabine.

abacavir + lamivudine
C'est une autre possibilité, avec une simplicité de prise mais un risque d'hypersensibilité (de 4 à 8 %, potentiellement grave) lié à l'abacavir.
En développement : une forme combinée fixe abacavir/lamivudine.

NB : Il n'y a pas encore de données permettant de choisir entre :
- Commencer avec un analogue de la thymidine (AZT, d4T), ce qui, en cas d'échec, expose à la survenue des « TAMs » (mutations M41L, D67N, K70R, L210W, T215Y/F et K219Q/E) ;
- Ou commencer par du ténofovir, de l'abacavir ou de la ddI, ce qui expose à la survenue de la mutation K65R ;
- Ou associer un produit de chacun de ces deux groupes.

Inhibiteurs non nucléosidiques de transcriptase inverse (NN)

- Plusieurs études ont montré que l'association de 2 AN + 1 NN a une efficacité similaire à l'association de 2 AN + 1 IP.
- Mais les NN ne sont pas actifs sur les souches de VIH-2 ni sur les souches de VIH-1 du groupe O.
- Du fait de la faible barrière génétique des produits de cette classe, une mauvaise observance du traitement expose à un risque élevé de sélection rapide de quasi-espèces virales résistantes à tous les médicaments de la classe.

efavirenz :

- Efficacité comparable à celle de l'indinavir, y compris quand l'ARN plasmatique est >100 000 copies/ml ;
- Contre-indiqué en cas de (projet de) grossesse ;
- Effets indésirables neuropsychiques possibles en début de traitement ;
- Nécessite une surveillance des transaminases lors de l'initiation ;
- Possible toxicité cutanée ;
- Pour certains, le rapport bénéfice/risque amène à le préférer à la névirapine.

névirapine :

- Efficacité immunovirologique comparable à celle de l'efavirenz ;
- Risque de réactions cutanées sévères, menaçant le pronostic vital (syndromes de Stevens-Johnson ou de Lyell) ou d'hépatite/insuffisance hépatique sévères au cours des 4 premiers mois de traitement et surtout des 6 premières semaines => surveillance étroite clinique et des transaminases tous les 15 jours au cours des 18 premières semaines de traitement ;
- Risque de toxicité hépatique majoré chez les femmes et si CD4 > 250/mm^3 chez la femme ou > 400/mm^3 chez l'homme ;
- Provoque plus souvent des anomalies biologiques hépatiques de grade 3 ou 4 lorsqu'elle est administrée en 1 prise par jour ;
- Contre-indiquée si ASAT/ALAT > 5 fois la normale ;
- Nécessité absolue d'administration à demi-dose (200 mg x 1/j) pendant les 2 premières semaines, et vérification de l'absence d'intolérance clinique et hépatique avant passage à dose pleine (200 mg x 2/j).

efavirenz + névirapine :

- Association contre-indiquée (efficacité non renforcée et toxicité et intolérance plus fréquentes).

névirapine + abacavir :

- Leur initiation simultanée est contre-indiquée (les deux molécules présentent un risque d'intolérance cutanée).

Potentialisation par une faible dose de ritonavir (100 mg x 2/j) :

- Apporte à l'IP associé une efficacité renforcée en raison d'un index thérapeutique élevé, mais parfois au prix d'effets indésirables *.
- Augmente de façon importante l'aire sous la courbe (ASC) :
  - soit en augmentant la Cmax (lopinavir, saquinavir),
  - soit en augmentant la 1/2 vie d'élimination (amprénavir, indinavir).
- Permet ainsi de réduire la posologie ou la fréquence des prises, mais rend souhaitable le **contrôle des concentrations plasmatiques résiduelles** de l'IP associé, notamment pour prévenir ou corriger, en **adaptant la posologie**, des effets indésirables liés à un surdosage.

Résistance aux IP :

Parce qu'ils ont une barrière génétique plus élevée que les NN, les IP entraînent rarement des résistances précoces à tous les produits de la classe si les concentrations plasmatiques sont insuffisantes (notamment du fait d'une observance imparfaite).

Utilisation en pratique :

(par ordre alphabétique, en l'absence d'étude comparative)

atazanavir (300 mg/j x 1/j) **+ ritonavir** (100 mg x 1/j) *
- A prendre pendant un repas ;
- N'a pas l'AMM chez le patient en 1er traitement.

fos-amprénavir (700 mg x 2/j) **+ ritonavir** (100 mg x 2/j) *
- Risque de rash (peu fréquent);
- Troubles digestifs d'intensité modérée.

indinavir (600 à 800 mg x 2/j) **+ ritonavir** (100 à 200 mg x 2/j) *
- Dispense de la prise à jeûn mais pas des apports hydriques importants (risque de lithiase rénale) ;
- Effets rétinoïde-like (xérodermie, ongles incarnés).

lopinavir + ritonavir * (association fixe 400/100 mg x 2/j)
- Troubles digestifs fréquents, habituellement d'intensité modérée ;
- Hypertriglycéridémie, parfois importante et précoce => surveillance et prise en charge spécifique.

nelfinavir (1 250 mg x 2/j sans ritonavir)
- Diarrhée fréquente ;
- Nécessité absolue de prise au cours d'un repas (350 kcal) et biquotidienne : sinon, risque élevé d'échec virologique => renoncer au nelfinavir si le patient ne peut suivre cette recommandation ;
- Variabilité pharmacocinétique interindividuelle => contrôler la concentration plasmatique résiduelle, avec pour objectif : Cmin du nelfinavir + Cmin du M8 (métabolite actif) > 1 000 ng/ml.

saquinavir (1 000 mg x 2/j) **+ ritonavir** *
- Doit être utilisé potentialisé par le ritonavir ;
- Choisir l'Invirase®, plus simple et mieux toléré que le Fortovase®.

* Informer le patient des risques d'interaction médicamenteuse liés à l'utilisation du ritonavir (qui se conserve à < 25°C pendant 1 mois).

Triples associations d'analogues nucléosidiques seuls

- Elle ont des indications limitées, du fait d'une puissance antivirale en général plus faible que les associations comportant un inhibiteur de transcriptase inverse non nucléosidique ou un inhibiteur de protéase.

- Une seule est validée : zidovudine + lamivudine + abacavir (combinaison fixe Trizivir®), dont l'avantage est sa simplicité d'utilisation (1 cp x 2 fois par jour et dont l'efficacité a été démontrée si l'ARN plasmatique initial est <100 000 copies/ml. Mais dans l'essai ACTG A5095, son efficacité est apparue inférieure à celle des bras comparateurs (Combivir® + efavirenz et Trizivir® + efavirenz). D'autre part, le risque de survenue d'un syndrome d'hypersensibilité à l'abacavir impose une vigilance particulière en début de traitement.

- Les autres associations de 3 nucléosides ne doivent pas être utilisées car elles sont insuffisamment efficaces :
  - stavudine + didanosine + lamivudine
  - stavudine + didanosine + abacavir
  - ténofovir + lamivudine + abacavir
  - ténofovir + lamivudine + didanosine
  - zidovudine + lamivudine + didanosine

Associations ne comportant pas d'analogues nucléosidiques

Des associations non conventionnelles de bithérapie avec 1 IP potentialisé par du ritonavir et 1 NN ont été évaluées dans des essais pilotes, qui mettent en évidence une efficacité immunovirologique satisfaisante.

La place de ce type d'association dans l'arsenal thérapeutique sera précisée au vu des résultats des études **comparatives** (actuellement en cours) avec les triples associations conventionnelles.

Stratégies en cours d'évaluation

1) Traitement intermittent :

- L'objectif est de réduire, sans risque, la durée cumulée d'exposition aux antirétroviraux (donc ses effets indésirables à long terme).
- Mais il est établi que la chute des CD4 après interruption du traitement est d'autant plus rapide que leur niveau avant traitement était bas.
- Si le rapport bénéfice/risque d'un traitement intermittent était favorable, cela pourrait justifier d'initier le traitement antirétroviral à un niveau de lymphocytes CD4 plus élevé que celui actuellement recommandé.
- En 2004, cette stratégie ne peut être recommandée, en raison notamment du risque, encore mal évalué mais réel, de résistance lors des interruptions. Des essais sont en cours.

2) Induction-maintenance :

- Plusieurs études récentes suggèrent qu'une quadrithérapie initiale (zidovudine + lamivudine + abacavir + efavirenz ou 2 AN + 1 NN + 1 IP) suivie d'une trithérapie pourrait apporter un bénéfice sur la réponse virologique ou le maintien de celle-ci.
- De telles stratégies ne peuvent être recommandées actuellement.
- Elles pourraient concerner préférentiellement les patients à un stade avancé de la maladie (SIDA, CD4 < 200/mm^3, ARN très élevé).

Traitements antirétroviraux à ne pas utiliser

Monothérapies : • Efficacité insuffisante avec les produits actuellement disponibles. • Sélection rapide de virus résistants.
Bithérapies d'analogues nucléosidiques : • Efficacité insuffisante avec les produits actuellement disponibles. • Sélection rapide de virus résistants. • Exception : succès immuno-virologique sous un tel traitement depuis plusieurs années.
Trithérapies d'analogues nucléosidiques : • lamivudine + ténofovir + abacavir • lamivudine + ténofovir + didanosine • didanosine + stavudine + lamivudine • didanosine + stavudine + abacavir • Efficacité insuffisante en première intention chez des patients naïfs. • Sélection rapide de virus résistants
Schémas incluant les associations : • didanosine + stavudine • stavudine + zalcitabine • didanosine + zalcitabine • Rapport bénéfice/risque défavorable, risque de toxicité grave.
Schémas incluant les associations : • zidovudine + stavudine : antagonisme. • lamivudine + emtricitabine : pas de bénéfice attendu.
Schémas comportant : • efavirenz chez la femme enceinte : tératogénicité chez l'animal. • efavirenz + névirapine : pas de gain d'efficacité, synergie de toxicité. • saquinavir (Invirase® ou Fortovase®) sans ritonavir additionnel : mauvaise absorption digestive ; efficacité insuffisante. • ritonavir à dose pleine comme seul IP : mauvaise tolérance. • hydroxyurée : rapport bénéfice/risque défavorable.

III - 5 Modifications du traitement antirétroviral en cas de succès immuno-virologique

D'après le « Rapport Delfraissy » de juillet 2004

D'une façon générale :

- **Les modifications ne doivent pas être trop fréquentes (risquant de déstabiliser le patient),**
- **Ni se faire aux dépens de l'efficacité virologique.**

Cas particulier : Patients sous bithérapie

- La bithérapie n'est pas recommandée en 2004 comme traitement de première intention.
- Mais certains patients mis d'emblée à une bithérapie dans les années 1995-1996 restent stables au plan immunovirologique, souvent avec un ARN plasmatique détectable faible, et une moindre survenue de complications.
- Les patients sous bithérapie (en général 2 nucléosides) représentent environ 6 % des patients (versus 12 % en 1999). Il n'y a pas de données validées sur la conduite à tenir.

Recommandations :

1 : Situation très stable, avec CD4 > $350/mm^3$ et ARN < 5 000 copies/ml => il est possible de poursuivre cette bithérapie.

2 : Sinon => changer le traitement antirétroviral.

Gestion et prévention des principaux effets indésirables

- Le prescripteur doit connaître les effets indésirables et toxiques les plus fréquents pour chaque classe thérapeutique et chaque produit.
- Le patient doit être informé avant le début d'un traitement, sur la nature, la fréquence et la gravité potentielle des effets indésirables, pour faciliter leur prise en charge précoce et améliorer l'observance.
- Informer en particulier du risque de modifications corporelles, première cause d'interruption volontaire de traitement après un an.

Il est recommandé de changer de traitement chaque fois que l'effet indésirable est considéré comme sévère ou pouvant à terme entraîner une gêne significative ou une mauvaise observance.

Chaque fois que possible, on privilégiera une substitution simple par un produit de la même classe :

Effet indésirables	Conduite à tenir
• anémie sous AZT • neuropathie périph. sous d4T • toxicité pancréatique sous ddI • tubulopathie sous ténofovir.	Changement d'analogue nucléosidique (AN).
• toxicité cutanée sous névirapine	Remplacement par l'efavirenz (réaction croisée : 30 - 50 %).
• troubles neuropsychiques persistants sous efavirenz	Remplacement par la névirapine.
• toxicité rénale ou cutanée sous indinavir	Relais par un autre IP+r.
• troubles digestifs mal tolérés sous IP+r	Remplacement par un autre IP+r.
• hypertriglycéridémie sous IP+r	L'atazanavir +r, ne semble pas exposer au même risque.
• hyperlactatémie symptomatique	• lactates = 2 à 5 mmol/l => surveillance rapprochée. • lactates > 5 mmol/l => arrêt des AN (en pratique tout le traitement). • Reprise d'un traitement (propositions non validées) : - ténofovir et FTC possibles, - ou : IP+r + NN (le + souvent EFV), - ou 2 IP +r (le + étudié : lopinavir + ritonavir + saquinavir).

Certains effets indésirables ne nécessitent pas obligatoirement l'arrêt du produit présumé responsable :

Effet indésirables	Possibilités
• Surdosage d'un IP+r objectivé cliniquement ou biologiquement, ou par la mesure de la Cmin	Réduction de posologie de l'IP.
• Troubles digestifs ou lithiase rénale sous indinavir	Traitement symptomatique.
• Lipoatrophie, lipohypertrophie, diabète, dyslipidémie	Prise en charge spécifique.

Lorsqu'il n'est pas possible de déterminer le produit responsable de l'effet toxique :

Attention :
Si l'on souhaite interrompre le traitement en raison de la gravité de cet effet toxique,

Interrompre l'ENSEMBLE du traitement.

Attention :
En raison du risque de traitement sub-optimal, donc de sélection de souches mutées résistantes,

Ne pas interrompre 1 ou 2 produits d'une combinaison antirétrovirale multiple, même pendant quelques jours.

Attention :
En raison de la longue demi-vie plasmatique des inhibiteurs non nucléosidiques de la RT (NN),

Si la situation clinique le permet, interrompre le NN au moins 5 à 7 jours avant les autres produits.

Simplification du traitement antirétroviral

Objectifs :

- Diminuer la complexité du traitement pour permettre une meilleure qualité de vie au quotidien.
- Favoriser l'observance pour réduire les risques d'échec thérapeutique.
- Epargner la classe thérapeutique substituée.
- Prévenir ou réduire les complications à long terme, notamment cardiovasculaires.
- Tout en maintenant la même efficacité immunovirologique.

Simplifications proposées :

- Prise unique quotidienne (longue demi-vie ou forme retard).
- Traitement compact (2 ou 3 molécules dans un seul comprimé).
- Diminution du nombre global de comprimés quotidiens pour certains IP, lorsqu'ils sont associés au ritonavir à faible dose.

La prise unique quotidienne :

- Elle permet, chez certains patients, d'améliorer l'observance.
- Mais des limites subsistent :
  - le nombre de comprimés ou gélules à ingérer reste souvent élevé (en particulier dans les associations avec IP) ;
  - l'oubli de prise est probablement plus délétère qu'en 2 prises/j ;
  - l'efficacité à long terme reste à évaluer ;
  - certains médicaments ont une demi-vie trop courte pour 1 prise/jour.
- Les antirétroviraux suivants sont concernés :

Classes, molécules et posologies		Unités de prise/jour	Statut
AN	• didanosine : 250 mg si < 60 kg 400 mg si > 60 kg • emtricitabine 200 mg • lamivudine : 300 mg • stavudine XR : 100 mg • ténofovir : 300 mg	1 1 1 1 1	AMM
	• abacavir : 600 mg • ténofovir + emtricitabine : 300 + 200 mg • lamivudine + abacavir : 300 + 600 mg	2 1 1	essais
NN	• efavirenz : 600 mg	1	AMM
IP	• atazanavir + ritonavir : 300 + 100 mg	2 + 1	AMM
	• lopinavir + ritonavir : 800 + 200 mg • saquinavir + ritonavir : 1 600 + 200 mg • fosamprénavir + ritonavir : 1 400 + 200 mg	6 8 + 2 2 + 2	essais

Il n'est pas recommandé :

- De simplifier le schéma thérapeutique par un **schéma autre que l'un de ceux recommandés** en traitement de première ligne (voir plus haut), en tenant compte bien sûr du passé thérapeutique du patient.

- De simplifier le traitement avec une molécule ayant entraîné préalablement **une toxicité** ou pour laquelle **une résistance** est documentée dans l'historique thérapeutique. Attention en particulier si :
  - un antécédent d'**hypersensibilité à l'abacavir**
    => contre-indication définitive de toute réintroduction du produit ;
  - un antécédent de **monothérapie ou de bithérapie par AN**
    => l'accumulation de mutations de résistance « archivées » expose à un risque d'échappement virologique.

- De changer le traitement avec une **association de 3 AN** (voir les réserves indiquées pour le traitement initial).
  En cas d'ARN indétectable sous Trizivir® pris **depuis plus d'un an,** il est légitime de poursuivre ce traitement efficace (la majorité des échecs virologiques avec le Trizivir® en première intention s'observe durant la première année de traitement).

Recommandations

1 La simplification d'un traitement par IP est possible lorsque l'ARN plasmatique est
- indétectable (de préférence < 50 copies/ml)
- depuis > 1 mois,
en remplaçant l'inhibiteur de protéase par : abacavir, efavirenz ou névirapine.

2 La simplification thérapeutique doit s'accompagner d'un suivi rapproché :
- clinique (observance, tolérance)
- biologique (tolérance, efficacité)
avec, au début, un suivi identique au suivi du traitement initial : vérifier l'ARN à M1 et M3.

Conséquences sur les effets indésirables :

- Le relais d'IP par la névirapine ou l'abacavir améliore les paramètres lipidiques mais peu les manifestations cliniques de lipodystrophies.

- En cas de lipoatrophie, sont en cours d'évaluation :
  - la substitution du nucléoside par abacavir ou ténofovir,
  - l'arrêt de tous les nucléosides, remplacés par 1 NN + 1 IP.

Interruption thérapeutique en cas de succès

- En 2004, l'interuption thérapeutique **n'est pas recommandée** chez les patients en succès immunovirologique.

- Mais la question se pose en pratique quotidienne :
  - demande du patient, lassitude, inobservance,
  - effets indésirables,
  - traitement initiation du sur d'anciens critères (CD4 plus élevés)

- **Elle se discute éventuellement en cas de :**
  - réponse excellente virologique (ARN plasmatique indétectable)
  - et immunologique (lymphocytes T CD4 > 500/mm^3)
  - de manière prolongée ;
  - avec difficultés d'accepter un traitement lourd, contraignant (même simplifié) et potentiellement mal toléré ou toxique.

- Bien qu'aucune donnée solide ne permette de recommandation, **il est possible d'envisager l'interruption au cas par cas :**
  - si elle paraît envisageable pour plusieurs mois ;
  - d'autant que le nadir des lymphocytes T CD4 a été > 350/mm^3 ;
  - en pesant avec le patient les risques et bénéfices ;
  - et s'il est prêt psychologiquement et clairement informé.

- **Risques et contraintes de l'interruption thérapeutique :**
  - remontée rapide de l'ARN plasmatique,
  - baisse parfois brutale des CD4,
  - manifestations de type « primo-infection »,
  - risque majoré de contamination du (des) partenaire(s),
  - nécessité de reprise du traitement sur des critères biologiques.

Attention :
En raison de la longue demi-vie plasmatique des inhibiteurs non nucléosidiques de la RT (NN),

Arrêter un NN au moins 5 à 7 jours avant les autres antirétroviraux.

- Le traitement étant interrompu, **instaurer un suivi rapproché** :
  - mesure des lymphocytes T CD4 (tant en % qu'en valeur absolue),
  - d'abord tous les mois ou 2 mois, puis selon leur évolution.

- **Reprise du traitement antirétroviral :**
  - en cas de chute rapide (pente ou niveau) des CD4 ;
  - soit avec le même traitement (si absence d'antécédents de résistance ou de toxicité à celui-ci) ;
  - soit avec un nouveau traitement, selon les produits disponibles.

III - 6 Echecs du traitement antirétroviral

D'après le « Rapport Delfraissy » de juillet 2004

1. Echec virologique

Définitions :

- Ne pas considérer comme tel les « **blips** », fluctuations non délétères de l'ARN plasmatique : valeur détectable suivie d'un retour à l'indétectabilité sans aucune intervention thérapeutique.
- Stricto sensu, échec virologique = toute valeur de l'**ARN VIH plasmatique supérieure au seuil de détection**.
- En pratique, l'échec commence par être « minime » quand l'ARN plasmatique, après avoir été < 50 copies/ml sous le traitement, remonte entre 50 et 5 000 copies/ml => **à vérifier avant 1 mois**.
- Quand on laisse se poursuivre la réplication virale sous la pression de sélection du traitement, l'échec devient « modéré » : ARN entre 5 000 et 30 000 copies/ml.
- Quand on laisse encore se poursuivre la sélection de souches résistantes, l'échec devient « majeur » : ARN > 30 000 copies/ml.

Mécanismes :

En règle générale, l'échec virologique résulte d'une inhibition suboptimale de la réplication virale, pouvant être liée à :

- **1 : Une concentration plasmatique ou intracellulaire insuffisante** de(s) molécule(s) antirétrovirale(s) : situation la plus fréquente aux phases initiales du traitement, due :
  - le plus souvent à un **défaut d'observance**,
  - parfois à des **posologies inadaptées**,
  - ou à des **interactions médicamenteuses**,
- **2 : L'existence de mutations de résistance** vis-à-vis d'une ou de plusieurs molécules antirétrovirales : situation habituelle après plusieurs lignes de traitement.

Les mécanismes sont multifactoriels et évolutifs :
- 1 : défaut d'observance => persistance de la réplication
- 2 : réplication persistante => mutations de résistance
- 3 : résistance virale => inefficacité du traitement
- 4 : inefficacité antivirale => libération de la réplication.

Lors de la réplication, la résistance survient :
- Très rapidement avec la lamivudine ou avec les inhibiteurs non-nucléosidiques de transcriptase inverse, une seule mutation pouvant suffire à induire une résistance complète.
- Plus lentement avec les analogues de la thymidine ou les inhibiteurs de protéase, pour lesquels il faut souvent une accumulation progressive de mutations pour provoquer une résistance complète.

2. Echec immunologique

- **Absence d'ascension des lymphocytes T CD4** malgré un traitement antirétroviral virologiquement efficace depuis **au moins 6 mois**.
- Survient plus volontiers quand les CD4 étaient initialement bas.
- Quand l'ARN plasmatique est < 5 000 copies/ml mais que les lymphocytes CD4 restent < 200/mm^3, l'interleukine 2 peut apporter un bénéfice immunologique (voir le chapitre « IL2 »).

3. Echec clinique

- **Survenue de manifestations cliniques**, témoignant de la progression de la maladie : symptômes liés au VIH, nouvelle infection opportuniste ou rechute d'une infection préexistante, survenue de tumeurs.
- S'accompagne habituellement d'un échec immunovirologique mais un lymphome, une maladie de Hodgkin ou une maladie de Kaposi peuvent survenir avec des CD4 > 300/mm^3 et un ARN VIH contrôlé.

Statistiques de la base française de données hospitalières sur l'infection VIH (FHDH, ex-DMI2)

En 2002, les 33 200 patients recevant des antirétroviraux depuis au moins 6 mois se répartissaient de la manière suivante :

CD4/mm^3	ARN plasmatique (copies /ml) > 500	< 500	tous
< 200	8 %	6 %	14 %
> 200	27 %	59 %	86 %
tous	35 %	65 %	100 %

Ainsi, 59 % des patients avaient une situation (immunologique **et** virologique) favorable ; 35 % avaient une réplication virale sous traitement, parmi lesquels 23 % (8/35) étaient à risque de décompensation clinique.

Types d'échec virologique

Type	ARN plasmatique	après
Absence de réponse	Baisse < 1 log 10 copies/ml	**1 mois** de traitement.
Réduction sub-optimale de la réplication virale	Baisse significative par rapport à la valeur initiale mais n'atteignant pas < 50 ou < 500 copies/ml	**3 mois** de traitement.
Echappement ou rebond virologique	Réapparition > seuil de détection	une période d'ARN indétectable

Dans tous les cas,
pour affirmer l'échec virologique,
il faut 2 mesures de l'ARN plasmatique

réalisées dans un intervalle maximal de 1 mois.

Bilan d'un échec virologique

- **Type :** absence de réponse ou réduction suboptimale ou rebond (échappement) : voir page précédente.
- **Moment :** plus les lignes de traitement auront été nombreuses, plus grand sera le risque d'accumulation de mutations de résistance.
- **Durée et intensité :**
  - Plus longue est la réplication virale sous traitement, plus grand est le risque d'accumulation des mutations de résistance et plus l'ARN plasmatique sélève.
  - À accumulation de résistance comparable, le contrôle de la réplication virale nécessitera un traitement d'autant plus puissant que l'ARN plasmatique sera élevé.

- **Histoire clinique et thérapeutique :** préciser pour chaque molécule ou chaque association reçues : leur durée d'administration, efficacité immunovirologique, tolérance clinique et biologique.

1 : Reconstituer l'historique des intolérances, pour ne pas réintroduire une molécule ayant été particulièrement mal tolérée.

En particulier, ne jamais réintroduire l'abacavir. Mais prendre en compte un changement galénique pouvant avoir pallié l'intolérance.

2 : Consulter les résultats de tous les tests génotypiques de résistance réalisés antérieurement.

Les mutations peuvent être archivées. Vérifier que ces tests ont été réalisés sous traitement et non lors d'une interruption thérapeutique.

3 : Prendre en compte les résultats de dosages plasmatiques d'antirétroviraux réalisés antérieurement.

Et tenir compte du fait que la plupart des inhibiteurs de protéase sont actuellement utilisés en association avec une petite dose de ritonavir.

- **Compréhension et observance du patient :** obstacles :
  - complexité de certains schémas thérapeutiques,
  - difficulté de se projeter dans une thérapeutique de longue durée,
  - existence d'une intolérance, parfois non rapportée au médecin.

Avec le patient en situation d'échec :

- **Prendre le temps d'aborder les questions liées à sa compréhension du traitement et de son bien-fondé, sa motivation, son observance,**
- **Prendre en compte les difficultés exprimées,**
- **Expliquer les bénéfices attendus et leurs inconvénients avant que ne s'installe une réplication virale détectable conduisant à la résistance.**

L'organisation d'une consultation d'observance ou d'éducation thérapeutique joue un rôle déterminant pour améliorer l'observance.

- **Dosage des concentrations plasmatiques d'antirétroviraux :** Une concentration résiduelle (Cmin) basse d'inhibiteur de protéase (IP) ou d'inhibiteur non nucléosidique de RT (NN) peut expliquer, au moins partiellement, un échec. Elle peut correspondre :
  - à un défaut temporaire d'observance (oubli, arrêt, voyage...),
  - à des interactions médicamenteuses (y compris entre antirétroviraux).

- **Faire le bilan des résistances virales avec les tests génotypiques :** Pour éliminer les molécules pour lesquelles il existe une résistance bien caractérisée ou pour conserver des molécules encore actives.

  Attention : l'arrêt de certaines molécules plusieurs semaines ou mois auparavant peut avoir entraîné la **disparition apparente** de mutations dans le plasma, alors qu'elles persistent sous forme archivée (intracellulaire). Cette apparente « réversion » de sensibilité ne sera donc souvent que transitoire et **les mutations réapparaîtront** en cas de réutilisation de ces molécules.

Un test génotypique de résistance réalisé en période d'interruption thérapeutique est donc peu informatif et n'est pas recommandé.

L'interprétation des tests de résistance ne peut se faire qu'en considérant l'ensemble de l'histoire virologique et thérapeutique du patient.

Le diagnostic d'un échec virologique initial doit être suffisamment précoce pour éviter l'installation d'une résistance virale.

Pour déterminer au mieux une stratégie individualisée, une discussion pluridisciplinaire clinico-viro-pharmacologique est recommandée.

Proportions d'échecs et de succès selon les lignes de traitement
(d'après TEBAS, P. *et al.*, AIDS, 2001 ; 15 ; 591-599)

Ligne	Nombre de départ	Echec initial	Echec à terme	Echec total	Succès maintenu
1re	100	40	10	50	50
2e	50	35	5	40	+ 10
3e	40	32	4	36 multi-résistants	+ 4

Au total, après la 3e ligne de traitement, 64 % des patients intialement traités sont toujours en succès mais 36% sont en impasse thérapeutique, avec des virus multi-résistants à tous les antirétroviraux actuellement disponibles. Ce constat incite à trouver de nouvelles stratégies et à développer de nouvelles molécules.

(1) Echec du premier traitement :

a) **Absence de réduction** de l'ARN plasmatique d'**au moins 1 log après 1 mois** de traitement (presque toujours liée à des difficultés d'observance) =>

- Rediscuter avec le patient de sa compréhension du bien-fondé du traitement et de ses motivations.
- Pour préserver l'avenir, il peut parfois être proposé de suspendre le traitement et de reprendre l'éducation thérapeutique du patient.

b) **ARN plasmatique > seuil de détection :**
- soit inhibition suboptimale **après 3 mois** de traitement (> 400 c/ml)
- soit **rebond** après une période d'indétectabilité.

- **ARN = 50 à 500** copies/m : tous les centres ne disposant pas des kits à 50 copies, faut-il considérer qu'il y a encore indétectabilité ?

- **ARN = 500 à 5 000** copies /ml : Certains patients peuvent rester un certain temps dans cette zône, sans que l'on connaisse de facteurs prédictifs. Chez les autres, la réplication virale (donc la sélection de mutations de résistance) se poursuivra régulièrement. Le rapport d'experts ne fait pas de recommandation, ce qui risque d'inciter les prescripteurs à attendre 5 000 copies/ml pour agir...

- **ARN > 5 000** copies/ml :
  - Intervenir **rapidement**, puisque les mutations de résistance s'accumulent sous la pression de sélection du traitement en cours.
  - Se préoccuper de l'**observance** du patient vis-à-vis du traitement.
  - Rechercher une interaction médicamenteuse à l'aide d'un **dosage plasmatique** d'antirétroviral (voir ce chapitre).
  - Si les concentrations sont adéquates : réaliser un **test génotypique** de résistance.
  - Si elles sont insuffisantes : renforcer l'adhésion ou adapter le traitement (**optimiser les posologies, changer de molécule**).
  - Si l'observance est bonne et les mutations limitées (?), on peut envisager une **intensification thérapeutique** (par exemple ajouter un antirétroviral).

(2) Echec du deuxième traitement :

- L'ARN est généralement < 30 000 copies/ml,
- Le « capital thérapeutique » comporte encore plusieurs molécules actives de classes différentes.
- Dans tous les cas :
  - Renforcer l'observance, ré-expliquer au patient les conséquences de la persistance d'une réplication virale ;
  - Identifier par dosage plasmatique un possible sous-dosage : mauvaise observance, interaction médicamenteuse, doses insuffisantes.

- **ARN = 50 à 500** copies/m : tous les centres ne disposant pas des kits à 50 copies, faut-il considérer qu'il y a encore indétectabilité ?

- **ARN = 500 à 5 000** copies /ml :
  - Le plus souvent, **changer le traitement** : si le niveau des CD4 le permet, le nouveau traitement peut être débuté après quelques semaines afin de (re)préparer au mieux le patient.

- Le groupe d'experts français écrit en 2004 qu'on pourra maintenir le traitement en échec (donc la pression de sélection...) si :
  a) l'ARN plasmatique est stable et très abaissé par rapport à la valeur initiale préthérapeutique (baisse > 2 log),
  b) les CD4 sont > 350/mm^3,
  c) le traitement ne contient pas d'inhibiteurs non nucléosidiques.

- Cependant, toute élévation de l'ARN devra faire changer le traitement. Il peut alors être pertinent d'utiliser des molécules ayant un pouvoir antiviral fort, une simplicité d'administration et un risque faible de sélectionner des mutations de résistance (?).

• **ARN > 5 000** copies/ml => **changer le traitement**, en s'appuyant sur un test génotypique de résistance. On peut :
  - changer de famille thérapeutique (remplacer un IP par un NN en l'absence de multirésistance à cette classe ou inversement) ;
  - changer de molécule au sein d'une même classe thérapeutique en utilisant des molécules actives ;
  - intensifier le traitement en cas de réponse insuffisante ou de rebond récent.

(3) Echec après au moins 3 lignes de traitement :

• Situation d'échec la plus fréquente, avec habituellement :
  - un ARN plasmatique entre 5 000 et 30 000 copies/ml,
  - au moins 1 molécule active dans 2 classes,
  - > 3 TAMs (laissant souvent une sensibilité à abacavir et ténofovir),
  - 1 mutation majeure pour les NN (les contre-indiquant),
  - 1 à 2 mutations majeures pour les IP.

• Il faut alors :
  - **Changer le traitement** pour **obtenir l'indétectabilité** de l'ARN plasmatique et ne pas majorer le risque d'accumulation des mutations.
  - Renforcer **l'adhésion** du patient au traitement en ré-expliquant l'impérieuse nécessité d'obtenir une réponse virale maximale.
  - Vérifier **dans un délai de 15 à 30 jours** l'efficacité du nouveau traitement par une mesure de l'ARN.
  - Le type et le nombre de mutations de résistances (en tenant compte des génotypes antérieurs) seront des éléments clés pour déterminer les molécules à utiliser.
  - Introduire si possible 2 nouvelles molécules actives sur le VIH.

• Dans toutes les situations d'échec, la puissance de la thérapeutique choisie ne doit pas être surestimée car la présence de mutations de résistance peut diminuer l'activité de nombreuses molécules de toute la famille concernée par cette résistance.

• La complexité de certaines situations requiert une discussion entre cliniciens, virologues et pharmacologues.

• **Choix des molécules :**

1. Analogues nucléosidiques (AN) :

- L'abacavir, le ténofovir (et dans une moindre mesure la didanosine) gardent généralement une efficacité en présence d'un certain nombre de mutations (voir l'algorithme d'interprétation).
- Choisir les autres selon les résultats des tests génotypiques.
- La mutation M184V, induite essentiellement par la lamivudine et l'emtricitabine, produit in vitro une diminution de la capacité réplicative (« fitness ») du virus. Mais in vivo, une étude ne montre pas de bénéfice virologique à maintenir la lamivudine en présence de cette mutation. Aucune étude ne permet de conclure quant à l'intérêt de cette stratégie, suggérée depuis des années par le marketting de la firme.
- De nouvelles molécules (FLT = alovudine, D-D4FT = Reverset, SPD 754) sont très actives in vitro sur des souches virales comportant des TAMs et sont en cours d'investigation (phase II).

2. IRT non nucléosidiques (NN) :

Compte tenu d'une part des résistances croisées et d'autre part du haut niveau de résistance induite par les mutations spécifiques à cette classe, la présence de ces mutations contre-indique l'utilisation de toutes les molécules actuelles de la classe.

3. Inhibiteurs de protéase (IP) :

- Les molécules restant les plus actives sont : amprénavir, lopinavir et tipranavir, pharmacologiquement potentialisés par le ritonavir.
- Dans cette situation, on peut utiliser 2 IP + ritonavir, mais en contrôlant leurs concentrations, du fait des interactions fréquentes entre IP.
- Recourir de préférence à des combinaisons déjà évaluées sur le plan pharmacologique.

4. Inhibiteur de fusion (IF) :

- L'enfuvirtide a une puissance virologique d'environ 0,8 log dans les situations d'échec majeur. Il a sa place lors d'un échec moins sévère puisqu'il n'existe pas actuellement de mutations de résistance préexistantes chez ces patients.
- Comme toujours en situation d'échec, sa performance est meilleure quand il est associé à une ou des molécules ayant conservé une activité antivirale, quand les CD4 sont > 100/mm^3 et l'ARN plasmatique < 10^5 log copies/ml.
- La persistance d'une réplication sous enfuvirtide induit rapidement des mutations de résistance.
- L'enfuvirtide est probablement sous-utilisé en raison de son mode d'administration (SC) et de son coût. Il est pourtant plutôt bien accepté par les patients après une éducation thérapeutique adaptée.
- Son utilisation pourrait s'inscrire dans une stratégie temporaire de changement de traitement, un relais pouvant être ensuite envisagé, notamment en cas d'inefficacité virologique et immunologique.

(4) Echec majeur/multi-échec thérapeutique

• Habituellement :
- l'ARN plasmatique est > 30 000 copies/ml ;
- il y a eu > 5 lignes thérapeutiques et dans toutes les classes ;
- il existe une résistance à plusieurs molécules de chaque classe ;
- les lymphocytes CD4 peuvent avoir un niveau variable.

• Il faut :
- Maintenir ou rétablir les CD4 ≥ 200/mm^3 ou au moins ≥ 100/mm^3 ;
- Réduire l'ARN plasmatique d'au moins 1 log 10 copies/ml ;
- Prévenir la survenue d'infections opportunistes.

• La réponse virologique est d'autant meilleure que l'on associe **plusieurs molécules actives**, soit ayant conservé une activité, soit nouvelle (tipranavir), soit d'une nouvelle classe (enfuvirtide) =>
- Introduire si possible 2 ou 3 nouvelles molécules actives.
- Ne pas compromettre l'avenir en utilisant une nouvelle molécule en quasi-monothérapie => savoir patienter quelques mois pour disposer de plusieurs molécules potentiellement efficaces en développement.

• **Si les lymphocytes CD4 sont > 200/mm^3 :**
- l'urgence clinique n'est pas immédiate ;
- mesurer régulièrement l'évolution des CD4 ;
- introduire ou réintroduire les prophylaxies indiquées.

• **Si les lymphocytes CD4 sont < 100/mm^3 :**
- le risque de progression est plus important et il y a une relative urgence à contrôler même partiellement la réplication virale ;
- dépister les infections à CMV et à mycobactéries ;
- instaurer les traitements préventifs et/ou prophylactiques adaptés.

• **Les « mégathérapies »** (associations de 5 molécules ou plus) pourraient, quand l'ARN est > 10^5 log copies/ml, le réduire significativement. Il est alors indispensable de vérifier les concentrations plasmatiques résiduelles pour éliminer des interactions néfastes.

• **Une interruption de traitement** dans ce cadre entraîne la réémergence dans le plasma de souches moins résistantes mais ayant peut-être une capacité réplicative (fitness) plus importante. Des essais montrent qu'une interruption de 16 semaines est délétère (baisse des CD4 et de progression clinique). Il paraît donc important, dans cette situation et en attendant de nouvelles molécules actives, de maintenir une pression de sélection avec un traitement correctement toléré par le patient.

• La complexité de certaines situations d'échec requiert la constitution d'une **équipe transversale de référents**, cliniciens, virologues, pharmacologues avec le médecin thérapeute du patient, au mieux réalisée dans des centres spécialisés.

III - 7 Traitement antirétroviral et insuffisance rénale ou hépatique

Insuffisance rénale préexistante au traitement

1) Antirétroviraux à élimination rénale :

Adapter leurs posologies à la clairance de la créatinine et (pour certains) au poids du patient :

ClCr (ml/mn)		> 50	26 - 49	10 - 25	<10	hémodialyse
AZT		300 mg /12 h	300 mg /12 h	150 mg /12 h	150 mg /12 h	150 mg /12 h
ddC		0,75 mg /8 h	0,75 mg /12 h	0,75 mg /12 h	0,75 mg /24 h	0,75 mg /24 h
d4T	≥ 60 kg	40 mg /12 h	40 mg /24 h	20 mg /24 h	20 mg /24 h	20 mg /24 h
	< 60 kg	30 mg /12 h	30 mg /24 h	15 mg /24 h	15 mg /24 h	15 mg /24 h
ddI	≥ 60 kg	400 mg /24 h	200 mg /24 h	100 mg /24 h	100 mg /24 h	100 mg /24 h
	< 60 kg	250 mg /24 h	125 mg /24 h	50 mg /24 h	50 mg /24 h	50 mg /24 h
FTC		200 mg /24h	200 mg /2 jours	200 mg /3 jours	200 mg /4 jours	200 mg après dial.
TDF		300 mg /24h	300 mg /48h	300 mg x 2/sem.	<----- 300 mg -----> 1 fois/semaine	
3TC		300 mg /24h	150 mg /24h	<-------- 150 mg une fois --------> puis 25 à 50 mg /24h		

2) Autres antirétroviraux :

névirapine, efavirenz, délavirdine

Elimination urinaire de métabolites conjugués (et très peu sous forme inchangée) => prudence si insuffisance rénale sévère.

indinavir Prudence si insuffisance rénale, hypovolémie.

saquinavir Prudence si insuffisance rénale sévère.

nelfinavir Prudence si insuffisance rénale.

Insuffisance hépatique préexistante au traitement

Adapter les posologies selon le degré d'insuffisance hépatique :

	Léger	Modéré	Sévère
névirapine	200 mg x 2	selon dosage*	selon dosage*
efavirenz	selon dosage*	selon dosage*	contre-indiqué
ritonavir	selon dosage*	selon dosage*	contre-indiqué
lopinavir	selon dosage*	selon dosage*	contre-indiqué
nelfinavir	selon dosage*	selon dosage*	selon dosage*
amprénavir	poso usuelle + dosage*	450 mg x 2 + dosage*	300 mg x 2 + dosage*
indinavir	600 mg /8 h + dosage*	600 mg /8 h + dosage*	selon dosage*
atazanavir	selon dosage*	contre-indiqué	contre-indiqué
abacavir	300 mg x 2	à éviter	contre-indiqué
AZT	<------------ suivre la tolérance clinique et les paramètres hématologiques ------------>		

* dosage des concentrations plasmatiques de l'antirétroviral.

IV

Inhibiteurs de Reverse transcriptase

IV - 01 Zidovudine (AZT)

Nom commercial Rétrovir® (Glaxo-SmithKline)
Classe Analogue nucléosidique (thymidine)
En France AMM (première en 1987)

Présentation
- Gélules à 100 mg et 250 mg
- Comprimés à 300 mg
- Solution buvable à 100 mg/10 ml
- Flacon pour perfusion à 200 mg/ml

Indications actuelles

RCP d'octobre 1998 : Infection par le virus de l'immunodéficience humaine chez l'adulte et l'enfant, en association avec d'autres antirétroviraux.

Autres indications :
- Prophylaxie après exposition.
- Grossesse.

Posologies (adulte)

En association à d'autres antirétroviraux, selon la clairance de la créatinine (en ml/mn) :
- $\geq$ 26 : 300 mg /12 h
- < 25 et hémodialyse : 150 mg /12 h

Hors insuffisance rénale, il n'y a pas de données pour prescrire moins de 500 mg /j. Pour le traitement des troubles neurologiques liés au VIH, l'efficacité de doses < 1 g /j n'a pas été démontrée.

Interactions alimentaires et conséquences

Bonne absorption digestive (60 à 70 %).
Peut être prise pendant ou en dehors des repas.

Métabolisme

1/2 vie intra-cellulaire = 3 heures.
Glucuronoconjugaison (50 à 80 %).
Elimination rénale (sécrétion tubulaire).

LCR

50 % de la concentration plasmatique (après 2 à 4 h).

Principaux effets indésirables
- Anémie, neutropénie, leucopénie.
- Myalgies ; céphalées ; nausées.
- Acidose lactique, avec hépatomégalie, stéatose.
- Cytopathie mitochondriale chez le nouveau-né dont la mère a reçu l'association AZT + 3TC.
- Cardiomyopathie.

Contre-indications
- Hypersensibilité connue au produit.
- Hb < 7,5 g/dl.
- PNN < 750/mm^3.
- Association à la stavudine (d4T).

Surveiller
- NFS : après 1 mois, puis tous les 3 à 4 mois.
- CPK : tous les 3 mois environ.

Selon le terrain (avant traitement)

- Troubles médullaires préexistants => prudence.
- Traitement hématotoxique concomitant. (ganciclovir, pyriméthamine, chimiothérapie...) => prudence.
- Insuffisance rénale => adapter la posologie (voir posologies).
- Insuffisance hépatique => suivre la tolérance clinique et les paramètres hématologiques.
- Hépatomégalie, hépatite, tout facteur d'atteinte hépatique => prudence.

En cas d'effets indésirables (sous traitement)

- PNN < 750/mm^3 => remplacer la zidovudine par un autre nucléoside.
- Hb < 7,5 g/dl => remplacer la zidovudine par un autre nucléoside.
- Myalgies ± élévation nette des CPK => remplacer la zidovudine par un autre nucléoside.
- Insuffisance rénale => adapter la posologie (voir posologies).
- Elévation rapide des transaminases => arrêter les nucléosides.
- Hépatomégalie progressive => arrêter les nucléosides.
- Acidose lactique ou métabolique => arrêter les nucléosides.

Mutations sur la reverse transcriptase et résistance à l'AZT
(algorithme de l'ANRS de septembre 2004)

- Résistance certaine en présence des mutations suivantes :
  - T215Y/F
  - Q151M
  - insertion au codon 69
  - ≥ 3 parmi : M41L, D67N, K70R, L210W, T215A/C/D/E/G/H/I/L/N/S/V, K219Q/E
- Résistance possible en présence d'une mutation parmi : T215A/C/D/E/G/H/I/L/N/S/V.

- Les mutations de résistance sont communes à AZT et d4T.
- TAMs = M41L, D67N, K70R, L210W, T215Y/F, K219Q/E.
- La mutation K70R est la première à apparaitre sous AZT.
- La mutation T215Y/F est la principale mutation de résistance à l'AZT; mais il existe des virus à phénotype sensible avec T215Y/F isolées.
- La résistance peut être moindre quand les mutations L74V, Y181C et M184V sont associées aux mutations T215Y/F.
- La mutation Q151M et l'insertion T69SSS/A/G, rares, provoquent une multi-résistance à tous les analogues nucléosidiques.

- Voir aussi le tableau des mutations et l'interprétation de l'algorithme de l'ANRS au chapitre « Résistance ».

zidovudine :

Interactions avec risque de diminution d'activité

lopinavir+r	Ne rien modifier	D01
phénytoïne*	Doser la phénytoïnémie	C02
ribavirine**	Surveiller l'activité ARV ++	C03
ritonavir*	Ne rien modifier	D01
stavudine*	Ne pas associer	B01

Interactions avec risque accru d'effets indésirables

acide valproïque*	Surveiller la tolérance de l'AZT ++	C04
amphotéricine B*	Surveiller la fonction rénale ++	C08
amprénavir	Surveiller la tolérance de l'AZT ++	C04
anticancéreux(§)	Surveiller la NFS ++	C06
aspirine*	Surveiller la tolérance de l'AZT ++	C09
atovaquone**	Surveiller la tolérance de l'AZT ++	C04
azathioprine	Surveiller la NFS ++	C06
chlorambucil	Surveiller la NFS ++	C06
cimétidine*	Surveiller la tolérance de l'AZT ++	C09
clofibrate*	Surveiller la tolérance de l'AZT ++	C09
codéine*	Surveiller la tolérance de l'AZT ++	C09
cotrimoxazole*	Surveiller la NFS et la fonction rénale	C01
cyclophosphamide	Surveiller la NFS ++	C06
dapsone*	Surveiller la NFS ++	C10
divalproate de Na**	Surveiller la tolérance de l'AZT ++	C04
flucytosine*	Surveiller la NFS	C06
ganciclovir*	Surveiller la NFS ++	C05
indométacine*	Surveiller la tolérance de l'AZT ++	C09
interféron*	Surveiller la NFS ++	C06
isoprinosine*	Surveiller la tolérance de l'AZT ++	C09
kétoprofène*	Surveiller la tolérance de l'AZT ++	C09
lorazépam*	Surveiller la tolérance de l'AZT ++	C09
méthadone	Surveiller la tolérance de l'AZT ++	C04
morphine*	Surveiller la tolérance de l'AZT ++	C09
naproxène*	Surveiller la tolérance de l'AZT ++	C09
oxazépam*	Surveiller la tolérance de l'AZT ++	C09
pentamidine IV	Surveiller la NFS et la fonction rénale	C01
phénytoïne*	Doser la phénytoïnémie	C02
probénécide*	Adapter la posologie	C07
pyriméthamine*	Surveiller la NFS ++	C06
sirolimus	Surveiller la NFS ++	C06
tacrolimus	Surveiller la NFS ++	C06
valganciclovir*	Surveiller la NFS ++	C05

(§) anticancéreux myélotoxiques : amsacrine, busulfan, carboplatine, carmustine, chlorambucil, chlorméthine, cisplatine, cladribine, cyclophosphamide, cytarabine, dacarbazine, daunorubicine, docétaxel,doxorubicine*, elliptinium, epirubicine, etoposide, fotémustine, fludarabine, fluorouracile, gemcitabine, hydroxycarbamide, idarubicine, ifosfamide, irinotécan, melphalan, mercaptopurine, methothrexate, mitomycine, mitoxantrone, oxaliplatine, paclitaxel, pentostatine, pipobroman, pirarubicine, plicamycine, procarbazine, raltitrexed, streptozocine,témozolomide, thiotepa, topotécan, vinblastine*, vindésine, vincristine*, vinorelbine.

interactions médicamenteuses

Associations déconseillées (B)

B01 Compétition pour la phosphorylation in vitro ; de plus, effet négatif sur les CD4 dans un essai.

Associations avec précautions d'emploi (C)

C01 Produits potentiellement néphrotoxiques et hématotoxiques => Surveiller les fonctions rénale et hématopoïétique. NB : il n'y a pas d'interaction significative aux doses prophylactiques de cotrimoxazole.

C02 La phénytoïnémie peut augmenter ou diminuer => la surveiller.

C03 *In vitro* : diminution de l'activité antirétrovirale ; *In vivo* : effet antagoniste. Utilisation possible avec contrôle de l'activité antirétrovirale.

C04 Elévation de l'aire sous la courbe de la zidovudine (31 % avec l'amprénavir, 33 % avec l'atovaquone, 40 % avec la méthadone) => surveiller à l'introduction et si augmentation de posologie.

C05 Toxicité commune hématopoïétique, neutropénie de fréquence significative => Bien surveiller la NFS ; les facteurs de croissance peuvent être nécessaires.

C06 Toxicité commune hématopoïétique. Si besoin, réduire la dose de flucytosine.

C07 La concentration plasmatique et la demi-vie de la zidovudine sont augmentées, par diminution de sa glucuronoconjugaison ;
- association à éviter en raison de fréquents rashs ;
- les jours de perfusion de cidofovir (associé à du probénécide *per os*), interrompre ou diminuer de 50 % la posologie d'AZT.

C08 Les produits néphrotoxiques pourraient provoquer une accumulation d'AZT(éliminée par voie rénale). Si besoin, réduire la dose d'amphotéricine B.

C09 Ces molécules pourraient inhiber la glucuronoconjugaison ou le métabolisme microsomale hépatique de la zidovudine => à considérer, surtout en cas de prise prolongée.

C10 Toxicité commune médullaire et possible inhibition du métabolisme hépatique de la zidovudine.

Absence de recommandation (D)

D01 Le ritonavir est inducteur de la glucuronoconjugaison ; à doses thérapeutiques, il fait baisser de 25 % l'aire sous la courbe de la zidovudine => pas de modification des posologies.

* = interaction mentionnée dans le RCP de la zidovudine.
** = interaction mentionnée dans le RCP de l'autre produit.

IV - 02 Didanosine (ddI)

Nom commercial	Videx® (Bristol-Myers-Squibb)
Classe	Analogue nucléosidique (Adénosine)
En France	AMM (1ère en 1992 ; gel. gastro-resist. en 2000)
Présentation	- Gélules gastro-résistantes à 125, 200, 250, 400 mg. - Poudre pour solution buvable à 2 et 4 g /flacon.
Indications actuelles	- RCP de Mai 1998 : Infection par le virus de l'immunodéficience humaine chez l'adulte et l'enfant, en association avec d'autres antirétroviraux. - Autres : - Prophylaxie après exposition;
Posologies (adulte)	**Toutes les formes doivent être prises à jeûn :** En 2 prises /jour (à environ 12 h d'intervalle) ou en 1 prise /jour (modification d'AMM 1999) selon le poids et la clairance de la créatinine :

	≥ 60 kg	**< 60 kg**
≥ 60 ml /mn	400 mg /j	250 mg /j
30-59 ml /mn	200 mg /j	150 mg /j
10-29 ml /mn	150 mg /j	100 mg /j
< 10 ml/mm	100 mg /j	75 mg /j

Interactions alimentaires et conséquences	Gélules gastro-résistantes : - Absorption diminuée de 20 % par les aliments => prendre 2 h avant et ≥ 2 h après un repas, avec au moins 100 ml d'eau. - En revanche, il n'y a plus d'interaction avec les médicaments absorbés sous un pH acide.
Métabolisme	1/2 vie intra-cellulaire = 25-40 heures. Elimination rénale pour 50 % (sécrétion tubulaire).
LCR	21 % de la concentration plasmatique (après 1h).
Contre-indications	- Hypersensibilité connue au produit.
Principaux effets indésirables	- Pancréatite (clinique ou seulement biologique). - Neuropathie périphérique. - Altération de la fonction hépatique. - Hyperuricémie asymptomatique. - Acidose lactique avec hépatomégalie, stéatose.
Surveiller	- Amylasémie, lipasémie, ASAT-ALAT, phosphatases alcalines, NFS. - Signes cliniques de pancréatite, de neuropathie.

Selon le terrain (avant traitement)

- Antécédent de pancréatite => prudence.
- Triglycérides élevés => prudence.
- Hépatomégalie, hépatite => prudence.
- Tout facteur d'atteinte hépatique => prudence.
- Insuffisance rénale => adapter la posologie (voir posologies).
- Médicaments pancréatotoxiques associés => prudence.

En cas d'effets indésirables (sous traitement)

- Insuffisance rénale => réduire la dose (voir posologies).
- Pancréatite aigüe => arrêter.
- Neuropathie périphérique : selon sévérité => surveiller ou arrêter.
- Hyperuricémie symptomatique => arrêter.

- Elévation rapide des transaminases => arrêter les nucléosides.
- Hépatomégalie progressive => arrêter les nucléosides.
- Acidose lactique ou métabolique => arrêter les nucléosides.

Mutations sur la reverse transcriptase et résistance à la ddI
(algorithme de l'ANRS de septembre 2004)

- Résistance certaine en présence des mutations suivantes :
  • Q151M • insertion au codon 69
  • Un score ≥ 2 parmi : M41L + T69D + L74V + T215Y/F + K219Q/E – K70R(*) – M184 V/I(*)
  (*) mutations compensatrices, qui au contraire confèrent au virus une plus grande sensibilité à la molécule => soustraire 1 du score.
- Résistance possible en présence des mutations :
  • K65R • L74V

- La mutation L74V est rare, y compris lors d'un échec virologique.
- La mutation Q151M et l'insertion T69SSS/A/G, rares, provoquent une multi-résistance à tous les analogues nucléosidiques.
- La mutation M184V (mutation primaire de résistance à la 3TC) diminue modérément la sensibilité du virus à la ddI.

- Voir aussi le tableau des mutations et l'interprétation de l'algorithme de l'ANRS au chapitre « Résistance ».

didanosine :

Interactions avec risque de diminution d'activité

atazanavir**	Prendre la ddI 2 heures après l'atazanavir	C02
atovaquone**	Absence de recommandation	D01
ganciclovir	Surveillerl'efficacité du ganciclovir	C04
lopinavir + rito**	Espacer les prises	C05
méthadone	Adapter éventuellement la posologie	C06
ritonavir**	Espacer les prises	C05

Interactions avec risque accru d'effets indésirables

carboplatine	Surveiller les neuropathies périphériques ++	C07
chloramphénicol	Surveiller les neuropathies périphériques ++	C07
cisplatine	Surveiller les neuropathies périphériques ++	C07
dapsone	Surveiller les neuropathies périphériques ++	C07
ethambutol	Surveiller les neuropathies périphériques ++	C07
ethionamide	Surveiller les neuropathies périphériques ++	C07
étoposide	Surveiller les neuropathies périphériques ++	C07
ganciclovir	Surveiller la tolérance de la ddI ++	C04
isoniazide	Surveiller les neuropathies périphériques ++	C07
métronidazole	Surveiller les neuropathies périphériques ++	C07
nitrofurantoïne	Surveiller les neuropathies périphériques ++	C07
oxaliplatine	Surveiller les neuropathies périphériques ++	C07
pentamidine IV	Surveiller les signes de pancréatite ++	C08
ribavirine	Surveiller la tolérance de la ddI ++	C09
stavudine	Surveiller les neuropathies périphériques ++	C07
ténofovir**	Adapter la posologie de la ddI	C10
vinblastine	Surveiller les neuropathies périphériques ++	C07
vincristine	Surveiller les neuropathies périphériques ++	C07
vindésine	Surveiller les neuropathies périphériques ++	C07
vinorelbine	Surveiller les neuropathies périphériques ++	C07
zalcitabine*	Ne pas associer	B01

* = interaction mentionnée dans le RCP de la didanosine.
** = interaction mentionnée dans le RCP de l'autre produit.

Associations déconseillées (A)

B01 Même effet indésirable (neuropathie périphérique) et mutations sélectionnées communes => Ne pas associer.

Associations avec précautions d'emploi (C)

C02 Sous toutes ses formes, la didanosine doit être prise à jeûn, alors que l'atazanavir (+ ritonavir) doit être pris avec de la nourriture => Prendre la ddI 2 heures après l'atazanavir.

C04 Elévation de 111 % de l'aire sous la courbe de la ddI et, lors d'une prise 2h après ddI (mais pas d'une prise concomitante), baisse de 21 % de celle du ganciclovir ; absence de modification des clairances rénales ; répercussion inconnue.

C05 Diminution de 13 % de l'aire sous la courbe de la didanosine => Pas de modification de posologie. Sous toutes ses formes, la ddI doit être prise à jeûn et le lopinavir comme le ritonavir de préférence lors d'un repas.

C06 L'aire sous la courbe de la ddI baisse de 60 %, par ralentissement de la motilité gastrique => Une augmentation de posologie de la ddI peut être indiquée.

C07 Effet indésirable commun (neuropathie périphérique).

C08 Effet indésirable commun (pancréatite).

C09 Elévation *in vitro* des concentrations intra-cellulaires de ddI ; signification clinique inconnue.

C10 Elévation de la Cmax (64%/48%) et de l'aire sous la courbe (60%/48%) de la ddI (gélules en prise simultanée/gélules prises 2 h avant le ténofovir). Le ténofovir inhiberait le métabolisme de la ddI par la voie des xanthines => Bien surveiller la tolérance de la ddI. Les recommandations françaises et américaines préconisent de baisser sa posologie (de 400 à 250 mg/j) ; bien surveiller alors l'activité antirétrovirale ; dans cette situation, la prise de la ddI avec un repas n'est pas validée. Arrêter la ddI en cas de pancréatite ou d'hyperlactatémie symptomatique.

Absence de recommandation (D)

D01 Baisse de 24 % de l'aire sous la courbe de la didanosine, cliniquement non significative => Absence de recommandation.

IV - 03 Zalcitabine (ddC)

Nom commercial	Hivid® (Roche)
Classe	Analogue nucléosidique (Cytidine)
En France	AMM (première en 1994)
Présentation	Comprimés à 0,750 et 0,375 mg.
Indications actuelles	RCP de Janvier 1998 : Infection de l'adulte par le virus de l'immunodéficience humaine, en association avec d'autres antirétroviraux.
Posologies (adulte)	Avec d'autres antirétroviraux, selon la clairance de la créatinine : > 50 ml /mn => 0,750 mg toutes les 8 h 10-49 ml /mn => 0,750 mg toutes les 12 h < 10 ml /mn => 0,750 mg toutes les 24 h hémodialyse => 0,750 mg toutes les 24 h
Interactions alimentaires et conséquences	Absorption > 80 %. Aire sous la courbe diminuée de 14 % par les aliments. Peut donc être prise pendant ou en dehors de repas.
Métabolisme	1/2 vie intra-cellulaire = 3 heures Excrétion rénale (70 %)
LCR	20 % de la concentration plasmatique (après 2 à 3,5 h).
Principaux effets indésirables	- Neuropathie périphérique. - Ulcérations buccales, oesophagiennes. - Pancréatite (clinique ou seulement biologique). - Elévation des enzymes hépatiques. - Cardiomyopathie, insuffisance cardiaque. - Acidose lactique avec hépatomégalie, stéatose.
Contre-indications	- Hypersensibilité connue au produit. - Neuropathie périphérique. - Grossesse. - Association à la lamivudine (3TC).
Surveiller	- Signe de neuropathie périphérique. - Amylasémie, lipasémie, NFS.

Selon le terrain (avant traitement)

- Insuffisance rénale => réduire la posologie (voir posologies).

- Facteur de risque de neuropathie périphérique (CD4 < 50 /mm^3, médicaments neurotoxiques) => prudence.
- Antécédent de pancréatite, d'hyperamylasémie => prudence.
- Facteur de risque de pancréatite => prudence.
- Médicament pancréatotoxique associé => prudence.
- Antécédent d'hépatite, de maladie hépatique => prudence
- Anomalies des enzymes hépatiques => prudence
- Antécédents de myocardiopathie, d'insuffisance cardiaque congestive => prudence.

En cas d'effets indésirables (sous traitement)

- Pancréatite aiguë => arrêt définitif de la ddC, le plus tôt possible
- Neuropathie périphérique => arrêt définitif, le plus tôt possible.
- Ulcérations oesophagiennes => interrompre.

- Elévation rapide des transaminases => arrêter les nucléosides.
- Hépatomégalie progressive => arrêter les nucléosides.
- Acidose lactique ou métabolique => arrêter les nucléosides.

Mutations sur la reverse transcriptase et résistance à la ddC

- Résistance certaine en présence des mutations suivantes :
  - Q151M
  - insertion au codon 69
- Données insuffisantes pour établir des recommandations.

- La mutation majeure de résistance à la ddC est la mutation T69D.
- La mutation M184V (mutation primaire de résistance à la 3TC) diminue modérément la sensibilité du virus à la ddC.
- La mutation Q151M et l'insertion T69SSS/A/G, rares, provoquent une multi-résistance à tous les analogues nucléosidiques.
- Il manque des données sur la résistance à la ddC en présence de mutations de résistance aux analogues nucléosidiques.

- Voir aussi le tableau des mutations et l'interprétation de l'algorithme de l'ANRS au chapitre « Résistance ».

zalcitabine :

Interactions avec risque de diminution d'activité

emtricitabine	Ne pas associer	B01
lamivudine	Ne pas associer	B01
métoclopramide*	Absence de recommandation	D01
ribavirine**	Contrôler l'activité antirétrovirale	C01
sels d'aluminium*	Espacer les prises	C02
sels de magnésium*	Espacer les prises	C02

Interactions avec risque accru d'effets indésirables

amikacine*	Surveiller la tolérance de la ddC ++	C03
aminoglutéthimide*	A éviter ; surveiller les neuropathies	C05
amphotéricine B*	Surveiller la tolérance de la ddC ++	C03
antimoniate de méglumine*	Surveiller les signes de pancréatite	C06
carboplatine	Surveiller les neuropathies périphériques	C05
chloramphénicol*	A éviter ; surveiller les neuropathies	C05
cidofovir*	Surveiller la tolérance de la ddC ++	C03
cimétidine*	Surveiller la tolérance de la ddC ++	C04
cisplatine*	A éviter ; surveiller les neuropathies	C05
cotrimoxazole*	Surveiller la tolérance de la ddC ++	C04
dapsone*	A éviter ; surveiller les neuropathies	C05
didanosine*	Association non recommandée	B02
disulfirame	A éviter ; surveiller les neuropathies	C05
ethambutol	Surveiller les neuropathies périphériques	C05
ethionamide*	A éviter ; surveiller les neuropathies	C05
etoposide	Surveiller les neuropathies périphériques	C05
foscarnet*	Surveiller la tolérance de la ddC ++	C03
ganciclovir	Surveiller les neuropathies périphériques	C05
gentamicine*	Surveiller la tolérance de la ddC ++	C03
isépamicine*	Surveiller la tolérance de la ddC ++	C03
isoniazide*	A éviter ; surveiller les neuropathies	C05
métronidazole*	Surveiller les neuropathies périphériques	C05
netilmicine*	Surveiller la tolérance de la ddC ++	C03
nitrofurantoine*	A éviter ; surveiller les neuropathies	C05
oxaliplatine	Surveiller les neuropathies périphériques	C05
pentamidine*	Surveiller les signes de pancréatite	C06
phénytoine	A éviter ; surveiller les neuropathies	C05
probénécide*	Surveiller la tolérance de la ddC ++	C04
ranitidine	Surveiller la tolérance de la ddC ++	C04
stavudine	Association non recommandée	B02
streptomycine*	Surveiller la tolérance de la ddC ++	C03
tobramycine*	Surveiller la tolérance de la ddC ++	C03
valganciclovir	Surveiller les neuropathies périphériques	C05
vinblastine	Surveiller les neuropathies périphériques	C05
vincristine*	A éviter ; surveiller les neuropathies	C05
vindésine	Surveiller les neuropathies périphériques	C05
vinorelbine	Surveiller les neuropathies périphériques	C05

* = interaction mentionnée dans le RCP de la zalcitabine.
** = interaction mentionnée dans le RCP de l'autre produit.

interactions médicamenteuses

Associations déconseillées (B)

B01 Même mutation sélectionnée (M184V) et compétition pour la phosphorylation.

B02 Même effet indésirable (neuropathie périphérique).

Associations avec précautions d'emploi (C)

C01 *In vitro* : diminution d'activité antirétrovirale => Dans l'attente d'une évaluation, utilisation possible avec contrôle de l'activité antirétrovirale.

C02 Ces produits diminuent la biodisponibilité de la ddC => Toujours prendre les antiacides 1 à 2 heures après la prise de tout autre médicament.

C03 La néphrotoxicité de ces produits fait baisser la clairance rénale de la ddC, ce qui augmente le risque de ses effets indésirables.

C04 Produits éliminées par sécrétion tubulaire active. Le triméthoprime, la cimétidine et le probénécide inhibent la sécrétion tubulaire rénale de ddC ; même interaction potentielle avec la ranitidine. Eventuellement diminuer la posologie de ddC.

C05 Effet indésirable commun (neuropathie périphérique). Arrêt immédiat de la ddC dès les premiers signes de neuropathie périphérique.

C06 Effet indésirable commun (pancréatite).

Absence de recommandation (D)

D01 Baisse de 10 % de la biodisponibilité de la ddC.

IV - 04 Lamivudine (3TC)

Nom commercial	Epivir® (Glaxo-SmithKline)
Classe	Analogue nucléosidique (Cytidine)
En France	AMM (première en 1996)
Présentation	- Comprimés pelliculés à 150 mg, 300 mg. - Solution buvable à 10 mg/ml.
Indications actuelles	RCP de Décembre 1998 : Infection par le virus de l'immunodéficience humaine de l'adulte et de l'enfant, en association avec d'autres antirétroviraux. Autres indications : - Prophylaxie après exposition. - Hépatite B chronique active. - Grossesse.
Posologies (adulte)	En association avec d'autres antirétroviraux, en 2 prises ou 1 prise par jour (AMM de décembre 2001), selon la clairance de la créatinine : > 50 ml/mn => 300 mg /j 26 à 49 ml/mn => 150 mg /j ≤ 25 ml/mn } => une fois 150 mg hémodialyse } puis 25 à 50 mg /24h **Attention** : Le jour du passage de 2 prises /jour (150 mg x 2) à 1 prise par jour (300 x 1), si le moment choisi de la prise unique est le soir, il faudra prendre : 150 mg le matin **et** 300 mg le soir (puis 300 mg chaque soir des jours suivants).
Interactions alimentaires et conséquences	Absorption de 80 à 85 %. Cmax diminuée de 47 % par les aliments, mais sans modification de l'aire sous la courbe. Peut donc être prise pendant ou en-dehors des repas.
Métabolisme	1/2 vie intracellulaire = 12 heures. Elimination rénale sous forme inchangée.
LCR	12 % de la concentration plasmatique (après 2 à 4 h).
Principaux effets indésirables	- Généralement bien tolérée. - Acidose lactique, avec hépatomégalie, stéatose. - Cas d'hépatite grave. - Réactivation d'une hépatite B chronique à l'arrêt de la lamivudine => éviter les interruptions ; si interruption : surveillance régulière (voir plus bas). - Cytopathie mitochondriale chez le nouveau-né dont la mère a reçu l'association AZT + 3TC. - Cas de pancréatite. - Cas de neuropathie périphérique.
Contre-indications	- Hypersensibilité connue au produit. - Association à la zalcitabine (ddC).

Surveiller	- Amylase, lipase, transaminases. - Fonction hépatique et marqueurs de réplication du VHB à l'arrêt de la lamivudine chez un patient infecté par le VHB.
Remarque	Une forme combinée avec l'abacavir devrait être disponible en 2005 (Kivexa®).

Selon le terrain (avant traitement)

- Insuffisance rénale => réduire la posologie (voir posologies).

En cas d'effets indésirables (sous traitement)

- Pancréatite aiguë => arrêter.

- Elévation rapide des transaminases => arrêter les nucléosides.
- Hépatomégalie progressive => arrêter les nucléosides.
- Acidose lactique ou métabolique => arrêter les nucléosides.

Mutations sur la reverse transcriptase et résistance à la 3TC
(algorithme de l'ANRS de septembre 2004)

- Résistance certaine en présence des mutations suivantes :
  • M184V/I • insertion au codon 69
- Résistance possible en présence des mutations suivantes :
  • K65R • Q151M.

- La mutation M184V, qui survient rapidement lorsque la 3TC est utilisée en monothérapie ou en bithérapie de nucléosides, provoque une résistance de haut niveau à la 3TC et à la FTC et des résistances de moindre niveau à ddI, ddC et abacavir.
- La mutation M184I survient encore plus rapidement que M184V, mais comme elle a une capacité réplicative moindre, elle finit par disparaitre au profit de M184V.
- La mutation Q151M et l'insertion T69SSS/A/G, rares, provoquent une multi-résistance à tous les analogues nucléosidiques.

- Voir aussi le tableau des mutations et l'interprétation de l'algorithme de l'ANRS au chapitre « Résistance ».

lamivudine :

interactions médicamenteuses

Interactions avec risque de diminution d'activité

amprénavir	Ne rien modifier	D01
emtricitabine	Ne pas associer	B01
ténofovir	Ne rien modifier	D02
zalcitabine*	Ne pas associer	B01

Interactions avec risque accru d'effets indésirables

cimétidine	Surveillance clinique ; éviter fortes doses.	C01
cotrimoxazole*	Surveillance clinique ; éviter fortes doses.	C01
foscarnet*	Association non recommandée	B02
ganciclovir*	Association non recommandée	B02
ranitidine	Surveillance clinique ; éviter fortes doses.	C01
triméthoprime*	Surveillance clinique ; éviter fortes doses.	C01
valganciclovir	Association non recommandée	B02

* = interaction mentionnée dans le RCP de la lamivudine.
** = interaction mentionnée dans le RCP de l'autre produit.

Associations déconseillées (B)

B01 Même mutation sélectionnée (M184V) et compétition pour la phosphorylation.

B02 En l'absence de données complémentaires, ces associations ne sont pas recommandées.

Associations avec précautions d'emploi (C)

C01 Possible compétition entre la lamivudine et les médicaments éliminés par sécrétion tubulaire active. Les concentrations sanguines de ces médicaments et de la lamivudine peuvent augmenter (le triméthoprime élève de 40 % l'aire sous la courbe de la 3TC). La signification clinique est inconnue.

Absence de recommandation (D)

D01 Baisse de 9 % de l'aire sous la courbe de la 3TC, cliniquement non significative => Pas de modification des posologies.

D02 Baisse de 24 % de la Cmax de la 3TC et retard de 0,9 heure de sa Tmax, sans modification de son aire sous la courbe.

IV - 05 Stavudine (d4T)

Nom commercial	Zerit® (Bristol-Myers-Squibb)
Classe	Analogue nucléosidique (Thymidine)
En France	AMM (première en 1996)

Présentation

- Gélules à 15, 20, 30 et 40 mg.
- Poudre pour solution buvable à 1 mg/ml.
- prévues ultérieurement : gélules à libération prolongée à 37,5 mg, 50 mg, 75 mg et 100 mg, pour des posologies en 1 seule prise par jour.

Indications actuelles

RCP de Décembre 1997 : Déficit immunitaire avancé ou évolutif de l'adulte et de l'enfant infectés par le virus de l'immunodéficience humaine.

Posologies (adulte)

2 prises à 12 h d'intervalle, selon le poids et la clairance de la créatinine :

	< 60 kg	**≥ 60 kg**
> 50 ml/mn	30 mg /12 h	40 mg /12 h
26 - 50 ml/mn	15 mg /12 h	20 mg /12 h
≤ 25 ml/mn	15 mg /24 h	20 mg /24 h
hémodialyse	15 mg /24 h	20 mg /24 h

Interactions alimentaires et conséquences

Biodisponibilité absolue de 86 % ± 18. Pour une absorption optimale, la prise sera à jeûn (= au moins 1 h avant un repas) ; si c'est impossible, au cours d'un repas léger.

Métabolisme

1/2 vie intracellulaire = 3,5 heures.
Elimination : 40 % rénale sous forme inchangée (sécrétion tubulaire).

LCR

39 % de la concentration plasmatique (après 4 h).

Principaux effets indésirables

- Neuropathie périphérique dose-dépendante.
- Élévation des transaminases.
- Pancréatite (clinique ou seulement biologique).
- Acidose lactique avec hépatomégalie, stéatose.

Contre-indications

- Hypersensibilité connue au produit.
- Neuropathie périphérique sévère.
- Association à la zidovudine (AZT).

Depuis 2002, l'association d4T + ddI n'est plus recommandée en première ligne de traitement.

Surveiller

- Signes de neuropathie périphérique.
- Amylase.
- Transaminases, phosphatases alcalines, bilirubine.
- NFS, plaquettes.

Selon le terrain (avant traitement)

- Insuffisance rénale => réduire la posologie (voir posologies).

- Antécédent de neuropathie périphérique => prudence
- Médicaments associés neurotoxiques => prudence

- Antécédent de pancréatite => prudence
- Médicaments associés pancréatotoxiques => prudence

- Hépatomégalie, hépatite => prudence
- Tout facteur d'atteinte hépatique => prudence

En cas d'effets indésirables (sous traitement)

- Neuropathie périphérique => arrêter.
- Pancréatite aigüe => arrêter.

- Elévation rapide des transaminases => arrêter les nucléosides.
- Hépatomégalie progressive => arrêter les nucléosides.
- Acidose lactique ou métabolique => arrêter les nucléosides.

Mutations sur la reverse transcriptase et résistance à la d4T
(algorithme de l'ANRS de septembre 2004)

- Résistance certaine en présence des mutations suivantes :
  - V75A/M/S/T • T215Y/F • Q151M • insertion au codon 69
  - ≥ 3 parmi : M41L, D67N, K70R, L210W, T215A/C/D/E/G/H/I/L/N/S/V, K219Q/E.
- Résistance possible en présence d'une mutation parmi : T215A/C/D/E/G/H/I/L/N/S/V.

- Les mutations de résistance sont communes aux analogues de la thymidine (AZT et d4T).
- TAMs = M41L, D67N, K70R, L210W, T215Y/F, K219Q/E.
- La mutation V75T est rare sous d4T, y compris en situation d'échec.
- La mutation Q151M et l'insertion T69SSS/A/AG, rares, provoquent une multi-résistance à tous les analogues nucléosidiques.

- Voir aussi le tableau des mutations et l'interprétation de l'algorithme de l'ANRS au chapitre « Résistance ».

stavudine :

Interactions avec risque de diminution d'activité

doxorubicine*	Association à éviter	B01
méthadone	Ne rien modifier	D01
ribavirine**	Surveiller l'activité ARV ++	C01
zidovudine*	Association non recommandée	B02

Interactions avec risque accru d'effets indésirables

amphotéricine B	Surveiller les signes de neuropathies ++	C02
antimoniate de méglumine	Surveiller les signes de pancréatite ++	C03
carboplatine	Surveiller les signes de neuropathies ++	C02
chloramphénicol	Surveiller les signes de neuropathies ++	C02
cimétidine*	Surveiller la tolérance de la d4T ++	C04
cisplatine	Surveiller les signes de neuropathies ++	C02
cotrimoxazole*	Surveiller la tolérance de la d4T ++	C04
dapsone	Surveiller les signes de neuropathies ++	C02
didanosine	Surveiller les signes de neuropathies ++	C02
ethambutol	Surveiller les signes de neuropathies ++	C02
ethionamide	Surveiller les signes de neuropathies ++	C02
étoposide	Surveiller les signes de neuropathies ++	C02
isoniazide	Surveiller les signes de neuropathies ++	C02
métronidazole	Surveiller les signes de neuropathies ++	C02
nitrofurantoïne	Surveiller les signes de neuropathies ++	C02
oxaliplatine	Surveiller les signes de neuropathies ++	C02
pentamidine IV	Surveiller les signes de pancréatite ++	C03
phénytoïne	Surveiller les signes de neuropathies ++	C02
ranitidine*	Surveiller la tolérance de la d4T ++	C04
triméthoprime*	Surveiller la tolérance de la d4T ++	C04
vinblastine	Surveiller les signes de neuropathies ++	C02
vincristine	Surveiller les signes de neuropathies ++	C02
vindésine	Surveiller les signes de neuropathies ++	C02
vinorelbine	Surveiller les signes de neuropathies ++	C02
zalcitabine	Association non recommandée	B03

* = interaction mentionnée dans le RCP de la stavudine.
** = interaction mentionnée dans le RCP de l'autre produit.

interactions médicamenteuses

Associations déconseillées (B)

B01 Inhibition de l'activation de la d4T.
B02 Compétition pour la phosphorylation *in vitro*. De plus, effet négatif sur les CD4 dans un essai.
B03 Effet indésirable commun (neuropathie périphérique)

Associations avec précautions d'emploi (C)

C01 *In vitro* : diminution de l'activité antirétrovirale ; *In vivo* : effet antagoniste. Utilisation possible avec contrôle de l'activité antirétrovirale.
C02 Effet indésirable commun (neuropathie périphérique). L'association d4T + ddI n'est plus recommandée en première intention.
C03 Effet indésirable commun (pancréatite).
C04 Interaction potentielle, liée à l'élimination rénale de la d4T et à l'élimination par sécrétion tubulaire active du triméthoprime, de la cimétidine et de la ranitidine.

Absence de recommandation (D)

D01 L'aire sous la courbe de la d4T baisse de 18 %, par ralentissement de la motilité gastrique, probablement sans signification clinique.

IV - 06 Abacavir

Nom commercial	Ziagen® (Glaxo-SmithKline)
Classe	Analogue nucléosidique de l'adénine, précurseur d'un analogue de la guanine
En France	AMM (première en Mars 1999)
Présentation	- comprimé à 300 mg - solution buvable à 20 mg/ml
Indications actuelles	RCP de Mars 1999 : en association à d'autres antirétroviraux, chez l'adulte infecté par le virus de l'immunodéficience humaine. Son bénéfice a été montré en association à AZT + 3TC, chez des patients jamais traités auparavant.
Posologies	Adulte : 300 mg x 2 par jour (1 prise/12 h) En cas d'insuffisance hépatique : • Légère : 300 mg x 2 /j • Modérée : à éviter • Sévère : contre-indiqué La prise de 600 mg x 1/j est en cours d'approbation.
Interactions alimentaires et conséquences	Absorption = 83 %. La nourrriture abaisse la Cmax de 35%, sans modification significative de l'AUC. Peut donc être pris au cours ou hors des repas.
Métabolisme	1/2 vie intracellulaire = 21 heures. Métabolisé par l'alcool déshydrogénase et la glucuronyl-transférase. Elimination urinaire à 83 % (dont 66 % de métabolites).
LCR	30 à 44 % de la concentration plasmatique.
Principaux effets indésirables	- Réactions d'hypersensibilité : - chez environ 3,6 % des patients ; - généralement avant S6 (médiane = 11 jours) ; - difficiles à identifier, pluri-symptomatiques : - fièvre, <u>avec ou sans</u> éruption cutanée, malaise, troubles digestifs, respiratoires, musculaires, articulaires, lésions muqueuses, paresthésies, céphalées, oedème, hypotension artérielle ; - graves dans 38 % des cas (voire fatales) ; - résolutives à l'arrêt ; - peuvent être fatales en cas de ré-introduction. => - consultation tous les 15 jours durant les 2 premiers mois de traitement ; - carte de mise en garde remise au patient ; - arrêt <u>définitif</u> si réaction allergique ou si une telle réaction ne peut être éliminée ; - et retour de tout le produit restant ; - si réintroduction : en consultation hospitalière. - Troubles digestifs, fatigue, céphalées. - Acidose lactique, avec hépatomégalie, stéatose.

Surveiller	La survenue d'une réaction d'hypersensibilité, avec ou sans éruption cutanée, y compris de type uniquement respiratoire.
Contre-indications	- Hypersensibilité connue ou suspectée à l'un des composants du produit. - Insuffisance hépatique sévère.
Eviter si	- Insuffisance hépatique modérée. - Insuffisance rénale terminale.
Remarque	Une forme combinée avec la lamivudine devrait être disponible en 2005 (Kivexa®).

Selon le terrain (avant traitement)

- Antécédent allergique => prudence.
- Insuffisance hépatique => voir posologies
- Hépatomégalie, hépatite, tout facteur d'atteinte hépatique => prudence

En cas d'effets indésirables (sous traitement)

- Si le patient pense qu'il développe une réaction allergique, il doit :
  - arrêter immédiatement le traitement,
  - contacter immédiatement son médecin,
  - ne pas reprendre d'abacavir,
  - rapporter tout le produit restant.
- En cas d'interruption, quelle qu'en soit la raison :
  - Vérifier qu'on ne peut éliminer une réaction allergique.
  - Toute réintroduction doit être faite en consultation hospitalière et sous surveillance stricte.
- Elévation rapide des transaminases => arrêter les nucléosides.
- Hépatomégalie progressive => arrêter les nucléosides.
- Acidose lactique ou métabolique => arrêter les nucléosides.

Mutations sur la reverse transcriptase et résistance à l'abacavir
(algorithme de l'ANRS de septembre 2004)

- Résistance certaine en présence des mutations suivantes :
  - Q151M • insertion au codon 69
  - K65R + L74V + Y115F + M184V/I
- Si parmi : M41L, D67N, L74V, M184V/I, L210W, T215Y/F :
  - 4 sont présentes => résistance possible
  - $\geq$ 5 sont présentes => résistance certaine.
- Résistance possible en présence de la mutation K65R isolée.

- L'abacavir a des résistances croisées avec la 3TC (M184V), la ddI et la ddC (K65R et L74V).
- De plus, la résistance à l'abacavir est liée à la présence de mutations de résistance aux analogues de la thymidine, selon leur nombre.
- La mutation Q151M et l'insertion T69SSS/A/G, rares, provoquent une multi-résistance à tous les analogues nucléosidiques.

- Voir aussi le tableau des mutations et l'interprétation de l'algorithme de l'ANRS au chapitre « Résistance ».

abacavir :

interactions médicamenteuses

Interactions avec risque de diminution d'activité

délavirdine	Absence de recommandations.	D01
lopinavir/r	Absence de recommandations.	D02
méthadone*	Adapter la posologie de méthadone.	C01
phénobarbital*	Absence de recommandations.	D02
phénytoïne*	Absence de recommandations.	D02
primidone*	Absence de recommandations.	D02
rifampicine*	Absence de recommandations.	D02
ritonavir	Absence de recommandations.	D02

Interactions avec risque accru d'effets indésirables

amprénavir**	Ne rien changer	D03
éthanol*	Absence de recommandations.	D04
rétinoïdes*	Absence de recommandations.	D05

* = interaction mentionnée dans le RCP de l'abacavir.
** = interaction mentionnée dans le RCP de l'autre produit.

Associations avec précautions d'emploi (C)

C01 Baisse de 35 % de la Cmax de l'abacavir sans modification de son aire sous la courbe, considérée comme cliniquement non significative ; élimination de la méthadone augmentée de 22 %, pouvant nécessiter une élévation de dose de méthadone.

Absence de recommandation (D)

D01 L'aire sous la courbe de la délavirdine baisse, avec un possible retentissement.

D02 Les inducteurs de la glucuronoconjugaison peuvent diminuer légèrement les concentrations plasmatiques d'abacavir ; signification clinique inconnue.

D03 Elévation de 29 %, 27 % et 47 % de respectivement l'aire sous la courbe, la Cmin et la Cmax de l'amprénavir, sans modification des paramètres de l'abacavir.

D04 Elévation de 41 % de l'aire sous la courbe de l'abacavir, considérée comme cliniquement non significative ; sans modification du métabolisme de l'éthanol.

D05 Les rétinoïdes sont, comme l'abacavir, éliminés par l'alcool-deshydrogénase ; une interaction est possible mais non étudiée.

IV - 07 Zidovudine + lamivudine

Nom commercial	Combivir® (Glaxo-Smithkline)
Classe	association de deux analogues nucléosidiques (thymidine et cytidine)
En France	AMM (première en janvier 1998)
Présentation	Comprimé pelliculé à : 300 mg de zidovudine + 150 mg de lamivudine.
Indications actuelles	RCP d'Avril 1999 : Dans le cadre d'associations antirétrovirales, chez l'adulte et l'adolescent de plus de 12 ans infectés par le VIH.
Posologies (adulte)	- Un comprimé x 2 fois par jour, - au cours ou en dehors des repas. Si une interruption du traitement ou une diminution de la posologie de l'un des 2 principes actifs est nécessaire, chacun d'eux est disponible séparément : voir chapitres IV-01 (AZT) et IV-04 (3TC).
Interactions alimentaires et conséquences	AZT : absorption de 60 à 70 %. 3TC : absorption de 80 à 85 % ; Cmax diminuée de 47 % par les aliments, mais sans modification de l'aire sous la courbe. => L'association fixe peut donc être prise pendant ou hors des repas.
Contre-indications	- Hypersensibilité connue à l'un des composants du produit ; - Troubles hématologiques sévères (Hb < 7,5 g/dl, PNN < 750 /mm^3).
Administrer séparémment si	- Clairance de la créatinine ≤ 50 ml /mn ; - Mauvaise tolérance hématologique pouvant nécessiter un ajustement de la posologie d'AZT ; - Insuffisance hépatique sévère pouvant nécessiter un ajustement de la posologie d'AZT.

Métabolisme, diffusion LCR, principaux effets indésirables, surveillance, précautions selon le terrain, conduite à tenir en cas d'effets indésirables sous traitement, mutations de résistances et interactions médicamenteuses => Voir les chapitres AZT et 3TC.

Grossesse => voir le chapitre prophylaxie de la TME.

IV - 08 Zidovudine + lamivudine + abacavir

Nom commercial	Trizivir® (Glaxo-Smithkline)
Classe	association de trois analogues nucléosidiques (thymidine, cytidine, guanidine)
En France	AMM (première en décembre 2000)
Présentation	Comprimé pelliculé à : 300 mg de zidovudine + 150 mg de lamivudine + 300 mg d'abacavir.
Indications actuelles	- Adulte (≥ 18 ans) infecté par le VIH. - Bénéfice démontré à un stade non avancé de la maladie, chez des patients n'ayant jamais ou peu reçu d'antirétroviraux. - Si l'ARN VIH plasmatique est > 100.000 copies/ml, ce choix est **déconseillé** en première intention. - Il est recommandé de démarrer le traitement par la prise séparée des trois composants pendant 6 à 8 semaines.
Posologies (adulte)	- Un comprimé x 2 fois par jour, - au cours ou en dehors des repas. Si une interruption du traitement ou une diminution de posologie de l'un des 3 principes actifs est nécessaire, chacun est disponible séparément : voir chapitres IV-01 (AZT), IV-04 (3TC) et IV-06 (abc).
Interactions alimentaires et conséquences	AZT : absorption de 60 à 70 %. 3TC : absorption de 80 à 85 % ; Cmax diminuée de 47 % par les aliments, mais sans modification de l'aire sous la courbe. Abc : absorption de 83 % ; Cmax diminuée de 35 % par les aliments, mais sans modification significative de l'aire sous la courbe. => L'association fixe peut donc être prise pendant ou hors des repas.
Contre-indications	- Hypersensibilité connue à l'un des composants du produit ; voir en particulier les précautions indispensables liées à l'abacavir (chp. III-06) ; - Insuffisance rénale au stade terminal ; - Insuffisance hépatique sévère (abacavir) ; - Troubles hématologiques sévères (zidovudine) : (Hb < 7,5 g/dl, PNN < 750 /mm³).
Administrer séparémment si	- Clairance de la créatinine ≤ 50 ml /mn ; - Mauvaise tolérance hématologique pouvant nécessiter un ajustement de la posologie d'AZT ; - Insuffisance hépatique modérée (posologie d'abacavir inconnue).

Métabolisme, diffusion LCR, principaux effets indésirables, surveillance, précautions selon le terrain, conduite à tenir en cas d'effets indésirables sous traitement, mutations de résistances et interactions médicamenteuses => Voir les chapitres AZT, 3TC et abc.

IV - 09 Ténofovir disoproxil fumarate

Nom commercial	Viread® (Gilead Sciences)
Classe	prodrogue du ténofovir, analogue nucléotidique de l'adénine (PMPA), inhibiteur de reverse transcriptase.
En France	AMM (première en février 2002)
Présentation	Comprimé à 300 mg (correspond à 245 mg de ténofovir disoproxil, soit 136 mg de ténofovir)
Indications actuelles	RCP de Mai 2003 : • en association avec d'autres antirétroviraux, • chez l'adulte (≥ 18 ans) infecté par le VIH. • En cas d'échec de traitement antirétroviral antérieur, s'appuyer sur l'analyse rigoureuse des profils de mutations et sur les antécédents thérapeutiques du patient ; des tests de résistance pourront se révéler utiles.
Posologies (adulte)	Lors d'un repas, selon la clairance de la créatinine : ≥ 50 ml/mn => 1 cp x 1 fois /24 h 30 - 49 ml/mn => 1 cp x 1 fois /48 h 10 - 29 ml/mn => 1 cp x 1 fois /72 à 96 h sous dialyse => 1 cp après 12h de dialyse
Interactions alimentaires et conséquences	La biodisponibilité orale est d'environ 25 % à jeun. Avec des aliments, l'aire sous la courbe augmente d'environ 40 % et la Cmax de 14 %. => Doit donc être pris au cours d'un repas.
Métabolisme	- Le ténofovir disoproxil fumarate est un ester du ténofovir, monophosphate actif. - Ne nécessitant pas la première phosphorylation, ce dernier peut être actif aussi dans les cellules ne se divisant pas (macrophages, lymphocytes en phase non proliférative). - 1/2 vie intracellulaire : 40 à 50 heures, autorisant une seule prise par jour. - En dehors des deux phosphorylations intracellulaires avant son intégration dans l'ADN, le ténofovir n'est pas métabolisé (notamment par le foie). - Il est éliminé sous forme inchangée (70 - 80 %) par le rein (filtration et sécrétion tubulaire active).
LCR	Absence de données.
Contre-indications	- Hypersensibilité connue à l'un des composants du produit. - Enfants, adolescents (manque de données).
Surveiller	Fonction rénale (créatinine et phosphate sériques) avant l'initiation, puis toutes les 4 semaines.
Remarques	- Le ténofovir est également actif contre le VHB. - Une forme combinée avec l'emtricitabine devrait être disponible en 2005 (Truvada® ou Fexaday®).

Principaux effets indésirables	- Troubles gastro-intestinaux (diarrhées, nausées, vomissements, flatulences) légers à modérés. - Hypophosphatémie légère à modérée (12 % à 24 semaines, 15 % à 58 semaines). - Tubulopathie proximale (y compris syndrome de Fanconi). - L'effet indésirable de classe est la néphrotoxicité.

Selon le terrain (avant traitement)

- Insuffisance rénale => voir posologies.
- Personne âgée : absence de données => précaution.
- Si l'utilisation concomitante des médicaments suivants ne peut être évitée, surveiller la fonction rénale chaque semaine :
  - néphrotoxiques : aminosides, amphotéricine B, foscarnet, ganciclovir, pentamidine, vancomycine ;
  - secrétés par le même transporteur rénal (hOAT1) : cidofovir.
- Utilisation concomitante d'analogues nucléosidiques => prudence (surveiller la survenue d'une acidose lactique).
- Femme en âge de procréer => utiliser une contraception efficace (pas d'effet délétère mis en évidence chez l'animal, pas de données dans l'espèce humaine => n'utiliser que si le bénéfice potentiel justifie le risque foetal potentiel).

En cas d'effets indésirables (sous traitement)

- Phosphate sérique < 1,5 mg /dl (0,48 mmol /l) ou créatinine sérique > 1,7 mg /dl (150 µmol /l) => ré-évaluer la fonction rénale dans la semaine.

- Phosphate sérique < 1,0 mg /dl (0,32 mmol /l) ou créatinine sérique > 2,0 mg /dl (177 µmol /l) => envisager l'interruption du ténofovir.

Mutations sur la reverse transcriptase et résistance au ténofovir
(algorithme de l'ANRS de septembre 2004)

- Résistance certaine en présence de :
  - la mutation K65R,
  - l'insertion au codon 69.
- Si parmi : M41L, E44D, D67N, T69D/N/S, L74V, L210W, T215Y/F :
  ≥ 6 mutations => résistance certaine,
  3 à 5 mutations => résistance possible.

- Le ténofovir reste actif *in vitro* sur les virus comportant les mutations :
  - L74V (résistance à ddI, ddC, abc) : CI50 < 2 fois
  - T69D (résistance à ddC, 3TC) : CI50 < 2 fois
  - le complexe Q151M (multirésistance aux nucléosides) : CI50 < 2 fois
  - M184V (résistance à 3TC et abc) : légère élévation de sensibilité.

- Voir aussi le tableau des mutations et l'interprétation de l'algorithme de l'ANRS au chapitre « Résistance ».

ténofovir :

interactions médicamenteuses

Interactions avec risque de diminution d'activité

atazanavir	Toujours associer du ritonavir	C01
lamivudine	Ne rien modifier	D01

Interactions avec risque accru d'effets indésirables

aminosides*	Surveiller la fonction rénale 1 fois /semaine	C02
amphotéricine B*	Surveiller la fonction rénale 1 fois /semaine	C02
cidofovir*	Surveiller la fonction rénale 1 fois /semaine	C03
didanosine*	Adapter la posologie de la ddI.	C04
foscarnet*	Surveiller la fonction rénale 1 fois /semaine	C02
ganciclovir*	Surveiller la fonction rénale 1 fois /semaine	C02
lopinavir/r	Ne rien modifier	D02
pentamidine IV*	Surveiller la fonction rénale 1 fois /semaine	C02
valganciclovir*	Surveiller la fonction rénale 1 fois /semaine	C02
vancomycine*	Surveiller la fonction rénale 1 fois /semaine	C02

* = interaction mentionnée dans le RCP du ténofovir.
** = interaction mentionnée dans le RCP de l'autre produit.

Associations avec précautions d'emploi (C)

C01 Baisse de 25 % de l'aire sous la courbe et de 40 % de la Cmin de l'atazanavir, par interaction probable au niveau de l'absorption. En présence de ritonavir associé (recommandé avec l'atazanavir), la baisse de l'aire sous la courbe est la même, celle de la Cmin n'est plus que de 26 % => Les posologies intiales peuvent être : [atazanavir 300 mg + ritonavir 100 mg + ténofovir 300 mg] x 1/j. Et doser l'atazanavir pour une éventuelle adaptation des doses.

C02 Eviter l'association aux autres médicaments néphrotoxiques. Si c'est impossible, surveiller la fonction rénale chaque semaine.

C03 Avec les médicaments également secrétés de façon active au niveau du rein par le transporteur anionique hOAT1, peut se produire une élévation de concentration du ténofovir ou de ces produits. Si ces associations ne peuvent être évitées, surveiller la fonction rénale chaque semaine.

C04 Elévation de la Cmax (64%/48%) et de l'aire sous la courbe (60%/48%) de la ddI (gélules en prise simultanée/gélules prises 2 h avant le ténofovir). Le ténofovir inhiberait le métabolisme de la ddI par la voie des xanthines => Bien surveiller la tolérance de la ddI. Les recommandations françaises et américaines préconisent de baisser sa posologie (de 400 à 250 mg/j) ; bien surveiller alors l'activité antirétrovirale ; dans cette situation, la prise de la ddI avec un repas n'est pas validée. Arrêter la ddI en cas de pancréatite ou d'hyperlactatémie symptomatique.

Absence de recommandation (D)

D01 Baisse de 24 % de la Cmax de la 3TC et retard de 0,9 heure de sa Tmax, sans modification de son aire sous la courbe.

D02 Baisse de 15 % de la Cmax et de l'aire sous la courbe du lopinavir et élévation de l'ordre de 30 % de celles du ténofovir, considérées comme non significatives.

IV - 10 Emtricitabine (FTC)

Nom commercial	Emtriva® (Gilead)
Classe	Analogue nucléosidique (Cytidine)
En France	AMM (première en octobre 2003)
Présentation	- Gélules à 200 mg - Solution buvable à 10 mg par ml (Attention : biodisponibilité différente : 1 gélule à 200 mg correspond à 240 mg en solution buvable).
Indications actuelles	RCP d'octobre 2003 : Infection de l'adulte et de l'enfant par le VIH1, en association avec d'autres antirétroviraux.
Posologies (adulte)	• En association avec d'autres antirétroviraux • En 1 prise par jour, pendant ou hors d'un repas • Selon la clairance de la créatinine (en ml/mn) : ≥ 50 => 200 mg (1 gélule) /24 h 30 à 49 => 200 mg (1 gélule) /48 h 15 à 29 => 200 mg (1 gélule) /72 h ≤ 15 (dialyse) => 200 mg (1 gélule) /96 h • Après échec d'un traitement antérieur, il faudra s'appuyer sur les résultats des tests de résistance et sur les antécédents thérapeutiques.
Interactions alimentaires et conséquences	Absorption rapide. Biodisponibilité absolue : 93 % (gélule) et 75% (solution buvable). Absence d'effet de la nourriture => peut donc être prise pendant ou en-dehors des repas.
Métabolisme	1/2 vie intracellulaire = 39 heures. Les taux intracellulaires de triphosphates augmentent avec la dose mais atteignent un plateau à partir de 200 mg. Elimination urinaire (86 %) et fécale (14 %).
LCR	Absence de données.
Principaux effets indésirables	- Céphalées ; vertiges, asthénie, insomnie ; - Diarrhées, nausées ; vomissements, dyspepsie, douleurs abdominales ; - Eruptions, prurit, urticaire, dyschromie cutanée ; - Elévation dans le sang de : CPK, amylase, lipase, ASAT/ALAT, glucose, triglycérides, bilirubine ; - Neutropéine, anémie ; - Une acidose lactique (avec hépatomégalie et stéatose) et une lipodystrophie ont été décrites sous traitement par analogues nucléosidiques. - Réactivation d'une hépatite B chronique à l'arrêt de l'emtricitabine => surveillance étroite.
Contre-indications	- Hypersensibilité connue au produit. - Utilisation en monothérapie.
Non recommandés	- Grossesse, allaitement. - Co-administration avec 3TC ou ddC.

Surveiller	- Amylase, lipase, transaminases, glycémie, triglycérides, fonction rénale ; - A l'arrêt de l'emtricitabine chez un patient infecté par le VHB : fonction hépatique et marqueurs de réplication du VHB. - Survenue de : lipodystrophie, acidose lactique.
Remarques	- L'emtricitabine est également active sur le VIH2 et sur le VHB (en cours d'avaluation). - Une forme combinée avec le ténofovir devrait être être disponible en 2005 (Truvada® ou Fexaday®).

Selon le terrain (avant traitement)

- Insuffisance rénale => réduire la posologie (voir posologies).

En cas d'effets indésirables (sous traitement)

- Elévation rapide des transaminases => arrêter les nucléosides.
- Hépatomégalie progressive => arrêter les nucléosides.
- Acidose lactique ou métabolique => arrêter les nucléosides.

Mutations sur la reverse transcriptase et résistance à la FTC
(algorithme de l'ANRS de septembre 2004)

- Résistance certaine en presence des mutations suivantes :
  - M184V/I • insertion au codon 69
- Résistance possible en présence des mutations suivantes :
  - K65R • Q151M.

- La mutation M184V, qui survient rapidement lorsque la 3TC est utilisée en monothérapie ou en bithérapie de nucléosides, provoque une résistance de haut niveau à la 3TC et à la FTC et des résistances de moindre niveau à ddI, ddC et abacavir.
- La mutation M184I survient encore plus rapidement que M184V, mais comme elle a une capacité réplicative moindre, elle finit par disparaitre au profit de M184V.
- La mutation Q151M et l'insertion T69SSS/A/G, rares, provoquent une multi-résistance à tous les analogues nucléosidiques.

- Voir aussi le tableau des mutations et l'interprétation de l'algorithme de l'ANRS au chapitre « Résistance ».

emtricitabine :

interactions médicamenteuses

Interactions avec risque de diminution d'activité

lamivudine*	Ne pas associer	B01
zalcitabine*	Ne pas associer	B01

Interactions avec risque accru d'effets indésirables

cimétidine*	Surveillance clinique ; éviter fortes doses	C01
cotrimoxazole*	Surveillance clinique ; éviter fortes doses	C01
ranitidine*	Surveillance clinique ; éviter fortes doses	C01
triméthoprime*	Surveillance clinique ; éviter fortes doses	C01

* = interaction mentionnée dans le RCP de l'emtricitabine.
** = interaction mentionnée dans le RCP de l'autre produit.

Associations déconseillées (B)

B01 Probable compétition pour la phosphorylation, pas de données.

Associations avec précautions d'emploi (C)

C01 Possible compétition entre l'emtricitabine et les médicaments éliminés par sécrétion tubulaire active. Les concentrations sanguines de ces médicaments et de l'emtricitabine peuvent augmenter. Mais la signification clinique est inconnue.

IV - 11	Névirapine
Nom commercial	Viramune® (Boehringer-Ingelheim)
Classe	Inhibiteur non nucléosidique de RT (VIH1)
En France	AMM (première en Février 1998)
Présentation	- Comprimés à 200 mg - Suspension orale à 50 mg /5ml
Indications actuelles	RCP d'Octobre 1998 : associée à au moins 2 autres antirétroviraux : déficit immunitaire évolutif ou avancé chez l'adulte infecté par le VIH-1. L'expérience acquise concerne majoritairement des associations avec des analogues nucléosidiques. Autre indication : grossesse.
Posologies (adulte)	En association à 2 autres antirétroviraux : - Pendant les 14 premiers jours : 1 cp par jour. - Puis : 1 cp x 2 fois par jour (1/12 h), sauf si un rash est survenu durant la première période. - Si arrêt > 7 j : réintroduire selon même schéma. - Si oubli : prendre la dose suivante le plus vite possible, mais ne pas doubler la prise suivante. - La longue 1/2 vie autorise 1 seule prise (de 2 cp) quotidienne (hors AMM).
Interactions alimentaires et conséquences	Bonne absorption digestive (> 90 %), non modifiée par les aliments, les antiacides, la ddI. Peut donc être prise pendant ou en dehors des repas.
Concentrations (NB : 1 mg /l = 1 000 ng/ml)	- Max (1 h après 400 mg) = 6 500 ± 1 800 ng/ml. - Min (12 h après 200 mg) = 4 500 ± 1 900 ng/ml. - CI50 (de souches sauvages) = 22 ng/ml. - Cmin cible sur le virus sauvage : 3 000 - 8 000 ng/ml (rapport Delfraissy de juillet 2004).
LCR	45 % de la concentration plasmatique.
Métabolisme	1/2 vie plasmatique = 25-30 heures. Métabolisée par le cytochrome P450 (dont elle est inducteur). Elimination : 80 % urinaire (métabolites glycurono-conjugués, forme inchangée < 5 %), 10 % fécale.
Principaux effets indésirables	- Rashs cutanés, essentiellement dans les 6 premières semaines et pouvant être sévères (y compris syndrome de Stevens-Johnson fatal). - Anomalies des tests hépatiques, hépatite (y compris hépatite fulminante fatale). - Fièvre, nausées, vomissements, céphalées.
Contre-indications	- Hypersensibilité connue au produit.

Surveiller	- La survenue de rashs cutanés. - Les tests hépatiques : - notamment pendant les 6 premiers mois ; - tous les 15 jours durant les 2 premiers mois ; - tous les 15 jours en cas de survenue de signes d'hypersensibilité ou d'atteinte hépatique. - Glycémie, triglycérides, cholestérol.

Selon le terrain (avant traitement)

- Association à certains médicaments : la névirapine étant un inducteur du cytochrome CYP3A, certaines associations nécessitent des précautions d'emploi (**voir interactions**).
- Insuffisance hépatique modérée ou sévère : risque d'accumulation => suivi pharmacologique (dosage) pour adapter la posologie.
- Insuffisance rénale : absence de données => prudence.

En cas d'effets indésirables (sous traitement)

- Troubles cutanés durant les 14 premiers jours de traitement => ne pas augmenter la dose comme il est habituellement prévu, tant que ces manifestations persistent et surveiller étroitement.
- Eruption érythémateuse ou maculopapuleuse étendue ou desquamation avec suintement ; angiœdème ; dermatite exfoliative ; nécrolyse => arrêter définitivement.
- Tout rash avec : fièvre > 39°, phlyctènes, lésions buccales, conjonctivite, œdème facial, arthralgies, myalgies, malaise général lymphadénopathie, => arrêter définitivement.
- Rash avec signes biologiques d'hépatite, granulocytopénie, éosinophilie, insuffisance rénale => arrêter définitivement.
- Elévation des transaminases :
  - > 5 N => arrêt immédiat de la névirapine ;
  - > 2 N isolée => suivi rapproché pour détecter une aggravation ;
  - > 2 N + asthénie, anorexie, nausées, vomissements, ictère ou + signes d'hypersensibilité (voir chapitre VII : effets indésirables) => arrêt immédiat et définitif de la névirapine.

Mutations sur la reverse transcriptase et résistance à la névirapine

(algorithme de l'ANRS de septembre 2004)

- Résistance certaine en présence des mutations suivantes :
  - L100I • K101E • K103H/N/S/T • V106A/M • Y181C/I
  - Y188C/H/L • G190A/C/E/Q/S/T/V.

- En présence de plus d'une mutation de résistance à la névirapine, il y a presque toujours résistance aux 3 inhibiteurs non nucléosidiques de reverse transcriptase disponibles.

- Voir aussi le tableau des mutations et l'interprétation de l'algorithme de l'ANRS au chapitre « Résistance ».

névirapine :

Interactions avec risque de diminution d'activité

alprazolam	Absence de recommandations	D01
amiodarone	Absence de recommandations	D01
amphétamines	Informer sur la toxicité +++	C01
(fos-)amprénavir	Adapter la posologie d'amprénavir	C02
atazanavir	Adapter la posologie d'atazanavir	C03
bépridil	Absence de recommandations	D01
buprénorphine	Absence de recommandations	D01
carbamazépine	Surveiller l'activité antirétrovirale +++	C04
chardon	Association déconseillée	B01
ciclosporine	Absence de recommandations	D01
cisapride	Absence de recommandations	D01
clarithromycine*	Surveiller l'activité anti-MAC	C05
clindamycine	Absence de recommandation	D01
cocaïne	Informer sur la toxicité +++	C01
codéine	Absence de recommandations	D01
dapsone	Absence de recommandation	D01
dexaméthasone	Surveiller l'activité antirétrovirale +++	C04
dextrométorphane	Absence de recommandations	D01
dihydroergotamine	Absence de recommandations	D01
diltiazem	Absence de recommandations	D01
ecstasy (MDMA)	Informer sur la toxicité +++	C01
efavirenz*	Adapter la posologie d'efavirenz	C06
ergotamine	Absence de recommandations	D01
éthinylestradiol*	Association non recommandée	B02
flécaïnide	Absence de recommandations	D01
héroïne	Informer sur la toxicité +++	C01
hydroquinidine	Absence de recommandations	D01
imipramine	Absence de recommandations	D01
indinavir*	Adapter la posologie d'indinavir	C07
inhibiteurs calciques dp(§)	Absence de recommandations	D01
kétoconazole*	Association contre-indiquée	A01
lansoprazole	Surveiller l'activité antirétrovirale +++	C04
lidocaïne	Absence de recommandations	D01
lopinavir* + ritonavir	Adapter la posologie de lopinavir	C08
méthadone	Adapter sa posologie	C09
méthylergométrine	Absence de recommandations	D01
midazolam IV	Absence de recommandations	D01
millepertuis*	Association déconseillée	B01
morphine	Absence de recommandations	D01

(§) inhibiteurs calciques dihydropyridines : amlodipine, félodipine, isradipine, lacidipine, lercanidipine, nicardipine, nifédipine, nimodipine, nitrendipine.

* = interaction mentionnée dans le RCP de la névirapine.
** = interaction mentionnée dans le RCP de l'autre produit.

nelfinavir*	Ne rien modifier	D02
phénobarbital	Surveiller l'activité antirétrovirale +++	C04
phénytoïne	Surveiller l'activité antirétrovirale +++	C04
prednisone	Surveiller l'activité antirétrovirale +++	C04
primidone	Surveiller l'activité antirétrovirale +++	C04
progestérone	Absence de recommandations	D01
propafénone	Absence de recommandations	D01
quinidine	Absence de recommandations	D01
rifabutine*	Association possible	D03
rifampicine*	Association contre-indiquée	A02
ritonavir*	Ne rien modifier	D02
saquinavir*	Adapter la posologie du saquinavir	C10
sildénafil	Absence de recommandations	D01
sirolimus	Absence de recommandations	D01
tacrolimus	Absence de recommandations	D01
tadalafil	Absence de recommandations	D01
tamoxifène	Absence de recommandations	D01
testostérone	Absence de recommandations	D01
triazolam	Absence de recommandations	D01
vardénafil	Absence de recommandations	D01
vérapamil	Absence de recommandations	D01
voriconazole	Surveiller l'activité du voriconazole	C11
warfarine	Absence de recommandations	D01
zidovudine*	Ne rien modifier	D02

Interactions avec risque accru d'effets indésirables

atorvastatine	Choisir une statine sans interaction	C12
cérivastatine	Choisir une statine sans interaction	C12
cimétidine*	Surveiller la tolérance	C13
clarithromycine*	Surveiller la fonction hépatique	C05
délavirdine	Association non recommandée	B03
érythromycine	Absence de recommandation	D04
fluconazole	Surveiller la tolérance de la névirapine ++	C14
itraconazole*	Association déconseillée	B04
josamycine	Absence de recommandation	D04
kétoconazole*	Association contre-indiquée	A01
lovastatine	Choisir une statine sans interaction	C12
miconazole IV	Surveiller la tolérance de la névirapine ++	C15
midécamycine	Absence de recommandation	D04
paclitaxel	Surveiller la tolérance du paclitaxel ++	C16
pamplemousse	Absence de recommandation	D05
roxithromycine	Absence de recommandation	D04
simvastatine	Choisir une statine sans interaction	C12
télithromycine	Absence de recommandation	D04
voriconazole	Surveiller la tolérance	C11

Associations contre-indiquées (A)

A01 Elévation de 15 à 28 % de l'aire sous la courbe de la névirapine (inducteur du CYP3A) et baisse de 63 % de celle du kétoconazole (inhibiteur du CYP3A).

A02 Baisse de 58 % de l'aire sous la courbe et de 68 % de la Cmin de la névirapine.

Associations déconseillées (B)

B01 Ces produits étant inducteurs du cytochrome P450, il y a un risque de baisse des concentrations de la névirapine.

B02 Baisse de 29 % de la concentration d'éthinylestradiol (substrat du CYP3A et d'autres enzymes). NB : d'une façon générale, utiliser une contraception mécanique efficace (préservatif).

B03 Résistance croisée et effets indésirables communs.

B04 Risque d'élévation de la concentration de la névirapine par les azolés, inhibiteurs du CYP3A. Pas de données avec l'itraconazole.

Associations avec précautions d'emploi (C)

C01 Risque de baisse des concentrations plasmatiques de ces substrats du CYP3A, incitant l'utilisateur à augmenter les doses.

C02 Risque de baisse des concentrations d'amprénavir par effet inducteur de la névirapine, absence de données => Absence de recommandations pour la posologie intiale d'amprénavir (± ritonavir) ; doser l'amprénavir avant une éventuelle adaptation.

C03 Risque de baisse des concentrations d'atazanavir par effet inducteur de la névirapine, absence de données => Absence de recommandations pour la posologie intiale d'atazanavir (+ ritonavir) ; doser l'atazanavir avant une éventuelle adaptation.

C04 Avec ces inducteurs du CYP3A, la concentration plasmatique de névirapine risque de diminuer => N'associer que si nécessaire et surveillance accrue.

C05 Baisse de 30% de l'aire sous la courbe de la clarithromycine mais élévation de 58 % de celle de son métabolite hydroxylé actif ; élévation de 28 % de la Cmin et de 26 % de l'aire sous la courbe de la névirapine, non siginificatives => Posologies inchangées mais surveiller l'activité anti-MAC et la fonction hépatique.

C06 Baisse de 22% de l'aire sous la courbe et de 36 % de la Cmin de l'efavirenz, sans modification de celles de la névirapine => Une augmentation de la posologie d'efavirenz jusqu'à 800 mg /jour peut être justifiée.

C07 Baisse de 28% de l'aire sous la courbe de l'indinavir, sans modification de celle de la névirapine =>
- soit augmenter la posologie d'indinavir à 1000 mg x 3 /jour ;
- soit lui associer du ritonavir : posologie initiale possible : [indinavir 800 mg + ritonavir 100 mg + névirapine 200 mg] x 2 /j. Et doser l'indinavir avant une éventuelle adaptation.

C08 Risque de baisse des concentrations de lopinavir par effet inducteur de la névirapine => Ne pas modifier la posologie de névirapine, mais envisager Kaletra® à 4 gélules x 2 /jour ; et doser le lopinavir avant une éventuelle adaptation.

C09 Baisse de la concentration plasmatique de méthadone (substrat des CYP3A et surtout 2B6) => Adapter sa posologie selon sa concentration et la clinique.

C10 Baisse de 24 % de l'aire sous la courbe du saquinavir, sans modification de celle de la névirapine ; effet modeste non significatif sur le saquinavir capsule molle + 100 mg de ritonavir => Associer du ritonavir : posologie intiale possible : [saquinavir (Invirase®) 1000 mg + ritonavir 100 mg + névirapine 200 mg] x 2 /jour ; et doser le saquinavir avant une éventuelle adaptation.

C11 Le voriconazole est métabolisé par les CYP2C19, 2C9 et 3A4, dont il est aussi inhibiteur. Risque d'élévation des concentrations de névirapine => La doser et surveiller sa tolérance. La névirapine peut modifier les concentrations de voriconazole => Surveiller son efficacité et sa tolérance.

C12 Risque accru de rhabdomyolyse en cas d'élévation des concentrations de statines => Avec tous les antirétroviraux, éviter les statines métabolisées par le CYP3A (atorvastatine, cérivastatine, lovastatine, simvastatine) et choisir plutôt la pravastatine (non métabolisée par le CYP3A) ou la fluvastatine (métabolisée par le CYP2C9). Rappel : ne pas associer fibrates et statines.

C13 Elévation de 7 % de la concentration minimale de névirapine par la cimétidine (inhibiteur du CYP3A).

C14 Elévation de 50 % de l'aire sous la courbe de la névirapine sans modification significative de celle du fluconazole.

C15 Risque d'élévation de la concentration de la névirapine par les azolés, inhibiteurs du CYP3A. Pas de données avec le miconazole.

C16 *Invitro* , la névirapine provoque une inhibition du métabolisme du paclitaxel ; conséquences cliniques inconnues.

Absence de recommandation (D)

D01 Risque de baisse des concentrations plasmatiques de ces substrats du CYP3A ; données insuffisantes pour permettre des recommandations.

D02 Pharmacocinétique de la névirapine inchangée ; modifications des aires sous la courbe de ces produits associés, considérées comme non significatives (baisse de 13 à 32 % pour l'AZT, de 11 % pour le ritonavir, élévation de 4 % pour le nelfinavir).

D03 Augmentation de 9 % de la clairance apparente de la névirapine.

D04 Les macrolides étant inhibiteurs du CYP3A à divers degrés, il existe une potentielle élévation de la concentration plasmatique de la névirapine, non documentée.

D05 Le jus de pamplemousse (double concentré) est inhibiteur du CYP3A, et peut donc augmenter la concentration plasmatique de névirapine.

IV - 12 Efavirenz

Nom commercial	Sustiva® (Bristol-Myers-Squibb) (Stocrin® de MSD dans d'autres pays)
Classe	Inhibiteur non nucléosidique de RT (VIH1)
En France	AMM (première en Mai 1999)
Présentation	- Gélules à 50, 100 et 200 mg. - Solution buvable à 30 mg/ml, flacon de 180 ml (biodisponibilité moindre que celle des gélules). - Comprimés enrobés à 600 mg.
Indications actuelles	RCP de Mai 1999 : en association à d'autres antirétroviraux : infection par le VIH-1 chez l'adulte, l'adolescent et l'enfant de plus de 3 ans.
Posologies (adulte)	- En une seule prise par jour, au coucher, avec ou sans aliments : • gélules : 600 mg (= 3 gélules à 200 mg) • solution orale : 720 mg (= 24 ml) - Toujours en association à d'autres antirétroviraux (nucléosides ou inhibiteurs de protéase) ; - Ne pas ajouter à un traitement en échec, mais associer à 1 ou plusieurs nouveaux produits ; - Ne jamais diminuer la dose ni augmenter la posologie progressivement.
Interactions alimentaires et conséquences	Absorption un peu augmentée par un repas normal, davantage par un repas riche en lipides. Peut donc être pris avec ou sans aliments.
Concentrations (NB : 1 mg /l = 1 000 ng/ml)	- Max (1 h après 600 mg) = 4 100 ± 1 200 ng/ml - Min (24 h après 600 mg) = 1 700 ± 1 000 ng/ml - CI95 (de souches sauvages) = 0,46 à 6,8 nM. - Cmin cible sur le virus sauvage : 1 100 - 4 000 ng/ml (rapport Delfraissy de juillet 2004).
LCR	0,26-1,2 % de la concentration plasmatique.
Métabolisme	1/2 vie plasmatique = 40-55 heures. Métabolisé par le cytochrome P450 (dont il est aussi à la fois inducteur et inhibiteur). Elimination : 14-34 % urinaire (métabolites glycuronocongués, inchangée < 1 %), 16-61 % fécale.
Contre-indications	- Hypersensibilité au produit. - Insuffisance hépatique sévère. - Médicaments associés : terfénadine (Teldane®), astémizole (Hismanal®), cisapride (Prepulsid®), midazolam (Hypnovel®), triazolam (Halcion®). - Grossesse (évaluer le bénéfice/risque tératogène).

Principaux effets indésirables	• SNC : peuvent survenir dès la première prise, disparaissent souvent en 2 à 4 semaines : - sensations vertigineuses, insomnie, somnolence, troubles de la concentration, perturbation des rêves (22,8 %) ; - réactions psychotiques (1-2 ‰), surtout si antécédent psychiatrique ou de toxicomanie ; - dépression aigüe sévère (idées suicidaires, tentative de suicide) : rare, surtout si antécédents dépressifs. • Eruptions cutanées (26 %) : dans les 2 premières semaines, cèdent généralement après 1 mois de traitement mais peuvent être sévères (< 1 %). • Cytolyse hépatique.
Surveiller	- La survenue d'effets indésirables cutanés. - Transaminases hépatiques : tous les 15 jours pendant les 2 premiers mois. - Glycémie, triglycérides, cholestérol.

Selon le terrain (avant traitement)

- Antécédent d'intolérance cutanée sous névirapine ou délavirdine : risque accru de rash => prudence.
- Trouble psychiatrique (dépression), toxicomanie => prudence.
- Insuffisance hépatique légère à modérée : risque d'accumulation => suivi pharmacologique (dosage) pour adapter la posologie.
- Antécédent d'hépatite B ou C => prudence.
- Traitements concomitants hépatotoxiques => prudence.
- Insuffisance rénale sévère => prudence.

En cas d'effets indésirables (sous traitement)

- Troubles du SNC => éviter de conduire ou d'utiliser une machine.
- Eruptions cutanées bénignes à modérées : cèdent généralement à la poursuite du traitement ; antihistaminiques en cours d'évaluation.
- Eruption cutanée sévère, avec phlyctènes, desquamation, ulcérations, lésions muqueuses, fièvre => arrêter.
- Insuffisance hépatique légère à modérée => suivi pharmacologique.

Mutations sur la reverse transcriptase et résistance à l'efavirenz
(algorithme de l'ANRS de septembre 2004)

- Résistance certaine en présence des mutations suivantes :
  • L100I • K101E • K103H/N/S/T • V106M • Y181C/I
  • Y188C/L • G190A/C/E/Q/S/T/V • P225H

- En présence de plus d'une mutation de résistance à l'efavirenz, il y a presque toujours résistance aux 3 inhibiteurs non nucléosidiques de reverse transcriptase disponibles.

- Voir aussi le tableau des mutations et l'interprétation de l'algorithme de l'ANRS au chapitre « Résistance ».

efavirenz :

Interactions avec risque de diminution d'activité

(fos-)amprénavir	Ajouter du ritonavir (ou du nelfinavir)	C01
atazanavir**	Augmenter la posologie d'atazanavir	C02
carbamazépine	Surveiller l'activité antirétrovirale +++	C03
chardon	Association déconseillée	B01
ciclosporine	Absence de recommandations	D01
clindamycine	Augmenter sa posologie	C04
dapsone	Augmenter sa posologie	C04
dexaméthasone	Surveiller l'activité antirétrovirale +++	C03
indinavir*	Ajouter du ritonavir	C05
lansoprazole	Surveiller l'activité antirétrovirale +++	C03
lopinavir* + ritonavir	Augmenter la posologie de Kalétra®	C06
méthadone*	Adapter sa posologie	C07
millepertuis*	Association contre-indiquée	A01
névirapine**	Adapter la posologie d'efavirenz	C08
phénobarbital*	Surveiller l'activité antirétrovirale +++	C03
phénytoïne*	Surveiller l'activité antirétrovirale +++	C03
prednisone	Surveiller l'activité antirétrovirale +++	C03
primidone	Surveiller l'activité antirétrovirale +++	C03
rifabutine*	Augmenter la posologie de rifabutine	C09
rifampicine*	Augmenter la posologie d'efavirenz	C10
saquinavir*	Ajouter du ritonavir	C11
sirolimus	Absence de recommandations	D01
tacrolimus	Absence de recommandations	D01
voriconazole	Surveiller l'activité du voriconazole	C12

Interactions avec risque accru d'effets indésirables

alprazolam	Surveiller sa tolérance ++	C13
amiodarone	Surveiller sa tolérance ++	C13
amphétamines	Informer sur la toxicité +++	C14
atorvastatine	Choisir une statine sans interaction	C15
bépridil	Surveiller sa tolérance ++	C13
buprénorphine	Surveiller sa tolérance ++	C13
cérivastatine	Choisir une statine sans interaction	C15
cimétidine	Surveiller la tolérance de l'efavirenz	C16
cisapride*	Association contre-indiquée.	A02
clarithromycine*	Ne rien modifier mais éviter	D02
clindamycine	Diminuer sa posologie	C04
cocaïne	Informer sur la toxicité +++	C14
codéine	Surveiller sa tolérance ++	C13
dapsone	Diminuer sa posologie	C04
délavirdine	Association non recommandée	B02
dextrométorphane	Surveiller sa tolérance ++	C13
dihydroergotamine	Association contre-indiquée	A02
diltiazem	Surveiller sa tolérance ++	C13

* = interaction mentionnée dans le RCP de l'efavirenz.
** = interaction mentionnée dans le RCP de l'autre produit.

interactions médicamenteuses

ecstasy (MDMA)	Informer sur la toxicité +++	C14
ergotamine	Association contre-indiquée	A02
érythromycine	Surveiller la tolérance de l'efavirenz	C16
éthinylestradiol*	Utiliser une contraception mécanique	C17
flécaïnide	Surveiller sa tolérance ++	C13
héroïne	Informer sur la toxicité +++	C14
hydroquinidine	Surveiller sa tolérance ++	C13
imipramine	Surveiller sa tolérance ++	C13
inhibiteurs calciques dp(§)	Surveiller leur tolérance ++	C13
itraconazole	Surveiller la tolérance de l'efavirenz	C16
josamycine	Surveiller la tolérance de l'efavirenz	C16
kétoconazole	Surveiller la tolérance de l'efavirenz	C16
lidocaïne	Surveiller sa tolérance ++	C13
lovastatine	Choisir une statine sans interaction	C15
méthylergométrine	Association contre-indiquée	A02
miconazole IV	Surveiller la tolérance de l'efavirenz	C16
midazolam*	Surveiller sa tolérance ++	C13
midécamycine	Surveiller la tolérance de l'efavirenz	C16
morphine	Surveiller sa tolérance ++	C13
nelfinavir*	Ne rien modifier	D03
paclitaxel	Surveiller sa tolérance ++	C18
pamplemousse	Surveiller la tolérance de l'efavirenz	C16
progestérone	Surveiller sa tolérance ++	C13
propafénone	Surveiller sa tolérance ++	C13
quinidine	Surveiller sa tolérance ++	C13
ritonavir*	Surveiller leur tolérance ++	C19
roxythromycine	Surveiller la tolérance de l'efavirenz	C16
sildénafil	Diminuer sa posologie	C20
simvastatine	Choisir une statine sans interaction	C15
tadalafil	Ne pas associer	C20
tamoxifène	Surveiller sa tolérance ++	C13
télithromycine	Surveiller la tolérance de l'efavirenz	C16
testostérone	Surveiller sa tolérance ++	C13
triazolam*	Association contre-indiquée	A02
vardénafil	Diminuer sa posologie	C20
vérapamil	Surveiller sa tolérance ++	C13
voriconazole	Surveiller la tolérance	C12
warfarine	Surveiller sa tolérance ++	C13

(§) inhibiteurs calciques dihydropyridines : amlodipine, félodipine, isradipine, lacidipine, lercanidipine, nicardipine, nifédipine, nimodipine, nitrendipine.

Associations contre-indiquées (A)

A01 Risque de baisse des concentrations d'efavirenz par le millepertuis, inducteur du cytochrome P450.

A02 Risque d'élévation des concentrations de ces substrats du CYP3A, donc risque accru d'effets indésirables (troubles du rythme avec le cisapride, sédation prolongée, dépression respiratoire avec midazolam et triazolam, ergotisme avec les dérivés de l'ergot de seigle).

Associations déconseillées (B)

B01 Risque de baisse des concentrations d'efavirenz par ces produits inducteurs du cytochrome P450.

B02 Résistance croisée et effets indésirables communs.

Associations avec précautions d'emploi (C)

C01 L'aire sous la courbe de l'efavirenz s'élève de 15 %, celle de l'amprénavir baisse de 36 % => pour compenser cette baisse :
- soit associer du ritonavir : posologies recommandées : ritonavir (100 mg x 2/j) + fos-amprénavir (700 mg x 2/j) + efavirenz (600 mg x 1/j) ; et doser l'amprénavir pour adapter sa posologie ;
- soit associer du nelfinavir, qui élève la concentration d'amprénavir : association non évaluée : fos-amprénavir (1 400 mg x 2/j) + efavirenz (600 mg x 1/j) + nelfinavir (1 250 mg x 2/j) ; et faire des dosages plasmatiques avant une éventuelle adaptation.

C02 Baisse de 74 % de l'aire sous la courbe de l'atazanavir, sans modification de celle de l'efavirenz => Posologie initiale : [atazanavir 400 mg + ritonavir 100 mg + efavirenz 600 mg] x 1/j. Et doser l'atazanavir pour une éventuelle adaptation des doses.

C03 Les concentrations de ces inducteurs du CYP3A et celle de l'efavirenz risquent de diminuer => N'associer que si nécessaire ; doser la concentration plasmatique d'anticonvulsivant ; surveiller l'activité antirétrovirale.

C04 Les concentrations de clindamycine et dapsone (substrats du CYP3A) peuvent baisser ou augmenter, ce qui peut nécessiter d'augmenter ou de diminuer leurs posologies.

C05 L'aire sous la courbe de l'indinavir baisse de 31 % (avec seulement 200 mg/j d'efavirenz), celle de l'efavirenz ne change pas =>
- soit augmenter la posologie d'indinavir à 1000 mg x 3 /jour ;
- soit associer du ritonavir : par rapport à l'association [ritonavir + indinavir], l'ajout d'efavirenz fait baisser l'aire sous la courbe de l'indinavir de 30 % et sa Cmin de 48 % => Posologie initiale possible : indinavir (800 mg x 2/j) + ritonavir (100 mg x 2/j) + efavirenz (600 mg x 1/j).
  Et doser l'indinavir avant une éventuelle adaptation.

C06 Les concentrations d'efavirenz baissent d'environ 15 %, l'aire sous la courbe et la Cmin du lopinavir baissent significativement => Ne pas modifier la posologie d'efavirenz mais passer à 4 gelules x 2 /jour de Kaletra® (au lieu de 3 gelules x 2 /jour).

C07 Baisse de la concentration plasmatique de méthadone (substrat des CYP3A et surtout 2B6) => Adapter sa posologie selon sa concentration et la clinique.

C08 Baisse de 22% de l'aire sous la courbe et de 36 % de la Cmin de l'efavirenz, sans modification de celles de la névirapine => Augmenter la dose d'efavirenz jusqu'à 800 mg/j peut être justifié.

C09 L'aire sous la courbe de la rifabutine baisse de 38 %, sans effet significatif sur celle de l'efavirenz => Augmenter la dose de rifabutine : de 50% si elle est prise quotidiennement, de 100% (doublée) si elle est prise 2 ou 3 fois par semaine.

C10 La rifampicine, inducteur du CYP3A, fait baisser de 26 % l'aire sous la courbe de l'efavirenz => Prescrire 800 mg /j d'efavirenz.

C11 L'aire sous la courbe de l'efavirenz baisse de 12 %, celle du saquinavir de 62 % => Association déconseillée sans ajout de ritonavir. La triple association permet d'obtenir des concentrations efficaces de saquinavir => Pour toute forme de saquinavir, posologies initiales possibles : efavirenz (600 mg x 1/j) + ritonavir (100 à 200 mg x 2/j) + saquinavir (600 à 1 000 mg x 2/j) ; et doser le saquinavir avant une éventuelle adaptation.

C12 Le voriconazole est métabolisé par les CYP2C19, 2C9 et 3A4, dont il est aussi inhibiteur. Risque d'élévation des concentrations d'efavirenz => Le doser et surveiller sa tolérance. L'efavirenz peut modifier les concentrations de voriconazole => Surveiller son efficacité et sa tolérance.

C13 Risque d'élévation des concentrations de ces substrats du CYP3A, donc risque accru d'effets indésirables (sédation prolongée et dépression respiratoire avec l'alprazolam, les opiacés, hypercoagulation avec la warfarine, etc. Une baisse d'efficacité est également possible et non prévisible, de par l'effet inducteur de l'efavirenz. L'association avec le midazolam, contre-indiquée dans le RCP est possible avec précautions, si besoin.

C14 La concentration plasmatique de ces substrats du CYP3A peut augmenter, avec un risque accru de surdosage.

C15 Risque accru de rhabdomyolyse en cas d'élévation des concentrations de statines => Avec tous les antirétroviraux, éviter les statines métabolisées par le CYP3A (atorvastatine, cérivastatine, lovastatine, simvastatine) et choisir plutôt la pravastatine (non métabolisée par le CYP3A) ou la fluvastatine (métabolisée par le CYP2C9). Rappel : ne pas associer fibrates et statines.

C16 Avec les inhibiteurs du CYP3A (macrolides, azolés, cimétidine, jus de pamplemousse double concentré), il y a un risque d'élévation des concentrations d'efavirenz. Absence d'interaction avec le fluconazole, pas de données avec les autres produits.

C17 La concentration d'éthinylestradiol augmente de 37 %. D'une façon générale, il est recommandé d'utiliser une contraception mécanique efficace (préservatif).

C18 *Invitro* , l'efavirenz provoque une inhibition du métabolisme du paclitaxel ; conséquences cliniques inconnues.

C19 L'aire sous la courbe du ritonavir s'élève de 18 %, celle de l'efavirenz de 21 % => Pas de modification des posologies, mais surveiller la tolérance et les enzymes hépatiques.

C20 Les antirétroviraux inhibiteurs du CYP3A élèvent les concentrations de ces substrats => Posologies initiales : sildénafil : 25 mg, vardénafil : 5 mg ; tadalafil déconseillé (1/2 vie de 17 heures).

Absence de recommandation (D)

D01 Risque de baisse des concentrations de ces substrats du CYP3A ; données insuffisantes pour permettre des recommandations.

D02 L'aire sous la courbe de la clarithromycine baisse de 39 % mais celle de son métabolite hydroxylé actif augmente de 34 % => Doses inchangées mais chercher à substituer la clarithromycine.

D03 L'aire sous la courbe du nelfinavir s'élève de 20 %, celle de l'efavirenz ne change pas => Pas de modification des posologies.

IV - 13 Délavirdine

Nom commercial	Rescriptor® (Agouron-Parke Davis-Warner Lambert)
Classe	Inhibiteur non nucléosidique de RT (VIH1)
En France	ATU nominative depuis Mai 1998
Présentation	- Comprimés pélliculés à 100 mg, dispersible - Comprimés à 200 mg, non dispersible
Indications actuelles	RCP d'Avril 1997 (AMM USA) : traitement de l'infection par le VIH-1, en association avec d'autres antirétroviraux (données avec AZT + 3TC).
Posologies (adulte)	- Toujours associée à ≥ 2 autres antirétroviraux : - 400 mg x 3 fois par jour ; - Pendant ou en dehors des repas ; - Au moins 1 heure avant ou après la didanosine (forme comprimé) ou un antiacide ; - On peut disperser les comprimés à 100 mg dans un liquide (eau, jus de fruit, boisson non alcoolisée) : laisser reposer quelques minutes les 4 cp dans au moins 90 ml (un demi-verre), puis remuer jusqu'à obtention d'une dispersion homogène qui doit être absorbée immédiatement ; - Si une prise est manquée, la prendre le plus vite possible mais ne pas doubler la dose suivante.
Interactions alimentaires et conséquences	Absorption digestive rapide et ≥ 50 %, peu modifiée par l'alimentation => Peut être prise avec ou sans aliments.
Concentrations (NB : 1 mg /l = 1 000 ng/ml)	- Max (1 h après 400 mg) = 16 000 ± 9 100 ng/ml - Min (8 h après 400 mg) = 6 800 ± 4 600 ng/ml - CI90 (de souches sauvages) = 23-46 ng/ml.
LCR	0,4 % de la concentration plasmatique.
Métabolisme	Absorption digestive : 85 %. 1/2 vie plasmatique = 5,8 heures. Métabolisée par le cytochrome P450 (dont elle est inhibiteur). Elimination : 51 % urinaire (< 5 % sous forme inchangé) et 44 % fécale.

Contre-indications	- Hypersensibilité au produit.
	- Certains médicaments métabolisés par le CYP 3A (cf. interactions), du fait d'un risque d'effets indésirables graves :
	  - arythmies cardiaques : terfénadine, cisapride, astémizole, amiodarone, quinidine ;
	  - sédation prolongée : triazolam, alprazolam, midazolam ;
	  - autres effets : dérivés de l'ergot de seigle, inhibiteurs calciques.
	- Grossesse.

Principaux effets indésirables	- Eruption cutanée maculo-papuleuse (risque + 17 %) : survient dans les 3 premières semaines, disparaît habituellement en 3 à 14 jours ; le plus souvent légère (sérieuse : 0,4 %) ; - Prurit, fièvre ; céphalées, diminution de l'appétit ; - Nausées, vomissements, diarrhées ; - Elévation des transaminases.
Surveiller	- La survenue d'une éruption cutanée. - Enzymes hépatiques. - Glycémie, triglycérides, cholestérol.

Selon le terrain (avant traitement)

- Insuffisance rénale => prudence
- Insuffisance hépatique => prudence

En cas d'effets indésirables (sous traitement)

- Eruption cutanée maculo-papuleuse => améliorée par la diphénhydramine (Bénylin®), l'hydroxyzine (Atarax®) et/ou des corticoïdes locaux.
- Eruption cutanée sévère => arrêter.
- Eruption cutanée accompagnée de signes tels que : fièvre, phlyctènes, lésions buccales, conjonctivite, oedème, douleurs musculaires ou articulaires, malaise général => arrêter.

Mutations sur la reverse transcriptase et résistance à la délavirdine
(algorithme de l'ANRS de septembre 2002, non repris en 2004)

- Résistance certaine en présence des mutations suivantes :
  • L100I • K101E • K103N • V106A • Y181C
  • Y188C/L • G190E • P236L

- En présence de plus d'une mutation de résistance à la délavirdine, il y a presque toujours résistance aux 3 inhibiteurs non nucléosidiques de reverse transcriptase disponibles.

- Voir aussi le tableau des mutations et l'interprétation de l'algorithme de l'ANRS au chapitre « Résistance ».

délavirdine :

Interactions avec risque de diminution d'activité

abacavir	Absence de recommandations.	D01
antihistaminiques H2	Eviter ou espacer les prises	C01
anti-ulcéreux	Eviter ou espacer les prises	C01
carbamazépine	Association non recommandée	B01
chardon	Association déconseillée	B01
cimétidine	Eviter ou espacer les prises	C01
dexaméthasone	Surveiller l'activité antirétrovirale +++	C02
inhibiteurs de la pompe à protons	Eviter ou espacer les prises	C01
lansoprazole	Eviter ou espacer les prises	C01
millepertuis	Association déconseillée	B01
phénobarbital	Association non recommandée	B01
phénytoïne	Association non recommandée	B01
prednisone	Surveiller l'activité antirétrovirale +++	C02
primidone	Association non recommandée	B01
rifabutine	Association déconseillée	B02
rifampicine	Association contre-indiquée	A01
voriconazole	Surveiller l'activité du voriconazole	C04

Interactions avec risque accru d'effets indésirables

alprazolam	Surveiller sa tolérance ++	C14
amiodarone	Surveiller sa tolérance ++	C14
amphétamines	Informer sur la toxicité +++	C05
(fos-)amprénavir	Doser et adapter sa posologie	C06
atazanavir	Doser et adapter sa posologie	C06
atorvastatine	Choisir une statine sans interaction	C15
bépridil*	Surveiller sa tolérance ++	C14
buprénorphine	Surveiller sa tolérance ++	C14
cérivastatine	Choisir une statine sans interaction	C15
ciclosporine	La doser pour adapter sa posologie	C14
cisapride	Association contre-indiquée	A02
clarithromycine	Surveiller la tolérance de la délavirdine	C07
clindamycine	Surveiller sa tolérance ++	C14
cocaïne	Informer sur la toxicité +++	C05
codéine	Surveiller sa tolérance ++	C14
dapsone	Surveiller sa tolérance ++	C14
dextrométorphane	Surveiller sa tolérance ++	C14
dihydroergotamine	Association contre-indiquée	A02
diltiazem*	Surveiller sa tolérance ++	C14

* = interaction mentionnée dans le RCP de la délavirdine.

** = interaction mentionnée dans le RCP de l'autre produit.

ecstasy (MDMA)	Informer sur la toxicité +++	C05
efavirenz	Association non recommandée	B03
ergotamine	Association contre-indiquée	A02
érythromycine	Surveiller la tolérance de la délavirdine	C08
éthinylestradiol	Utiliser une contraception mécanique	C09
flécaïnide	Surveiller sa tolérance ++	C14
fluvoxamine	Surveiller la tolérance de la délavirdine	C10
héroïne	Informer sur la toxicité +++	C05
hydroquinidine	Surveiller sa tolérance ++	C14
imipramine	Surveiller sa tolérance ++	C14
indinavir	Doser et adapter sa posologie	C11
inhibiteurs calciques dp(§)*	Surveiller leur tolérance ++	C14
itraconazole	Surveiller la tolérance de la délavirdine	C08
josamycine	Surveiller la tolérance de la délavirdine	C08
kétoconazole	Surveiller la tolérance de la délavirdine	C08
lidocaïne	Surveiller sa tolérance ++	C14
lopinavir* + ritonavir	Doser et adapter sa posologie	C06
lovastatine	Choisir une statine sans interaction	C15
méthadone	Adapter sa posologie	C12
méthylergométrine	Association contre-indiquée	A02
miconazole IV	Surveiller la tolérance de la délavirdine	C08
midazolam	Surveiller sa tolérance ++	C14
midécamycine	Surveiller la tolérance de la délavirdine	C08
morphine	Surveiller sa tolérance ++	C14
nelfinavir	Association non recommandée	B04
névirapine	Association non recommandée	B03
paclitaxel	Surveiller sa tolérance ++	C14
pamplemousse	Surveiller la tolérance de la délavirdine	C08
progestérone	Surveiller sa tolérance ++	C14
propafénone	Surveiller sa tolérance ++	C14
quinidine	Surveiller sa tolérance ++	C14
rifabutine	Association déconseillée	B02
ritonavir	Doser et adapter sa posologie	C11
roxythromycine	Surveiller la tolérance de la délavirdine	C08
saquinavir	Doser et adapter sa posologie	C11
sildénafil	Diminuer sa posologie	C13
simvastatine	Choisir une statine sans interaction	C15
sirolimus	Le doser pour adapter sa posologie	C14
tacrolimus	Le doser pour adapter sa posologie	C14
tadalafil	Ne pas associer	C13
tamoxifène	Surveiller sa tolérance ++	C14
télithromycine	Surveiller la tolérance de la délavirdine	C08
testostérone	Surveiller sa tolérance ++	C14
triazolam	Association contre-indiquée	A02
vardénafil	Diminuer sa posologie	C13
vérapamil*	Surveiller sa tolérance ++	C14
voriconazole	Surveiller la tolérance	C04
warfarine	Surveiller sa tolérance ++	C14

(§) inhibiteurs calciques dihydropyridines : amlodipine, félodipine, isradipine, lacidipine, lercanidipine, nicardipine, nifédipine, nimodipine, nitrendipine.

Associations contre-indiquées (A)

A01 Baisse de 96 % des concentrations de délavirdine.

A02 Les concentrations de ces substrats du CYP3A peuvent augmenter, avec risque d'effets indésirables accrus (troubles du rythme avec le cisapride, sédation prolongée et dépression respiratoire avec le triazolam, ergotisme avec les dérivés de l'ergot de seigle).

Associations déconseillées (B)

B01 Risque de baisse des concentrations de délavirdine par ces inducteurs du CYP3A.

B02 L'aire sous la courbe de la délavirdine baisse de 80 %, celle de la rifabutine augmente de 100 %.

B03 Résistance croisée et effets indésirables communs.

B04 L'aire sous la courbe du nelfinavir est multipliée par 2, celle de la délavirdine baisse de 31 %.

Associations avec précautions d'emploi (C)

C01 L'absorption de la délavirdine est diminuée par un pH gastrique alcalin => Eviter de l'associer aux anti-ulcéreux ou les prendre à 1 à 2 heures d'intervalle. De plus, le lansoprazole est un (faible) inducteur du CYP3A et peut donc encore abaisser les concentrations de délavirdine. A l'inverse, la cimétidine est un (faible) inhibiteur du CYP3A et pourrait donc élever les concentrations de délavirdine mais il n'y a pas de données.

C02 Risque de baisse des concentrations de délavirdine par ces produits un peu inducteurs du CYP3A.

C04 Le voriconazole est métabolisé par les CYP2C19, 2C9 et 3A4, dont il est aussi inhibiteur. Risque d'élévation des concentrations de délavirdine => La doser et surveiller sa tolérance. La délavirdine peut modifier les concentrations de voriconazole => Surveiller son efficacité et sa tolérance.

C05 Les concentrations de ces substrats du CYP3A peuvent augmenter, avec un risque accru de surdosage.

C06 Risque d'élévation des concentrations de l'inhibiteur de protéase => Surveiller sa tolérance, doser ses concentrations pour adapter sa posologie.

C07 L'aire sous la courbe de la délavirdine augmente de 44 %, celle de la clarithromycine de 100% mais celle de son métabolite hydroxylé actif baisse de 75 %. Ne pas modifier les doses, mais surveiller la tolérance de la délavirdine.

* = interaction mentionnée dans le RCP de la délavirdine.

** = interaction mentionnée dans le RCP de l'autre produit.

C08 Avec les inhibiteurs du CYP3A (macrolides, azolés, cimétidine, jus de pamplemousse double concentré), il y a un risque d'élévation des concentrations de délavirdine. Absence d'interaction avec le fluconazole, élevation de 50% avec le kétoconazole, absence de données avec les autres produits.

C09 Les concentrations d'éthinylestradiol (substrat du CYP3A et d'autres enzymes) peuvent augmenter. Absence de recommandation ; d'une façon générale, il est recommandé d'utiliser une contraception mécanique efficace (préservatif).

C10 Elévation de 50 % de la Cmin de la délavirdine.

C11 Alors que l'aire sous la courbe de la délavirdine ne change pas, celle du saquinavir est multipliée par 5, celle du ritonavir s'élève de 70 % et celle de l'indinavir s'élève de 40 % => Surveiller la tolérance (transaminases ++) ; avec le Fortovase®, commencer par 800 mg x 3 /jour ; doser l'inhibiteur de protéase pour adapter sa posologie.

C12 Les concentrations de méthadone (substrat des CYP3A et surtout 2B6), risquent d'augmenter => Adapter sa posologie selon sa concentration et la clinique.

C13 Les antirétroviraux inhibiteurs du CYP3A élèvent les concentrations de ces substrats => Posologies initiales : sildénafil : 25 mg, vardénafil : 5 mg ; tadalafil déconseillé (1/2 vie de 17 heures).

C14 Risque d'élévation des concentrations de ces substrats du CYP3A, donc risque accru d'effets indésirables (sédation prolongée et dépression respiratoire avec l'alprazolam, les opiacés, hypercoagulation avec la warfarine, etc.) => Avant de les associer : évaluer les risques et avantages potentiels, puis surveiller leurs effets indésirables, et envisager de diminuer leurs posologies (après dosage de la ciclosporine, du tacrolimus, contrôle de la coagulation pour la warfarine). L'association avec le midazolam, contre-indiquée dans le RCP, est possible avec précautions, si besoin.

C15 Risque accru de rhabdomyolyse en cas d'élévation des concentrations de statines => Avec tous les antirétroviraux, éviter les statines métabolisées par le CYP3A (atorvastatine, cérivastatine, lovastatine, simvastatine) et choisir plutôt la pravastatine (non métabolisée par le CYP3A) ou la fluvastatine (métabolisée par le CYP2C9). Rappel : ne pas associer fibrates et statines.

Absence de recommandation (D)

D01 L'aire sous la courbe de la délavirdine baisse, avec un possible retentissement.

V

Inhibiteurs de Protéase

V - 01 Saquinavir

Nom commercial Présentation	Invirase® (Roche) Gélule à 200 mg	Fortovase® (Roche) Capsule molle à 200 mg
En France	AMM (1re en 1996).	AMM (1re en Août 1998)
Indications actuelles	RCP de Mai 1998 : en association à des analogues nucléosidiques : infection par le VIH-1 chez l'adulte.	RCP de Mars 1999 : en association à des analogues nucléosidiques : infection par le VIH-1 chez l'adulte.
Biodisponibilité Concentrations (NB : 1 mg /l = 1 000 ng/ml)	Après un repas copieux : = 4 % (1 à 9) Max (3 h après 600 mg) = 197 ng/ml Min (8 h après 600 mg) = 75 ng/ml	Après un repas copieux : améliorée Max (3 h après 1,2 g) = 2 181 ng/ml Min (8 h après 1,2 g) = 216 ng/ml
Posologies (adulte)	- Comme seul IP : n'est pas recommandé.	- Comme seul IP : 1 200 mg x 3 /jour (*).

- En association avec le ritonavir : utiliser l'Invirase® (AMM en septembre 2002) et non le Fortovase® (intolérance digestive) : pris ensemble : (1000 mg + 100 mg) x 2 /jour. Voir interactions (n° 173) et doser le saquinavir.
- (*) Dans tous les cas : prendre le saquinavir au cours des repas ou dans les 2 h qui suivent.

Classe
Inhibiteur de la protéase du VIH.

Concentrations
- CI95 = 38 (3,8 - 60,8) ng/ml = 50 (5 - 80) nM
- Cmin cible sur le virus sauvage : 200 - 4 000 ng/ml (rapport Delfraissy de juillet 2004).

LCR
Passage minime.

Interactions alimentaires et conséquences
La prise d'aliments améliore l'absorption des deux formes => à prendre pendant un repas (de préférence copieux) ou dans les 2 heures qui suivent.

Métabolisme
1/2 vie plasmatique = 1-2 heures. Métabolisé par le cytochrome P450-3A4 (dont il est aussi un faible inhibiteur). Elimination biliaire.

Contre-indications
- Hypersensibilité au produit.
- Certains médicaments associés, inducteurs ou inhibiteurs du CYP3A4 (voir interactions).
- Insuffisance hépatique sévère (pour le Fortovase®).

Eviter
- L'association de médicaments hépatotoxiques.

Principaux effets indésirables	- Bonne tolérance globale (Invirase® mieux supporté que Fortovase®). - Troubles digestifs modérés. - Hématomes chez les hémophiles. - Intolérance au glucose, diabète ; lipodystrophie. - Elévation des transaminases, des CPK, gGT. - Aggravation hépatique (chez des patients ayant antécédents d'hépatite B ou C, ou d'alcoolisme).
Surveiller	- Saignements chez l'hémophile. - Glycémie, lipides plasmatiques.
Remarques	- En association avec uniquement 2 nucléosides, utiliser le Fortovase® et non l'Invirase®. - En cas d'échec sous Invirase®, le relais par Fortovase® n'est pas conseillé.

Selon le terrain (avant traitement)

- Insuffisance hépatique modérée ou sévère => prudence
- Insuffisance rénale sévère => prudence
- Hémophilie, diabète préexistant => prudence

- Diarrhée chronique ou malabsorption => risque de sous-dosage
- Association à des inducteurs du CYP3A4 (névirapine, efavirenz, rifampicine, rifabutine) => risque de sous-dosage (voir interactions).

En cas d'effets indésirables (sous traitement)

- Toxicité pouvant être liée au saquinavir=> arrêter
- Syndrome pancréatico-rénal => arrêter (ne pas baisser la posologie)

Mutations sur la protéase et résistance au saquinavir
(saquinavir : 800 mg x 2/j + ritonavir : 100 mg x 2/j)
(algorithme de l'ANRS de septembre 2004)

- Résistance certaine en présence des mutations suivantes :
  - G48V
  - $\geq$ 2 mutations parmi : L24I, I62V, V82A/F/T/S, I84V, L90M.

- G48V est la première à apparaitre à doses fortes et spécifique.
- I84V provoque une résistance croisée avec : ritonavir, indinavir, nelfinavir.
- L90M est la première à apparaitre à doses faibles et provoque une résistance croisée avec : indinavir, nelfinavir.

- Voir aussi le tableau des mutations et l'interprétation de l'algorithme de l'ANRS au chapitre « Résistance ».

saquinavir :

Interactions avec risque de diminution d'activité

(fos-)amprénavir	Ajouter du ritonavir	C17
carbamazépine*	Association non recommandée	B01
chardon	Association déconseillée	B01
dexaméthasone	Surveiller l'activité antirétrovirale ++	C01
efavirenz*	Ajouter du ritonavir	C02
fosphénytoïne*	Association non recommandée	B01
indinavir	Association non recommandée	B03
lansoprazole	Surveiller l'activité antirétrovirale ++	C01
méthadone	Adapter sa posologie	C03
millepertuis	Association déconseillée	B01
névirapine**	Adapter la posologie du saquinavir	C04
phénobarbital*	Association non recommandée	B01
phénytoïne*	Association non recommandée	B01
prednisone	Surveiller l'activité antirétrovirale ++	C01
primidone*	Association non recommandée	B01
rifabutine	Association déconseillée	B04
rifampicine	Association contre-indiquée	A01
tipranavir**	Voir le chapitre tipranavir	
voriconazole**	Surveiller l'activité du voriconazole	C05

Interactions avec risque accru d'effets indésirables

alprazolam	Surveiller sa tolérance ++	C06
amiodarone	Surveiller sa tolérance ++	C06
amphétamines	Informer sur la toxicité +++	C07
atazanavir	Ajouter du ritonavir	C08
atorvastatine	Choisir une statine sans interaction	C09
bépridil*	Surveiller sa tolérance ++	C06
buprénorphine	Surveiller sa tolérance ++	C06
cérivastatine	Choisir une statine sans interaction	C09
ciclosporine	La doser pour adapter sa posologie	C06
cimétidine	Surveiller la tolérance du saquinavir	C10
cisapride*	Association contre-indiquée	A02
clarithromycine	Ne rien modifier	D01
clindamycine*	Surveiller sa tolérance ++	C06
cocaïne	Informer sur la toxicité +++	C07
codéine	Surveiller sa tolérance ++	C06
dapsone*	Surveiller sa tolérance ++	C06
délavirdine	Adapter la posologie du saquinavir	C11
dextrométorphane	Surveiller sa tolérance ++	C06
dihydroergotamine*	Association contre-indiquée	A02
diltiazem*	Surveiller sa tolérance ++	C06

* = interaction mentionnée dans le RCP du saquinavir
** = interaction mentionnée dans le RCP de l'autre produit.

ecstasy (MDMA)	Informer sur la toxicité +++	C07
ergotamine*	Association contre-indiquée	A02
érythromycine	Surveiller la tolérance du saquinavir	C10
éthinylestradiol	Utiliser une contraception mécanique	C12
flécaïnide	Surveiller sa tolérance ++	C06
fluconazole	Surveiller la tolérance du saquinavir	C10
héroïne	Informer sur la toxicité +++	C07
hydroquinidine	Surveiller sa tolérance ++	C06
imipramine	Surveiller sa tolérance ++	C06
inhibiteurs calciques dp(§)*	Surveiller leur tolérance ++	C06
itraconazole	Surveiller la tolérance du saquinavir	C10
josamycine	Surveiller la tolérance du saquinavir	C10
kétoconazole	Surveiller la tolérance du saquinavir	C10
lidocaïne	Surveiller sa tolérance ++	C06
lopinavir* + ritonavir	Adapter les posologies	C13
lovastatine	Choisir une statine sans interaction	C09
méthadone	Adapter sa posologie	C03
méthylergométrine*	Association contre-indiquée	A02
miconazole IV	Surveiller la tolérance du saquinavir	C10
midazolam*	Surveiller sa tolérance ++	C06
midécamycine	Surveiller la tolérance du saquinavir	C10
morphine	Surveiller sa tolérance ++	C06
nelfinavir	Adapter les posologies	C14
paclitaxel	Surveiller sa tolérance ++	C06
pamplemousse	Surveiller la tolérance du saquinavir	C10
progestérone	Surveiller sa tolérance ++	C06
propafénone	Surveiller sa tolérance ++	C06
quinidine	Surveiller sa tolérance ++	C06
rifabutine	Association déconseillée	B04
ritonavir	Asssocier, en adaptant les posologies	C15
roxithromycine	Surveiller la tolérance du saquinavir	C10
sildénafil*	Diminuer sa posologie	C16
simvastatine	Choisir une statine sans interaction	C09
sirolimus	Le doser pour adapter sa posologie	C06
tacrolimus	Le doser pour adapter sa posologie	C06
tadalafil	Ne pas associer	C16
tamoxifène	Surveiller sa tolérance ++	C06
télithromycine	Surveiller la tolérance du saquinavir	C10
testostérone	Surveiller sa tolérance ++	C06
triazolam*	Surveiller sa tolérance ++	C06
vardénafil	Diminuer sa posologie	C16
vérapamil*	Surveiller sa tolérance ++	C06
voriconazole**	Surveiller la tolérance	C05
warfarine	Surveiller sa tolérance ++	C06

(§) inhibiteurs calciques dihydropyridines : amlodipine, félodipine, isradipine, lacidipine, lercanidipine, nicardipine, nifédipine, nimodipine, nitrendipine.

Associations contre-indiquées (A)

A01 Les concentrations de saquinavir baissent de 80 %.

A02 Les concentrations de ces substrats du CYP3A peuvent augmenter, avec risque d'effets indésirables accrus (troubles du rythme avec le cisapride, ergotisme avec les dérivés de l'ergot de seigle).

Associations déconseillées (B)

B01 Risque de baisse des concentrations de saquinavir par ces produits inducteurs du cytochrome P450.

B03 L'aire sous la courbe du saquinavir est multipliée par 5 à 8, celle de l'indinavir ne change pas. Mais par ailleurs, des données *in vitro* suggèrent un antagonisme.

B04 L'aire sous la courbe du saquinavir baisse de 40 %, celle de la rifabutine augmente. Et l'ajout de ritonavir nécessite aussi une baisse de posologie de la rifabutine (risque d'uvéite).

Associations avec précautions d'emploi (C)

C01 Ces produits étant un peu inducteurs du CYP3A, il y a risque de baisse des concentrations du saquinavir. L'ajout de ritonavir doit compenser ce phénomène.

C02 L'aire sous la courbe de l'efavirenz baisse de 12 %, celle du saquinavir de 62 % => Association déconseillée sans ajout de ritonavir. La triple association permet d'obtenir des concentrations efficaces de saquinavir => Pour toute forme de saquinavir, posologies initiales possibles : efavirenz (600 mg x 1/j) + ritonavir (100 à 200 mg x 2/j) + saquinavir (600 à 1 000 mg x 2/j) ; et doser le saquinavir avant une éventuelle adaptation.

C03 Les concentrations de méthadone (substrat des CYP3A et surtout 2B6) peuvent varier (probable stabilité avec le saquinavir) => Adapter sa posologie selon sa concentration et la clinique.

C04 Baisse de 24 % de l'aire sous la courbe du saquinavir, sans modification de celle de la névirapine ; effet modeste non significatif sur le saquinavir capsule molle avec 100 mg de ritonavir => Associer du ritonavir : posologie intiale possible : [saquinavir (Invirase®) 1000 mg + ritonavir 100 mg + névirapine 200 mg] x 2 /jour ; et doser le saquinavir avant une éventuelle adaptation.

C05 Le voriconazole est métabolisé par les CYP2C19, 2C9 et 3A4, dont il est aussi inhibiteur. Risque d'élévation des concentrations de saquinavir (peu probable en présence de ritonavir) => Le doser et surveiller sa tolérance. Le saquinavir peut modifier les concentrations de voriconazole => Surveiller son efficacité et sa tolérance.

C06 Avec le saquinavir, risque d'élévation des concentrations de ces subtrats du CYP3A, donc risque accru d'effets indésirables (sédation prolongée, dépression respiratoire avec l'alprazolam, les opiacés, hypercoagulation avec la warfarine, etc.) => Avant de les associer : évaluer les risques et avantages potentiels, puis surveiller leurs effets indésirables, et envisager de baisser leurs posologies (après dosage de la ciclosporine, du tacrolimus, contrôle de la coagulation pour la warfarine). L'association avec le midazolam, contre-indiquée dans le RCP, est possible avec précautions.

C07 La concentration plasmatique de ces substrats du CYP3A peut augmenter, avec un risque accru de surdosage.

C08 Elévation de 300 à 400 % de l'aire sous la courbe du saquinavir et de 400 à 600 % de sa Cmax, sans modification de celles de l'atazanavir => Association déconseillée sans ritonavir : posologie initiale possible : [atazanavir 300 mg + saquinavir 1 200 mg + ritonavir 100 mg] x 1/jour ; puis doser le saquinavir et l'atazanavir pour adapter les posologies.

C09 Risque accru de rhabdomyolyse en cas d'élévation des concentrations de statines => Avec tous les antirétroviraux, éviter les statines métabolisées par le CYP3A (atorvastatine, cérivastatine, lovastatine, simvastatine) et choisir plutôt la pravastatine (non métabolisée par le CYP3A) ou la fluvastatine (métabolisée par le CYP2C9). Rappel : ne pas associer fibrates et statines.

C10 Avec les inhibiteurs du CYP3A (macrolides, azolés, cimétidine, jus de pamplemousse double concentré), il y a un risque d'élévation des concentrations du saquinavir (50% avec le kétoconazole, pas de données avec les autres produits). Sur le saquinavir seul, cet effet est favorable ; avec du ritonavir : absence de données.

C11 Alors que l'aire sous la courbe de la délavirdine ne change pas, celle du saquinavir est multipliée par 5 => Surveiller la tolérance (transaminases ++) ; avec le Fortovase®, commencer par 800 mg x 3 /jour ; doser le saquinavir pour adapter sa posologie.

C12 Potentielle élévation de la concentration d'éthinylestradiol => Surveiller sa tolérance ; d'une façon générale, il est recommandé d'utiliser une contraception mécanique efficace (préservatif).

C13 Elévation des concentrations du saquinavir comme avec le ritonavir, sans modifications de celles du lopinavir => Posologie intiale possible : saquinavir : 800 mg x 2/j + Kaletra® : 3 gélules x 2/j ; et doser le saquinavir et le lopinavir pour adapter les posologies.

C14 L'aire sous la courbe du saquinavir est multipliée par 3 à 5, celle du nelfinavir augmente de 18 % => Posologies initiales possibles :
- nelfinavir (1,25 g x 2/j) + saquinavir HG (Invirase®) (1 g x 2/j)
- nelfinavir (1,25 gx 2/j) + saquinavir SG (Fortovase®) (1,6 g x 2/j)
Et doser le saquinavir et le nelfinavir pour adapter les posologies.

C15 L'aire sous la courbe du ritonavir ne change pas, celle du saquinavir HG (Invirase®) est multipliée par 20, celle du saquinavir SG (Fortovase®) augmente de 30 % => Avec toute forme de saquinavir, posologie initiale possible :
ritonavir (100 à 200 mg x 2/j) + saquinavir (600 à 1 000 mg x 2/j)
En une seule prise par jour, ont été utilisées :
ritonavir (100 mg x 1) + saquinavir (1 600 mg x 1).
Et doser le saquinavir pour adapter les posologies.

C16 Les antirétroviraux inhibiteurs du CYP3A élèvent les concentrations de ces substrats => Posologies initiales : sildénafil : 25 mg, vardénafil : 5 mg ; tadalafil déconseillé (1/2 vie de 17 heures).

C17 L'aire sous la courbe du saquinavir baisse de 19 % et sa Cmin de 48 % ; l'aire sous la courbe de l'amprénavir baisse de 32 % et sa Cmin de 14 %. Ne pas associer sans ritonavir et contrôler les concentrations de saquinavir et d'amprénavir.

Absence de recommandation (D)

D01 L'aire sous la courbe du saquinavir augmente de 177 %, celle de la clarithromycine de 45 %, mais celle de son métabolite hydroxylé actif baisse de 24 % => Doses inchangées.

V - 02 Ritonavir

Nom commercial	Norvir® (Abbott)
Classe	Inhibiteur de protéase (IP) du VIH-1 et du VIH-2.
En France	AMM (première en 1996)
Présentation	- Capsule molle à 100 mg (AMM 1999) - Solution buvable à 600 mg/7,5 ml (= 400 mg /cuillère à café), Les 2 formes peuvent être conservées 30 jours à une température ambiante inférieure à 25 °C. Eviter l'exposition au gel et à 1 chaleur excessive.
Indications actuelles	RCP de Janvier 1999 : en association avec un ou plusieurs analogues nucléosidiques : adulte, adolescent et enfant infectés par le VIH-1, ayant un déficit immunitaire évolutif ou à un stade avancé.
Posologies (adulte)	1) <u>En association avec d'autres IP</u> : En inhibant le CYP3A4 et la P-gp, le ritonavir (en général 100-200 mg x 2 /j) peut accroître leur absorption et/ou retarder leur élimination. Il faut alors mesurer la concentration plasmatique de l'IP associé. Voir chaque interaction. 2) <u>Comme seul IP</u> (n'est plus recommandé) : 600 mg x 2/jour, en dehors ou de préférence pendant les repas. NB : inducteur de son propre métabolisme, sa concentration plasmatique se stabilise en 15 j => Augmenter la dose progressivement sur 5 jours (voire sur 15 jours) : J1 : 300 mg x 2/j ; J2 et J3 : 400 mg x 2/j ; J4 : 500 mg x 2/j ; J5 et suivants : 600 mg x 2/j.
Interactions alimentaires et conséquences	L'exposition au ritonavir est plus élevée avec des aliments (+ 15 %) qu'à jeûn => Le prendre de préférence au cours d'un repas.
Concentrations (NB : 1 mg /l = 1 000 ng/ml)	- Max (3 h après 600 mg) = 11 200 ± 3 600 ng/ml ; - Min (12 h après 600 mg) = 3 700 ± 2 600 ng/ml - CI90 = 70 ng/ml (2 100 ng/ml avec protéines). - Cmin cible sur le virus sauvage : 2100 ng/ml (recommandation US du DHHS, du 23/03/2004, pour le ritonavir utilisé seul, comme antirétroviral).
LCR	Passage minime.
Métabolisme	1/2 vie plasmatique = 3-5 heures. Métabolisé par le cytochrome P450 (3A4 et 2D6). Puissant inhibiteur du CYP 3A4. Elimination biliaire.

Contre-indications	- Hypersensibilité au produit. - Insuffisance hépatique sévère. - Certains médicaments éliminés par le cytochrome P450 hépatique (**voir interactions ++**). - Médicaments à effet antabuse (disulfiram, métronidazole, etc.)
Surveiller	- Si diarrhée (risque de mauvaise absorption). - Saignements chez l'hémophile. - Glycémie, lipides plasmatiques, lipodystrophie. - Fonction rénale chez l'insuffisant rénal.
Principaux effets indésirables	- Digestifs : nausées, vomissements, diarrhées, douleurs abdominales, dyspepsie, anorexie ; - Altération du goût, paresthésie péribuccale ; - Neuropathie périphérique sensitive ; - Vasodilatation, érythème ; pharyngite ; - Lipodystrophie ; intolérance au glucose ; diabète. - Hématomes chez les hémophiles. - Elévation des transaminases, des CPK, gGT, phosphatases alcalines, bilirubine ; - Elévation des triglycérides (fréquente), cholestérol, amylase, acide urique.

Selon le terrain (avant traitement)

- Insuffisance hépatique, toute atteinte hépatique => prudence, dosage du ritonavir pour adapter sa posologie.
- Hémophilie, diabète préexistant => prudence.

- Association à des médicaments éliminés par le cytochrome P450 => prudence ; des adaptations de posologies peuvent être nécessaires (**voir interactions ++**).

En cas d'effets indésirables (sous traitement)

- Créatininémie > 130 µMole/l => arrêter
- Syndrôme pancréatico-rénal => arrêter

Mutations sur la protéase et résistance au ritonavir
à doses antirétrovirales
(algorithme de l'ANRS de septembre 2003, non repris en 2004)

- Résistance certaine en présence des mutations suivantes :
  - M46I/L • V82A/F/S/T • I84V
  - L90M + ≥ 2 mutations parmi :
    K20M/R, L24I, V32I, M36I, I54L/M/T/V, A71T/V, G73A/S, V77I.
- Résistance possible en présence de la mutation L90M isolée.

- V82A/F/S/T provoquent une résistance croisée avec : indinavir.
- I84V provoque une résistance croisée avec : saquinavir, indinavir, nelfinavir.
- L90M provoque une résistance croisée avec : saquinavir, indinavir, nelfinavir.

- Voir aussi le tableau des mutations et l'interprétation de l'algorithme de l'ANRS au chapitre « Resistance ».

ritonavir :

Interactions avec risque de diminution d'activité

abacavir	Absence de recommandations.	D01
acide valproïque	Surveiller son efficacité	C01
atovaquone**	Surveiller son activité	C02
buprénorphine	Surveiller son efficacité	C03
caféine	Surveiller son efficacité	C01
carbamazépine*	Association non recommandée	B01
chardon	Association déconseillée	B01
codéine	Surveiller son efficacité	C03
colestiramine	Surveiller l'activité antirétrovirale ++	C04
cyproheptadine	Surveiller son efficacité	C01
dexaméthasone*	Surveiller l'activité antirétrovirale ++	C05
didanosine*	Espacer les prises	C06
diphénoxylate	Surveiller son efficacité	C01
éthinylestradiol*	Utiliser une contraception mécanique	C07
fluvastatine	Surveiller son activité	C08
fosphénytoïne	Association non recommandée	B01
kétoprofène	Surveiller son efficacité	C01
labétalol	Surveiller son efficacité	C01
lansoprazole	Surveiller l'activité antirétrovirale ++	C05
lopéramide	Surveiller son efficacité	C01
lorazépam	Surveiller son efficacité	C01
méfloquine	Surveiller l'efficacité antirétrovirale	C09
méthadone*	Adapter sa posologie	C10
métoclopramide	Surveiller son efficacité	C01
millepertuis	Association déconseillée	B01
morphine	Surveiller son efficacité	C03
naloxone	Surveiller son efficacité	C01
naltrexone	Surveiller son efficacité	C01
naproxène	Surveiller son efficacité	C01
névirapine**	Ne rien modifier	D02
oméprazole	Surveiller l'activité antirétrovirale ++	C05
oxazépam	Surveiller son efficacité	C01
paracétamol	Surveiller son efficacité	C01
phénobarbital*	Association non recommandée	B01
phénytoïne*	Association non recommandée	B01
prednisone	Surveiller l'activité antirétrovirale ++	C05
primidone*	Association non recommandée	B01
propofol	Surveiller son efficacité	C01
rifampicine*	Association contre-indiquée	A01
tacrine	Surveiller son efficacité	C01
temazépam	Surveiller son efficacité	C01
théophylline*	Adapter sa posologie	C11
voriconazole**	Surveiller l'activité du voriconazole	C12
zidovudine**	Ne rien modifier	D03

* = interaction mentionnée dans le RCP du ritonavir
** = interaction mentionnée dans le RCP de l'autre produit.

interactions médicamenteuses

Interactions avec risque accru d'effets indésirables

alfentanil	Surveiller sa tolérance ++	C13
alprazolam	Surveiller sa tolérance ++	C13
amiodarone*	Association contre-indiquée	A02
amitryptiline*	Surveiller sa tolérance ++	C13
amphétamines	Informer sur la toxicité +++	C14
(fos-)amprénavir	Adapter la posologie	C15
atazanavir*	Association recommandée	C16
atorvastatine	Choisir une statine sans interaction	C08
bépridil*	Association contre-indiquée	A02
betaxolol	Surveiller sa tolérance ++	C13
bromocriptine	Surveiller sa tolérance ++	C13
bromphéniramine	Surveiller sa tolérance ++	C13
bupropion	Associer avec précautions	C17
carbamazépine*	Association non recommandée	B01
cérivastatine	Choisir une statine sans interaction	C08
chlorpromazine	Surveiller sa tolérance ++	C13
ciclosporine	La doser pour adapter sa posologie	C13
cimétidine	Surveiller leur tolérance ++	C18
cisapride*	Association contre-indiquée	A02
clarithromycine*	Adapter sa posologie	C19
clindamycine	Surveiller sa tolérance ++	C13
clomipramine	Surveiller sa tolérance ++	C13
clonazepam	Surveiller sa tolérance ++	C13
clorazépate*	Association contre-indiquée	A02
clozapine*	Association contre-indiquée	A02
cocaïne	Informer sur la toxicité +++	C14
cotrimoxazole*	Ne rien modifier	D04
cyclophosphamide	Surveiller sa tolérance ++	C13
dapsone	Surveiller sa tolérance ++	C13
daunorubicine	Surveiller sa tolérance ++	C13
délavirdine	Adapter la posologie du ritonavir	C20
désipramine*	Surveiller sa tolérance ++	C13
dexaméthasone*	Surveiller sa tolérance	C05
dextrométorphane	Surveiller sa tolérance ++	C13
dextropropoxyphène*	Association contre-indiquée	A02
diazépam*	Surveiller sa tolérance ++	C13
diclofénac	Surveiller sa tolérance ++	C13
dihydroergotamine*	Association contre-indiquée	A02
diltiazem*	Surveiller sa tolérance ++	C13
diphenhydramine	Surveiller sa tolérance ++	C13
disopyramide*	Surveiller sa tolérance ++	C13
doxépine	Surveiller sa tolérance ++	C13
doxorubicine	Surveiller sa tolérance ++	C13
dronabinol	Surveiller sa tolérance ++	C13
ecstasy (MDMA)	Informer sur la toxicité +++	C14
efavirenz**	Surveiller leur tolérance ++	C21
ergotamine*	Association contre-indiquée	A02
érythromycine	Surveiller leur tolérance ++	C18
estazolam*	Association contre-indiquée	A02
ethosuximide	Surveiller sa tolérance ++	C13
etoposide	Surveiller sa tolérance ++	C13

Interactions avec risque accru d'effets indésirables (suite)

fentanyl*	Surveiller sa tolérance ++	C13
finastéride	Surveiller sa tolérance ++	C13
flécainide*	Association contre-indiquée	A02
fluconazole	Surveiller leur tolérance ++	C18
fluoxétine*	Surveiller leur tolérance ++	C18
fluphénazine	Surveiller sa tolérance ++	C13
flurbiprofène	Surveiller sa tolérance ++	C13
flutamide	Surveiller sa tolérance ++	C13
fluticasone	Surveiller sa tolérance ++	C13
fosphénytoïne	Association non recommandée	B01
glibenclamide	Surveiller sa tolérance ++	C13
glipizide	Surveiller sa tolérance ++	C13
halopéridol*	Surveiller sa tolérance ++	C13
héroïne	Informer sur la toxicité +++	C14
hydroquinidine*	Association contre-indiquée	A02
hydroxyzine	Surveiller sa tolérance ++	C13
ibuprofène	Surveiller sa tolérance ++	C13
ifosfamide	Surveiller sa tolérance ++	C13
imipramine	Surveiller sa tolérance ++	C13
indinavir	Associer en adaptant les posologies	C22
indométacine	Surveiller sa tolérance ++	C13
inhibiteurs calciques dp(§)*	Surveiller leur tolérance ++	C13
interféron alpha	Absence de recommandation	D05
isotrétinoine	Surveiller sa tolérance ++	C13
itraconazole*	Surveiller leur tolérance ++	C18
josamycine	Surveiller leur tolérance ++	C18
kétoconazole*	Surveiller leur tolérance ++	C18
lansoprazole	Surveiller sa tolérance	C05
lévonorgestrel	Surveiller sa tolérance ++	C13
lidocaïne*	Surveiller sa tolérance ++	C13
lopinavir	Sur-association possible	C23
loratadine*	Surveiller sa tolérance ++	C13
losartan	Surveiller sa tolérance ++	C13
lovastatine	Choisir une statine sans interaction	C08
maprotiline	Surveiller sa tolérance ++	C13
médroxy-progestérone	Surveiller sa tolérance ++	C13
mégestrol	Surveiller sa tolérance ++	C13
mépéridine*	Association contre-indiquée	A02
méthylergométrine*	Association contre-indiquée	A02
méthysergide	Surveiller sa tolérance ++	C13
métoprolol	Surveiller sa tolérance ++	C13
miconazole IV	Surveiller leur tolérance ++	C18
midazolam*	Surveiller sa tolérance ++	C13

(§) inhibiteurs calciques dihydropyridines : amlodipine, félodipine, isradipine, lacidipine, lercanidipine, nicardipine, nifédipine, nimodipine, nitrendipine.

* = interaction mentionnée dans le RCP du ritonavir.
** = interaction mentionnée dans le RCP de l'autre produit.

midécamycine	Surveiller leur tolérance ++	C18
moclobémide	Surveiller sa tolérance ++	C13
nelfinavir	Adapter les posologies	C24
oméprazole	Surveiller sa tolérance	C05
paclitaxel	Surveiller sa tolérance ++	C13
pamplemousse	Surveiller leur tolérance ++	C18
paroxétine*	Surveiller sa tolérance ++	C13
perphénazine	Surveiller sa tolérance ++	C13
pethidine*	Association contre-indiquée	A02
phénytoïne*	Association non recommandée	B01
pimozide*	Association contre-indiquée	A02
pindolol	Surveiller sa tolérance ++	C13
piroxicam*	Association contre-indiquée	A02
prazépam	Surveiller sa tolérance ++	C13
prazosine	Surveiller sa tolérance ++	C13
prednisolone*	Surveiller sa tolérance ++	C13
prednisone	Surveiller sa tolérance	C05
probénécide	Surveiller sa tolérance ++	C13
progestérone	Surveiller sa tolérance ++	C13
proguanil	Surveiller sa tolérance ++	C13
prométhazine	Surveiller sa tolérance ++	C13
propafénone*	Association contre-indiquée	A02
propranolol	Surveiller sa tolérance ++	C13
quinidine*	Association contre-indiquée	A02
quinine	Surveiller sa tolérance ++	C13
rifabutine*	Association contre-indiquée	A03
rispéridone*	Surveiller sa tolérance ++	C13
roxithromycine	Surveiller leur tolérance ++	C18
saquinavir	Associer en adaptant les posologies	C25
sertraline*	Surveiller sa tolérance ++	C13
sildénafil*	Diminuer sa posologie	B02
simvastatine	Choisir une statine sans interaction	C08
sirolimus	Le doser pour adapter sa posologie	C13
tacrolimus	Le doser pour adapter sa posologie	C13
tadalafil	Ne pas associer	B02
tamoxifène	Surveiller sa tolérance ++	C13
télithromycine	Surveiller leur tolérance ++	C18
testostérone	Surveiller sa tolérance ++	C13
thioridazine*	Surveiller sa tolérance ++	C13
timolol	Surveiller sa tolérance ++	C13
tipranavir**	Voir le chapitre tipranavir	
triamtérène	Surveiller sa tolérance ++	C13
triazolam*	Association contre-indiquée	A02
triméthoprime*	Ne rien modifier	D04
trimipramine	Surveiller sa tolérance ++	C13
vardénafil	Diminuer sa posologie	B02
venlafaxine	Surveiller sa tolérance ++	C13
vérapamil*	Surveiller sa tolérance ++	C13
vinblastine	Surveiller sa tolérance ++	C13
vincristine	Surveiller sa tolérance ++	C13
voriconazole**	Surveiller la tolérance	C12
warfarine*	Surveiller sa tolérance ++	C13
zolpidem*	Association contre-indiquée	A02
zopiclone	Surveiller sa tolérance ++	C13

Associations contre-indiquées (A)

A01 Les concentrations de ritonavir baissent de 35 %.

A02 Les concentrations de ces substrats du CYP3A peuvent augmenmenter, avec risque d'effets indésirables accrus (cisapride : troubles du rythme ; triazolam : sédation prolongée et dépression respiratoire ; dérivés de l'ergot de seigle : ergotisme). A noter que dans une étude, l'aire sous la courbe de la péthidine associée au ritonavir a au contraire diminué de 67 %.

A03 L'aire sous la courbe de la rifabutine augmente de 350 %. En l'absence d'alternative : rifabutine : 150 mg x 2 ou 3 fois par semaine.

Associations déconseillées (B)

B01 Risque de baisse des concentrations de ritonavir par ces produits inducteurs du CYP3A. De plus, le ritonavir étant un puissant inhibiteur du CYP3A, il y a risque d'élévation significative des concentrations de carbamazépine et de phénytoïne => Evaluer les risques et avantages potentiels, puis surveiller leurs effets indésirables et concentrations et envisager de diminuer leurs posologies.

B02 Les antirétroviraux inhibiteurs du CYP3A élèvent les concentrations de ces substrats => Associations déconseillées ; en cas de prescription : ne pas dépasser 25 mg de sildénafil en 48 heures ; absence de recommandation pour le vardénafil ; ne pas utiliser le tadalafil (1/2 vie de 17 heures).

Associations avec précautions d'emploi (C)

C01 Le ritonavir étant aussi inducteur de certaines isoformes du cytochrome P450 et de la glucuronoconjugaison, il y a une potentielle baisse modérée de la concentration plasmatique de ces produits :
- Surveiller leurs effets, augmenter leurs posologies si nécessaire.
- Peuvent donc être associés sans risque au ritonavir :
  - à la différence d'autres benzodiazépines : le lorazépam (Equitam®, Lorazepam®, Temesta®), le temazépam (Normison®) et l'oxazépam (Seresta®) ;
  - à la différence d'autres anticonvulsivants et d'autres thymorégulateurs : l'acide valproïque (Depakine®, Valproate de sodium®, Dépakote®) ;
  - à la différence d'autres bêta-bloquants : le labétalol (Trandate®).

C02 Potentielle baisse modérée de la concentration plasmatique d'atovaquone => Une augmentation de posologie peut être nécessaire.

C03 Potentielle baisse modérée des concentrations de ces opiacés => Surveiller leurs effets et augmenter leurs posologies si nécessaire.

C04 Potentielle diminution de la concentration plasmatique du ritonavir par interférence avec son absorption.

C05 Ces produits étant un peu inducteurs du CYP3A, il y a risque de baisse des concentrations du ritonavir. A l'inverse, le ritonavir peut élever significativement leurs concentrations => Evaluer les risques et avantages potentiels, surveiller l'activité antirétrovirale et les effets indésirables et envisager de baisser leurs posologies.

C06 Diminution de 13 % de l'aire sous la courbe de la didanosine => Pas de modification de posologie. Sous toutes ses formes, la ddI doit être prise à jeûn et le ritonavir de préférence lors d'un repas.

C07 Baisse de 41 % de la concentration d'éthinylestradiol ; d'une façon générale, il est recommandé d'utiliser une contraception mécanique efficace (préservatif).

C08 Risque accru de rhabdomyolyse en cas d'élévation des concentrations de statines => Avec tous les antirétroviraux, éviter les statines métabolisées par le CYP3A (atorvastatine, cérivastatine, lovastatine, simvastatine) et choisir plutôt la pravastatine (non métabolisée par le CYP3A) ou la fluvastatine (celle-ci étant métabolisée par le CYP2C9, ses concentrations peuvent être diminuées par le ritonavir). Rappel : ne pas associer fibrates et statines.

C09 Avec : méfloquine (250 mg /sem.) + ritonavir (200 mg x 2 /j) :
- l'aire sous la courbe de la méfloquine est inchangée ;
- celle du ritonavir baisse de 35 % et sa Cmin de 54 %.

Mécanisme inconnu (effet non retrouvé sur l'indinavir, le nelfinavir).

C10 Les concentrations de méthadone (substrat des CYP3A, 2B6 et peut-être 2C) baissent de 36 % => Adapter sa posologie selon sa concentration et la clinique.

C11 Baisse de 45 % de l'aire sous la courbe de la théophylline ; => Doser ses concentrations, pour adapter sa posologie.

C12 Le voriconazole est métabolisé par les CYP2C19, 2C9 et 3A4, dont il est aussi inhibiteur. Risque d'élévation des concentrations de ritonavir => Surveiller sa tolérance. Le ritonavir peut modifier les concentrations de voriconazole => Surveiller son efficacité et sa tolérance.

C13 Avec le ritonavir, risque d'élévation des concentrations de ces substrats du CYP3A, donc risque accru d'effets indésirables (sédation prolongée, dépression respiratoire avec l'alprazolam, les opiacés, hypercoagulation avec la warfarine, etc.) => Avant de les associer : évaluer les risques et avantages potentiels, puis surveiller leurs effets indésirables et envisager de baisser leurs posologies (après dosage de la ciclosporine, du tacrolimus, contrôle de la coagulation pour la warfarine). L'association avec le midazolam, contre-indiquée dans le RCP, est possible avec précautions, si besoin.

C14 La concentration plasmatique de ces substrats du CYP3A peut augmenter, avec un risque accru de surdosage (cas mortels décrits avec l'ectasy). Les concentrations d'héroïne peuvent au contraire baisser, incitant l'utilisateur à augmenter les doses.

C15 Elévation de 131 % de l'aire sous la courbe de l'amprénavir et de 484 % de sa Cmin par le ritonavir (200 mg x 2 /j), rendant nécessaire une réduction des posologies des deux produits :
ritonavir (100 mg x 2/j) + amprénavir (600 mg x 2 /j)
Et doser l'amprénavir avant une éventuelle adaptation.

C16 Par rapport à la prise d'atazanavir seul (400 mg x 1/j) l'ajout de 100 mg ritonavir à 300 mg d'atazanavir fait augmenter de 2 fois l'aire sous la courbe et de 3 à 7 fois la Cmin de l'atazanavir => Posologie recommandée : [atazanavir 300 mg + ritonavir 100 mg] x 1/j. Et doser l'atazanavir pour une éventuelle adaptation.

C17 Le bupropion est un peu inhibiteur du CYP2D6 et métabolisé par le CYP2B6 => risque d'interaction avec le ritonavir.

C18 Avec les inhibiteurs du CYP3A (macrolides, azolés, cimétidine, jus de pamplemousse double concentré…), il y a un double risque d'élévation des concentrations du ritonavir et d'élévation des concentrations de ces produits. Surveiller leur tolérance et envisager de diminuer la posologie du produit associé. L'aire sous la courbe du kétoconazole est multipliée par 3,4 => envisager de diviser sa dose par 2 à 3 (sans dépasser 200 mg /j).

Associations avec précautions d'emploi (suite)

C19 L'aire sous la courbe du ritonavir augmente de 12 %, celle de la clarithromycine de 77 % (absence de données sur son métabolite hydroxylé actif) => Ne pas dépasser 1 g /j de clarithromycine, et diminuer sa posologie en cas d'insuffisance hépatique et selon la clairance de la créatinine : 30-60 ml /min => de 50 % ; < 30 ml /min => de 75 %.

C20 Alors que l'aire sous la courbe de la délavirdine ne change pas, celle du ritonavir s'élève de 70 % => Surveiller la tolérance (transaminases ++) ; doser le ritonavir pour adapter sa posologie.

C21 L'aire sous la courbe du ritonavir s'élève de 18 %, celle de l'efavirenz de 21 % => Pas de modification des posologies, mais surveiller la tolérance et les enzymes hépatiques.

C22 L'aire sous la courbe du ritonavir ne change pas, celle de l'indinavir est multipliée par 5 et permet 2 prises/jour sans contraintes alimentaires => Les posologies étudiées sont :
- [ritonavir 200 mg + indinavir 600 mg] x 2/j ;
- [ritonavir 100 mg + indinavir 800 mg] x 2/j ;
- [ritonavir 100 mg + indinavir 600 mg] x 2/j ;
- [ritonavir 100 mg + indinavir 400 mg] x 2/j.

Maintenir les recommandations d'hydratation et surveiller la fonction rénale. Et doser l'indinavir avant une éventuelle adaptation.

C23
- L'effet potentialisateur pharmacocinétique du ritonavir sur le lopinavir est utilisé dans la posologie fixe du Kaletra® (capsules molles de 33,3 mg de ritonavir + 133,3 mg de lopinavir).
- L'ajout supplémentaire de ritonavir (100 mg x 2) provoque une élévation de l'aire sous la courbe du lopinavir de 33 % et de sa Cmin de 64 % => A utiliser en cas de prise d'un inducteur et toujours en contrôlant la concentration plasmatique de lopinavir.
- En cas d'association du Kaletra® avec de l'efavirenz ou de la névirapine (inducteurs), il est recommandé de passer si besoin à 4 gélules x 2 /jour de Kaletra® pluitôt que d'ajouter seulement du ritonavir.

C24 L'aire sous la courbe du ritonavir ne change pas ; celle du nelfinavir séléve de 30 %, sa Cmin de 45 % (avec 100 mg x 2/j de ritonavir) ou de 90 % (avec 200 mg x 2/j de ritonavir) ; pour le métabolite actif du nelfinavir (M8) : son aire sous la courbe augmente de 90 % et sa Cmax de 75 % (avec 100 ou 200 mg x 2/j de ritonavir) => Les posologies pourraient être : [nelfinavir 1250 mg + ritonavir 100 à 200 mg] x 2/jour.
Des posologies en 1 prise par jour sont à l'étude.
Doser le nelfinavir avant une éventuelle adaptation de posologie.

C25 L'aire sous la courbe du ritonavir ne change pas, celle du saquinavir HG (Invirase®) est multipliée par 20, celle du saquinavir SG (Fortovase®) augmente de 30 % => Avec toute forme de saquinavir, posologie initiale possible :
ritonavir (100 à 200 mg x 2/j) + saquinavir (600 à 1 000 mg x 2/j)
En une seule prise par jour, ont été utilisées :
ritonavir (100 mg x 1) + saquinavir (1 600 mg x 1).
Et doser le saquinavir pour adapter les posologies.

Absence de recommandation (D)

D01 Le ritonavir étant inducteur de la glucuronoconjugaison, il peut faire baisser les concentrations plasmatiques d'abacavir ; signification clinique inconnue.

D02 Pharmacocinétique de la névirapine inchangée ; baisse de 11 % de l'aire sous la courbe du ritonavir, considérée comme non significative.

D03 Le ritonavir est inducteur de la glucuronoconjugaison ; à doses thérapeutiques, il fait baisser de 25 % l'aire sous la courbe de la zidovudine => pas de modification des posologies.

D04 Élévation de 20 % de l'aire sous la courbe du triméthoprime et diminution de 20 % de celle du sulfaméthoxazole => Pas de modification des posologies.

D05 Potentielle élévation de la concentration plasmatique du ritonavir.

V - 03	Indinavir
Nom commercial	Crixivan® (Merck Sharp & Dohme-Chibret)
Classe	Inhibiteur de protéase du VIH-1 et du VIH-2.
En France	AMM (première en Octobre 1996)
Présentation	Gélules à 200 mg et 400 mg.
Indications actuelles	RCP d'Avril 1999 : associé à des analogues nucléosidiques : adultes infectés par le VIH-1.
Posologies (adulte)	1) En association au ritonavir : l'aire sous la courbe de l'indinavir est multipliée par 5, ce qui permet 2 prises/jour, sans contraintes alimentaires : • (ritonavir 400 + indinavir 400 mg) x 2 /j ou • (ritonavir 100 à 200 + indinavir 600 à 800 mg) x 2 /j. Attention : maintenir les recommandations d'hydratation et surveiller la fonction rénale. Et doser la concentration plasmatique résiduelle d'indinavir. 2) Comme seul IP : (rapport bénéfice / inconvénients moins bon qu'en association au ritonavir) : - 800 mg x 3/j (= toutes les 8 heures) - sans aliments mais avec de l'eau (voir plus bas) - à ne pas diminuer ni répartir en deux prises par jour (risque de résistances ++) - Passer à 600 mg x 3/j si associé à l'itraconazole ou si insuffisance hépatique légère à modérée.
Interactions alimentaires et conséquences	Absorption rapide à jeun, diminuée de 80 % par la prise d'aliments lipidiques et protéiques => sauf association au ritonavir (ou au nelfinavir) : prendre à jeûn (1 h avant et 2 h après un repas) ou avec une collation glucidique sans graisse. **De plus** (contrainte persistant avec toute association) : boire ≥ 1,5 à 2 litres/j d'eau non alcaline (voir eaux conditionnées en fin d'ouvrage), soit : - 150 ml (= un grand verre) à chaque prise, - puis chaque heure pendant 3 heures.
Concentrations (NB : 1 mg /l = 1 000 ng/ml)	- Max (1 h après 800 mg) = 7 930 ng/ml (± ?) - Min (8 h après 800 mg) = 150 (50 à 300) ng/ml - CI95 = 35-70 ng/ml (= 50-100 nM) - Cmin cible sur le virus sauvage : 150 - 800 ng/ml (rapport Delfraissy de juillet 2004).
LCR	Passage faible.
Métabolisme	1/2 vie plasmatique = 1,5-2 heures. Métabolisé par le cytochrome P450 3A4 (dont il est aussi inhibiteur). Elimination biliaire.

Contre-indications	- Hypersensibilité au produit. - Certains médicaments associés (cf. **interactions**) - Boissons alcalines.
Surveiller	- Fonction hépatique et rénale. - Glycémie et lipides plasmatiques. - Saignements chez l'hémophile.
Principaux effets indésirables	- Lithiase urinaire (douleurs lombaires ± hématurie) - Insuffisance rénale. Anémie hémolytique aigüe - Sécheresse et réactions cutanées - Altération du goût, troubles digestifs - Hématomes chez les hémophiles - Intolérance au glucose, diabète, lipodystrophie - Elévation des triglycérides, cholestérol, bilirubine.

Selon le terrain (avant traitement)

- Insuffisance hépatique => adapter la posologie en fonction des dosages plasmatiques (voir aussi le paragraphe posologie).
- Antécédent de lithiase urinaire => boire plus d' 1,5 l/j.
- Insuffisance rénale, hypovolémie => prudence
- Hémophilie ; diabète préexistant => prudence

En cas d'effets indésirables (sous traitement)

- Lithiase urinaire (avec ou sans hématurie) =>
  - augmenter les boissons (non alcalines),
  - acidification temporaire : chlorure d'ammonium (Chlorammonic®), acide ascorbique, sodas à base de Cola),
  - envisager d'interrompre 1 à 3 jours.
- Si récidive malgré une bonne diurèse => changer de traitement.
- Insuffisance rénale : si créatininémie > 150 µMole/l => interrompre.
- Anémie hémolytique => arrêter définitivement
- Manifestations allergiques importantes => arrêter

Mutations sur la protéase et résistance à l'indinavir
(algorithme de l'ANRS de septembre 2004)

- Résistance certaine en présence des mutations suivantes :
  - M46I/L • V82A/F/S/T • I84A/V
  - L90M + ≥ 2 mutations parmi : K20M/R, L24I, V32I, M36I, I54L/M/T/V, A71T/V, G73A/S, V77I.
- Résistance possible en présence de la mutation L90M isolée.

- V82A/F/S/T provoquent une résistance croisée avec : ritonavir.
- I84V provoque une résistance croisée avec : saquinavir, ritonavir, nelfinavir.
- L90M provoque une résistance croisée avec : saquinavir, nelfinavir.

- Voir aussi le tableau des mutations et l'interprétation de l'algorithme de l'ANRS au chapitre « Résistance ».

indinavir :

Interactions avec risque de diminution d'activité

aluminium (sels)	Espacer les prises	C01
amprénavir	Adapter les posologies	C02
carbamazépine*	Association déconseillée	B01
chardon	Association déconseillée	B01
cimétidine	Espacer les prises, surveiller la tolérance	C01
dexaméthasone	Surveiller l'activité antirétrovirale ++	C03
efavirenz*	Ajouter du ritonavir	C05
famotidine	Espacer les prises	C01
fosphénytoïne	Association déconseillée	B01
lanzoprazole	Espacer les prises, surveiller l'activité	C01
magnésium (sels)	Espacer les prises	C01
millepertuis	Association déconseillée	B01
névirapine	Adapter la posologie d'indinavir	C06
nizatidine	Espacer les prises	C01
oméprazole	Espacer les prises	C01
pantoprazole	Espacer les prises	C01
phénobarbital*	Association déconseillée	B01
phénytoïne*	Association déconseillée	B01
prednisone	Surveiller l'activité antirétrovirale ++	C03
primidone*	Association déconseillée	B01
rabéprazole	Espacer les prises	C01
ranitidine	Espacer les prises	C01
rifabutine*	Adapter les posologies	B02
rifampicine	Association contre-indiquée	A01
saquinavir*	Association non recommandée	B03
tipranavir**	Voir le chapitre tipranavir	
venlafaxine	Adapter la posologie d'indinavir	C07
voriconazole**	Surveiller l'activité du voriconazole	C08

Interactions avec risque accru d'effets indésirables

aciclovir	Surveiller la fonction rénale	C09
alprazolam*	Surveiller sa tolérance ++	C10
amiodarone	Surveiller sa tolérance ++	C10
amphétamines	Informer sur la toxicité +++	C11
(fos-)amprénavir	Adapter les posologies	C02
atazanavir**	Association non recommandée	B04
atorvastatine	Choisir une statine sans interaction	C12
bépridil	Surveiller sa tolérance ++	C10
buprénorphine	Surveiller sa tolérance ++	C10
cérivastatine	Choisir une statine sans interaction	C12
ciclosporine	La doser pour adapter sa posologie	C10
cisapride*	Association contre-indiquée	A11
clarithromycine	Ne rien modifier	D01
clindamycine	Surveiller sa tolérance ++	C10
cocaïne	Informer sur la toxicité +++	C11
codéine	Surveiller sa tolérance ++	C10
dapsone	Surveiller sa tolérance ++	C10

* = interaction mentionnée dans le RCP de l'indinavir.
** = interaction mentionnée dans le RCP de l'autre produit.

délavirdine*	Adapter la posologie d'indinavir	C13
dextrométorphane	Surveiller sa tolérance ++	C10
dihydroergotamine*	Association contre-indiquée	A02
diltiazem	Surveiller sa tolérance ++	C10
ecstasy (MDMA)	Informer sur la toxicité +++	C11
ergotamine*	Association contre-indiquée	A02
érythromycine	Surveiller la tolérance de l'indinavir	C14
éthinylestradiol	Utiliser une contraception mécanique	C15
flécaïnide	Surveiller sa tolérance ++	C10
fluconazole	Surveiller la tolérance de l'indinavir	C14
héroïne	Informer sur la toxicité +++	C11
hydroquinidine	Surveiller sa tolérance ++	C10
imipramine	Surveiller sa tolérance ++	C10
inhibiteurs calciques dp(§)	Surveiller leur tolérance ++	C10
itraconazole*	Surveiller la tolérance de l'indinavir	C14
josamycine	Surveiller la tolérance de l'indinavir	C14
kétoconazole*	Adapter la posologie de l'indinavir	C16
lidocaïne	Surveiller sa tolérance ++	C10
lopinavir* + ritonavir	Adapter les posologies	C17
lovastatine	Choisir une statine sans interaction	C12
méthadone	Ne rien modifier	D02
méthylergométrine*	Association contre-indiquée	A02
miconazole IV	Surveiller la tolérance de l'indinavir	C14
midazolam*	Surveiller sa tolérance ++	C10
midécamycine	Surveiller la tolérance de l'indinavir	C14
morphine	Surveiller sa tolérance ++	C10
nelfinavir	Adapter les posologies	C18
paclitaxel	Surveiller sa tolérance ++	C10
pamplemousse	Surveiller la tolérance de l'indinavir	C14
progestérone	Surveiller sa tolérance ++	C10
propafénone	Surveiller sa tolérance ++	C10
quinidine	Surveiller sa tolérance ++	C10
rifabutine*	Adapter les posologies	B02
ritonavir	Adapter les posologies	C19
roxithromycine	Surveiller la tolérance de l'indinavir	C14
sildénafil*	Diminuer sa posologie	C20
simvastatine	Choisir une statine sans interaction	C12
sirolimus	Le doser pour adapter sa posologie	C10
tacrolimus	Le doser pour adapter sa posologie	C10
tadalafil	Ne pas associer	C20
tamoxifène	Surveiller sa tolérance ++	C10
télithromycine	Surveiller la tolérance de l'indinavir	C14
testostérone	Surveiller sa tolérance ++	C10
triazolam*	Association contre-indiquée	A02
vardénafil	Diminuer sa posologie	C20
venlafaxine	Adapter la posologie d'indinavir	C07
vérapamil	Surveiller sa tolérance ++	C10
voriconazole**	Surveiller la tolérance	C08
warfarine	Surveiller sa tolérance ++	C10

(§) inhibiteurs calciques dihydropyridines : amlodipine, félodipine, isradipine, lacidipine, lercanidipine, nicardipine, nifédipine, nimodipine, nitrendipine.

Associations contre-indiquées (A)

A01 Les concentrations d'indinavir baissent de 92 %.

A02 Les concentrations de ces substrats du CYP3A peuvent augmenter, avec risque d'effets indésirables accrus (cisapride : troubles du rythme ; triazolam : sédation prolongée et dépression respiratoire ; dérivés de l'ergot de seigle : ergotisme).

Associations déconseillées (B)

B01 Risque de baisse des concentrations d'indinavir par ces inducteurs du CYP3A.

B02 L'aire sous la courbe de l'indinavir baisse de 34 %, celle de la rifabutine augmente de 173 %. Et l'ajout de ritonavir nécessite aussi une baisse de posologie de la rifabutine (risque d'uvéite).

B03 L'aire sous la courbe du saquinavir est multipliée par 5 à 8, celle de l'indinavir ne change pas. Mais par ailleurs, des données *in vitro* suggèrent un antagonisme.

B04 Ces deux molécules inhibent l'UGT et provoquent ainsi une hyperbilirubinémie non conjuguée. Absence de données.

Associations avec précautions d'emploi (C)

C01 L'absorption de l'indinavir est diminuée par un pH gastrique alcalin => Eviter de l'associer à tous les anti-ulcéreux ou les prendre à 1 à 2 heures d'intervalle. De plus, le lansoprazole étant un (faible) inducteur du CYP3A, il peut abaisser la concentration d'indinavir => Associer avec précautions ou envisager une alternative. A l'inverse, la cimétidine étant un (faible) inhibiteur du CYP3A, elle peut provoquer une élévation de la concentration d'indinavir => Absence de recommandation.

C02 L'aire sous la courbe de l'indinavir baisse de 38 % (et sa Cmin de 27 %), celle de l'amprénavir s'élève de 33 % (et sa Cmax de 18%). La triple association avec du ritonavir n'est pas évaluée => Posologie initiale possible : indinavir (600 mg x 2/j) + fosamprénavir (700 mg x 2/j) + ritonavir (100 mg x 2/j). Et doser l'indinavir et l'amprénavir avant une éventuelle adaptation de leurs posologies.

C03 Ces produits étant un peu inducteurs du CYP3A, il y a risque de baisse des concentrations de l'indinavir.

C05 L'aire sous la courbe de l'indinavir baisse de 31 % (avec seulement 200 mg/j d'efavirenz), celle de l'efavirenz ne change pas =>
- soit augmenter la posologie d'indinavir à 1000 mg x 3 /jour ;
- soit associer du ritonavir : par rapport à l'association [ritonavir + indinavir], l'ajout d'efavirenz fait baisser l'aire sous la courbe de l'indinavir de 30 % et sa Cmin de 48 % => Posologie initiale possible : indinavir (800 mg x 2/j) + ritonavir (100 mg x 2/j) + efavirenz (600 mg x 1/j).
  Et doser l'indinavir avant une éventuelle adaptation.

C06 Baisse de 28% de l'aire sous la courbe de l'indinavir, sans modification de celle de la névirapine =>
- soit augmenter la posologie d'indinavir à 1000 mg x 3 /jour ;
- soit lui associer du ritonavir : posologie initiale possible : [indinavir 800 mg + ritonavir 100 mg + névirapine 200 mg] x 2 /j. Et doser l'indinavir avant une éventuelle adaptation.

C07 Une grande variabilité de variation de l'aire sous la courbe de l'indinavir a été décrite (depuis une élévation de 13 % jusqu'à une baisse de 66 %) => Surveiller sa concentration plasmatique.

C08 Le voriconazole est métabolisé par les CYP2C19, 2C9 et 3A4, dont il est aussi inhibiteur. Risque d'élévation des concentrations d'indinavir (peu probable en présence de ritonavir) => Le doser et surveiller sa tolérance. L'indinavir peut modifier les concentrations de voriconazole => Surveiller son efficacité et sa tolérance.

C09 Effets indésirables rénaux de l'indinavir plus fréquents.

C10 Avec l'indinavir, risque d élévation des concentrations de ces substrats du CYP3A, donc risque accru d'effets indésirables (sédation prolongée, dépression respiratoire avec l'alprazolam, les opiacés, hypercoagulation avec la warfarine, etc.) => Avant de les associer : évaluer les risques et avantages potentiels, puis surveiller leurs effets indésirables, et envisager de baisser leurs posologies (après dosage de la ciclosporine, du tacrolimus, contrôle de la coagulation pour la warfarine). L'association avec le midazolam, contre-indiquée dans le RCP, est possible avec précautions, si besoin.

C11 La concentration plasmatique de ces substrats du CYP3A peut augmenter, avec un risque accru de surdosage.

C12 Risque accru de rhabdomyolyse en cas d'élévation des concentrations de statines => Avec tous les antirétroviraux, éviter les statines métabolisées par le CYP3A (atorvastatine, cérivastatine, lovastatine, simvastatine) et choisir plutôt la pravastatine (non métabolisée par le CYP3A) ou la fluvastatine (métabolisée par le CYP2C9). Rappel : ne pas associer fibrates et statines.

C13 L'aire sous la courbe de la délavirdine ne change pas, celle de l'indinavir s'élève de 40 % => Doser l'indinavir, adapter sa posologie.

C14 Avec les inhibiteurs du CYP3A (macrolides, azolés, jus de pamplemousse double concentré), il y a un risque d'élévation des concentrations d'indinavir. Absence de données.

C15 Potentielle élévation de la concentration d'éthinylestradiol => Surveiller sa tolérance ; d'une façon générale, il est recommandé d'utiliser une contraception mécanique efficace (préservatif).

C16 Elévation de 62% de l'aire sous la courbe de l'indinavir et de 68% de celle du kétoconazole (inhibiteur du CYP3A) =>
- Sans ritonavir associé : passer à 600 mg x 3 /jour d'indinavir ;
- Avec du ritonavir associé : Ne pas modifier les posologies.

C17 La posologie proposée et en cours d'évaluation est : [indinavir 600 mg + Kaletra® 3 gélules] x 2/jour.
Doser l'indinavir et le lopinavir avant une éventuelle adaptation des posologies.

C18 L'aire sous la courbe du nelfinavir s'élève de 84 %, celle de l'indinavir s'élève de 51 %, permettant 2 prises par jour, sans contraintes alimentaires => Données limitées avec : [nelfinavir 1 250 mg + indinavir 1 200 mg] x 2/jour.
Doser l'indinavir et le nelfinavir avant une éventuelle adaptation des posologies.

Associations avec précautions d'emploi

C19 L'aire sous la courbe du ritonavir ne change pas, celle de l'indinavir est multipliée par 5 et permet 2 prises/jour sans contraintes alimentaires => Les posologies étudiées sont :
- [ritonavir 200 mg + indinavir 600 mg] x 2/j ;
- [ritonavir 100 mg + indinavir 800 mg] x 2/j ;
- [ritonavir 100 mg + indinavir 600 mg] x 2/j ;
- [ritonavir 100 mg + indinavir 400 mg] x 2/j.

Maintenir les recommandations d'hydratation et surveiller la fonction rénale. Et doser l'indinavir avant une éventuelle adaptation.

C20 Les antirétroviraux inhibiteurs du CYP3A élèvent les concentrations de ces substrats => Posologies initiales : sildénafil : 25 mg, vardénafil : 5 mg ; tadalafil déconseillé (1/2 vie de 17 heures).

Absence de recommandation (D)

D01 L'aire sous la courbe de l'indinavir augmente de 29 %, celle de la clarithromycine de 53 %, celle de son métabolite hydroxylé actif n'est pas précisée => Doses inchangées.

D02 Les concentrations de méthadone (substrat des CYP3A, 2B6 et peut-être 2C) sont stables en présence d'indinavir.

V - 04 Nelfinavir

Nom commercial	Viracept® (Agouron, commercialisé par Roche)
Classe	Inhibiteur de la protéase du VIH-1
En France	AMM (première en Février 1998)
Présentation	- Comprimés pelliculés à 250 mg - Poudre orale à 50 mg/1 g - Prévus ultérieurement : comprimés à 625 mg
Indications actuelles	RCP de 1998 : en association avec des analogues nucléosidiques : adultes, adolescents et enfants infectés par le VIH-1 et ayant un déficit immunitaire évolutif ou à un stade avancé.
Posologies (adulte)	Au cours des repas : • 750 mg (= 3 cp) x 3/jour ou • 1 250 mg (= 5 cp) x 2/jour.
Hors AMM	Associations (voir interactions) : • ritonavir + nelfinavir (n° 176) : en évaluation. • nelfinavir + indinavir (n° 178) : données limitées.
Interactions alimentaires et conséquences	Avec des aliments, l'aire sous la courbe est multipliée par 2 à 3, quelle que soit la teneur en lipides => Prendre au cours d'un repas.
Concentrations (NB : 1 mg/l = 1 000 ng/ml)	NB : Lors des dosages de nelfinavir, on dose aussi son métabolite actif « M8 ». - Max (3 h après 750 mg) = 3 000 à 4 000 ng/ml - Min = 1 000 à 3 000 ng/ml - CI95 = 40 ng/ml (450 ng/ml avec protéines). - Cmin cible sur le virus sauvage : 1 000 - 4 000 ng/ml (rapport Delfraissy de juillet 2004).
LCR	Passage faible.
Métabolisme	1/2 vie plasmatique = 3,5-5 heures. Métabolisé par le cytochrome P450 (3A4, 2C19, 2C9, 2D6). Est inhibiteur du CYP 3A4. Elimination biliaire.
Principaux effets indésirables	- Diarrhée (fréquente, contrôlable par des ralentisseurs du transit). - Rashs cutanés. - Élévation des transaminases, des CPK. - Diminution des polynucléaires neutrophiles. - Intolérance au glucose, diabète. - Elévation des triglycérides, cholestérol. - Lipodystrophie. - Hématomes chez l'hémophile.

Contre-indications	- Hypersensibilité au produit. - Association à certains médicaments inducteurs ou substrats du CYP3A4 : **voir interactions**.
Surveiller	- Saignements chez l'hémophile. - Lipodystrophie. - Transaminases, CPK, polynucl. neutrophiles. - Glycémie, lipides plasmatiques.

Selon le terrain (avant traitement)

- Insuffisance hépatique => suivi pharmacologique (dosage) recommandé.
- Insuffisance rénale => prudence.
- Hémophilie => prudence.
- Diabète préexistant => prudence
- Phénylcétonurie => attention (la poudre contient de l'aspartame).

En cas d'effets indésirables (sous traitement)

- Diarrhée => lopéramide à faible doses.
- Rashs cutanés : nécessitent rarement l'interruption (sauf urticaire aiguë ou apparition de signes de gravité).

Mutations sur la protéase et résistance au nelfinavir
(algorithme de l'ANRS de septembre 2004)

- Résistance certaine en présence des mutations suivantes :
  • D30N • I84A/V • N88D/S • L90M
- Résistance possible en présence des mutations : V82A/F/S/T + $\geq$ 2 mutations parmi : L10I, M36I, M46I/L, I54L/M/T/V, A71T/V, V77I.

- D30N est spécifique, mais pas la seule voie de résistance.
- L90M provoque une résistance croisée avec : saquinavir, indinavir.
- V82A/F/S/T provoquent une résistance croisée avec : ritonavir, indinavir.
- I84V provoque une résistance croisée avec : saquinavir, ritonavir, indinavir.

- Voir aussi le tableau des mutations et l'interprétation de l'algorithme de l'ANRS au chapitre « Résistance ».

nelfinavir :

Interactions avec risque de diminution d'activité

buprénorphine	Surveiller son efficacité	C01
carbamazépine*	Association non recommandée	B01
chardon	Association déconseillée	B01
codéine	Surveiller son efficacité	C01
délavirdine	Association non recommandée	B02
dexaméthasone	Surveiller l'activité antirétrovirale ++	C02
didanosine*	Espacer les prises	C03
éthinylestradiol	Utiliser une contraception mécanique	C04
fluvastatine	Surveiller son activité	C05
fosphénytoïne*	Association non recommandée	B01
lansoprazole	Surveiller l'activité antirétrovirale ++	C02
méthadone	Adapter sa posologie	C06
millepertuis	Association déconseillée	B01
morphine	Surveiller son efficacité	C01
phénobarbital*	Association non recommandée	B01
phénytoïne*	Association non recommandée	B01
prednisone	Surveiller l'activité antirétrovirale ++	C02
primidone*	Association non recommandée	B01
rifabutine*	Adapter les posologies	C07
rifampicine*	Association contre-indiquée	A01
théophylline	Adapter sa posologie	C08
tipranavir**	Voir le chapitre tipranavir	
voriconazole**	Surveiller l'activité du voriconazole	C09

Interactions avec risque accru d'effets indésirables

alprazolam*	Surveiller sa tolérance ++	C10
amiodarone	Association contre-indiquée	A02
amphétamines	Informer sur la toxicité +++	C11
(fos-)amprénavir	Ne rien modifier	D01
atazanavir	Association non recommandée	B03
atorvastatine	Choisir une statine sans interaction	C05
azithromycine*	Surveiller sa tolérance	C12
bépridil*	Surveiller sa tolérance ++	C10
cérivastatine	Choisir une statine sans interaction	C05
ciclosporine	La doser pour adapter sa posologie	C10
cimétidine	Surveiller la tolérance du nelfinavir	C13
cisapride*	Association contre-indiquée	A02
clarithromycine	Surveiller leur tolérance	C14
clindamycine*	Surveiller sa tolérance ++	C10
cocaïne	Informer sur la toxicité +++	C11
dapsone*	Surveiller sa tolérance ++	C10
délavirdine	Association non recommandée	B02
dextrométorphane	Surveiller sa tolérance ++	C10
dihydroergotamine*	Association contre-indiquée	A02
diltiazem*	Surveiller sa tolérance ++	C10

* = interaction mentionnée dans le RCP du nelfinavir.
** = interaction mentionnée dans le RCP de l'autre produit.

ecstasy (MDMA)	Informer sur la toxicité +++	C11
efavirenz	Ne rien modifier	D02
ergotamine*	Association contre-indiquée	A02
érythromycine	Surveiller la tolérance du nelfinavir	C13
flécaïnide	Surveiller sa tolérance ++	C10
fluconazole	Surveiller la tolérance du nelfinavir	C13
héroïne	Informer sur la toxicité +++	C11
hydroquinidine	Association contre-indiquée	A02
imipramine	Surveiller sa tolérance ++	C10
indinavir	Adapter les posologies	C15
inhibiteurs calciques dp(§)*	Surveiller leur tolérance ++	C10
itraconazole	Surveiller la tolérance du nelfinavir	C13
josamycine	Surveiller la tolérance du nelfinavir	C13
kétoconazole	Surveiller la tolérance du nelfinavir	C13
lidocaïne	Surveiller sa tolérance ++	C10
lopinavir (+ ritonavir)	Association non recommandée	B03
lovastatine	Choisir une statine sans interaction	C05
méthylergométrine*	Association contre-indiquée	A02
miconazole IV	Surveiller la tolérance du nelfinavir	C13
midazolam*	Surveiller sa tolérance ++	C10
midécamycine	Surveiller la tolérance du nelfinavir	C13
névirapine	Ne rien modifier	D03
paclitaxel	Surveiller sa tolérance ++	C10
pamplemousse	Surveiller la tolérance du nelfinavir	C13
progestérone	Surveiller sa tolérance ++	C10
propafénone	Surveiller sa tolérance ++	C10
quinidine	Association contre-indiquée	A02
rifabutine*	Adapter les posologies	C07
ritonavir	Adapter les posologies	C16
roxithromycine	Surveiller la tolérance du nelfinavir	C13
saquinavir	Adapter les posologies	C17
sildénafil*	Diminuer sa posologie	C18
simvastatine	Choisir une statine sans interaction	C05
sirolimus	Le doser pour adapter sa posologie	C10
tacrolimus	Le doser pour adapter sa posologie	C10
tadalafil	Ne pas associer	C18
tamoxifène	Surveiller sa tolérance ++	C10
télithromycine	Surveiller la tolérance du nelfinavir	C13
testostérone	Surveiller sa tolérance ++	C10
triazolam*	Association contre-indiquée	A02
vardénafil	Diminuer sa posologie	C18
vérapamil*	Surveiller sa tolérance ++	C10
voriconazole**	Surveiller la tolérance	C09
warfarine	Surveiller sa tolérance ++	C10

(§) inhibiteurs calciques dihydropyridines : amlodipine, félodipine, isradipine, lacidipine, lercanidipine, nicardipine, nifédipine, nimodipine, nitrendipine.

Associations contre-indiquées (A)

A01 L'aire sous la courbe du nelfinavir baisse de 82 %.

A02 Les concentrations de ces substrats du CYP3A peuvent augmenter, avec risque d'effets indésirables accrus (cisapride : troubles du rythme ; triazolam : sédation prolongée et dépression respiratoire ; dérivés de l'ergot de seigle : ergotisme).

Associations déconseillées (B)

B01 Risque de baisse des concentrations du nelfinavir (et de son métabolite M8) par ces inducteurs du CYP3A => Envisager une alternative. De plus, l'aire sous la courbe de la phénytoïne baisse également => En cas d'association : surveiller les concentrations de phénytoïne et d'indinavir pour adapter leurs posologies.

B02 L'aire sous la courbe du nelfinavir est multipliée par 2, celle de la délavirdine baisse de 31 %.

B03 Les associations : nelfinavir + lopinavir/r ou + atazanavir (± ritonavir) ne sont pas évaluées => Elles ne sont pas recommandées.

Associations avec précautions d'emploi (C)

C01 Potentielle baisse modérée des concentrations de ces opiacés => Surveiller leurs effets et augmenter leurs posologies si nécessaire.

C02 Ces produits étant un peu inducteurs du CYP3A, il y a risque de baisse des concentrations du nelfinavir.

C03 Sous toutes ses formes, la didanosine doit être prise à jeûn alors que le nelfinavir doit être pris avec de la nourriture => Prendre le nelfinavir 1h après ou plus de 2 h avant la ddI.

C04 Baisse de 47 % de la concentration d'éthinylestradiol ; d'une façon générale, il est recommandé d'utiliser une contraception mécanique efficace (préservatif).

C05 Risque accru de rhabdomyolyse en cas d'élévation des concentrations de statines => Avec tous les antirétroviraux, éviter les statines métabolisées par le CYP3A (atorvastatine, cérivastatine, lovastatine, simvastatine) et choisir plutôt la pravastatine (non métabolisée par le CYP3A) ou la fluvastatine (étant métabolisée par le CYP2C9, ses concentrations peuvent être diminuées par le nelfinavir). Rappel : ne pas associer fibrates et statines.

C06 Les concentrations de méthadone (substrat des CYP3A, 2B6 et peut-être 2C) baissent de 29 à 47 % => Adapter sa posologie selon sa concentration et la clinique.

C07 L'aire sous la courbe du nelfinavir baisse de 32 %, celle de la rifabutine augmente de 207 % =>
- Baisser de 50 % la posologie de rifabutine (risque d'uvéite) ;
- Doser le nelfinavir pour éventuellement adapter sa posologie.

C08 Risque de baisse de la concentration de théophylline => Doser ses concentrations pour adapter sa posologie.

C09 Le voriconazole est métabolisé par les CYP2C19, 2C9 et 3A4, dont il est aussi inhibiteur. Risque d'élévation des concentrations de nelfinavir (peu probable en présence de ritonavir) => Le doser et surveiller sa tolérance. Le nelfinavir peut modifier les concentrations de voriconazole => Surveiller son efficacité et sa tolérance.

C10 Avec le nelfinavir, risque d'élévation des concentrations de ces substrats du CYP3A, donc risque accru d'effets indésirables (sédation prolongée, dépression respiratoire avec l'alprazolam, les opiacés, hypercoagulation avec la warfarine, etc.) => Avant de les associer :

évaluer les risques et avantages potentiels, puis surveiller leurs effets indésirables et envisager de baisser leurs posologies (après dosage de la ciclosporine, du tacrolimus, contrôle de la coagulation pour la warfarine). L'association avec le midazolam, contre-indiquée dans le RCP, est possible avec précautions, si besoin.

C11 La concentration plasmatique de ces substrats du CYP3A peut augmenter, avec un risque accru de surdosage.

C12 Elévation de 113 % de l'aire sous la courbe de l'azithromycine => Surveiller ses effets indésirables (enzymes hépatiques, audition).

C13 Avec les inhibiteurs du CYP3A (macrolides, azolés, cimétidine, jus de pamplemousse double concentré), il y a un risque d'élévation des concentrations du nelfinavir (35 % avec le kétoconazole ; probablement peu significative avec fluconazole et itraconazole ; absence de données avec les autres produits).

C14 Possible élévation des concentrations de la clarithromycine (inhibiteur du CYP3A) et du nelfinavir. Absence de données.

C15 L'aire sous la courbe du nelfinavir s'élève de 84 %, celle de l'indinavir s'élève de 51 %, permettant 2 prises par jour, sans contraintes alimentaires => Données limitées avec :
[nelfinavir 1 250 mg + indinavir 1 200 mg] x 2/jour.
Doser l'indinavir et le nelfinavir avant une éventuelle adaptation des posologies.

C16 L'aire sous la courbe du ritonavir ne change pas ; celle du nelfinavir séléve de 30 %, sa Cmin de 45 % (avec 100 mg x 2/j de ritonavir) ou de 90 % (avec 200 mg x 2/j de ritonavir) ; pour le métabolite actif du nelfinavir (M8) : son aire sous la courbe augmente de 90 % et sa Cmax de 75 % (avec 100 ou 200 mg x 2/j de rito navir) => Les posologies pourraient être :
[nelfinavir 1250 mg + ritonavir 100 à 200 mg] x 2/jour.
Des posologies en 1 prise par jour sont à l'étude.
Doser le nelfinavir avant une éventuelle adaptation de posologie.

C17 L'aire sous la courbe du saquinavir est multipliée par 3 à 5, celle du nelfinavir augmente de 18 % => Posologies initiales possibles :
- nelfinavir (1,25 g x 2/j) + saquinavir HG (Invirase®) (1 g x 2/j)
- nelfinavir (1,25 gx 2/j) + saquinavir SG (Fortovase®) (1,6 g x 2/j)
Et doser le saquinavir et le nelfinavir pour adapter les posologies.

C18 Les antirétroviraux inhibiteurs du CYP3A élèvent les concentrations de ces substrats => Posologies initiales : sildénafil : 25 mg, vardénafil : 5 mg ; tadalafil déconseillé (1/2 vie de 17 heures)..

Absence de recommandation (D)

D01 • En l'absence d'autre interaction : élévation de 15 % de l'aire sous la courbe du nelfinavir, de 12% de sa Cmax et de 14 % de sa Cmin ; pour l'amprenavir : baisse de 14 % de sa Cmax, élévation de 189 % de sa Cmin et de 9 % de son aire sous la courbe => Pas de modification des posologies usuelles.
• En présence d'efavirenz (qui diminue la concentration d'amprénavir et élève celle du nelfinavir), ajouter du ritonavir : posologie initiale possible : fos-amprénavir (700 mg x 2/j) + efavirenz (600 mg x 1/j) + nelfinavir (1 250 mg x 2/j) + ritonavir (100 mg x 2/j).
Faire des dosages plasmatiques avant une éventuelle adaptation.

D02 L'aire sous la courbe du nelfinavir s'élève de 20 %, celle de l'efavirenz ne change pas => Pas de modification des posologies.

D03 Pharmacocinétique de la névirapine inchangée ; élévation de 4 % de l'aire sous la courbe du nelfinavir => Pas de modification des posologies.

Amprénavir

DCI	amprénavir	fos-amprénavir
Classe	Inhibiteur non peptidique de la protéase des VIH.	Prodrogue du précédent
Nom commercial	Agénérase® (Vertex, commercialisé par GSK)	Telzir® (Vertex, commercialisé par GSK), Lexiva®
En France	AMM (octobre 2000)	AMM (juillet 2004)
Présentation	- Capsules molles à 150 mg et à 50 mg - Solution buvable à 15 mg/ml (biodisponiblité inférieure de 14 %)	- Comprimés à 700 mg (600 mg d'amprénavir) - Suspension orale à 50 mg/ml (43 mg/ml d'amprénavir)
Indications actuelles	Associé à d'autres antirétroviraux : infection par le VIH-1 de l'adulte et de l'enfant > 4 ans déjà traités par inhibiteur de protéase (IP), en tenant compte des résultats des tests de résistance et des traitements antérieurs. Non suffisamment étudié chez les patients lourdement prétraités par IP.	RCP de juillet 2004 : associé à d'autres antirétroviraux et au ritonavir à faible dose, chez des patients infectés par le VIH1, jamais traités ou déjà traités par antirétroviraux. Chez ces derniers, tenir compte des mutations de résistance et de l'histoire thérapeutique du patient.
Posologies (adulte)	**Associé au ritonavir :** (plus puissant que seul, voir interactions) : • [amprénavir 600 mg + ritonavir 100 mg] x 2/j • Si ajout d'efavirenz : [amprénavir 600 mg + ritonavir 100 mg] x 2/j + efavirenz 600 mg x1/j • Et doser l'amprénavir.	**Associé au ritonavir :** • [fos-amprénavir 700 mg + ritonavir 100 mg] x 2/j • Si ajout d'efavirenz : [fos-amprénavir 700 mg + ritonavir 100 mg] x 2/j + efavirenz 600 mg x1/j • Et doser l'amprénavir. • Ajout de névirapine, délavirdine, autres IP : posologies non établies. • Autres posologies à l'étude, non validées.
Interactions alimentaires et conséquences	Aliments => la Cmax baisse de 33 %, l'aire sous la courbe de 25 %, sans modification de la Cmin => peut être pris lors ou hors des repas	Hydrolyse intestinale en amprénavir + phosphate. Aliments => AUC, Cmax, Tmax non modifiées => peut être pris pendant ou hors des repas.
Concentrations (NB : 1 mg /l = 1 000 ng/ml)	- Max (1 h après 1,2 g) = 5 360 ± 4 440 ng/ml - Min (12 h après 1,2 g) = 280 ng/ml (120-510). - Min (12 h après 600 mg + ritonavir 100 mg) = 1 200 -1 800 ng/ml.	Avec [700 mg + ritonavir 100 mg] x 2/j : - Max (1,5 h après) = 5 380 - 6 860 ng/ml - Min (12 h après) = 2120 ng/ml (1770 - 2540).

Concentrations efficaces	- CI50 = 40 ng/ml. - Cmin cible sur le virus sauvage : 375 - 3 000 ng/ml (rapport Delfraissy de juillet 2004).
LCR	Moins de 1 % de la concentration plasmatique.
Métabolisme	Demi-vie plasmatique : 7 à 11 h sans ritonavir, 15 à 23 h avec ritonavir. Liaison protéique : 90 % (surtout alpha1 acid-GP). Métabolisé par le cytochrome P450 3A4, dont il est aussi inhibiteur. Elimination biliaire.
Principaux effets indésirables	- Troubles gastro-intestinaux (nausées, vomissements, flatulences, diarrhées) ; - Rashs cutanés (avec ou sans prurit) : apparaît à la 2e semaine, disparaît spontanément (sous traitement) en 2 semaines ; peut être sévère ; - Paresthésies buccales et péri-buccales ; - Elévation des : transaminases, triglycérides, cholestérol, bilirubine, amylase ; - Hyperglycémie, intolérance au glucose, diabète ; - Hématomes chez l'hémophile.
Contre-indications	- Hypersensibilité au produit. - Association à certains médicaments inducteurs ou substrats du CYP3A4 : **voir interactions.** - la solution buvable est contre-indiquée chez l'enfant de moins de 4 ans et en cas de : grossesse, insuffisance rénale ou hépatique, traitement par disulfiram ou métronidazole.
Surveiller	- Lipodystrophie, - Glycémie, lipides plasmatiques, transaminases, - Saignements chez l'hémophile.

Selon le terrain (avant traitement)

- Insuffisance hépatique => adapter les posologie selon les concentrations plasmatiques.
- Co-administration avec des inhibiteurs, inducteurs ou substrats du CYP3A4 => **voir interactions.**
- Insuffisance rénale => doses inchangées (élimination urinaire < 3 %).
- Allergie connue aux sulfonamides => prudence.

En cas d'effets indésirables (sous traitement)

- Rash cutané léger à modéré => l'amprénavir peut être poursuivi ; antihistaminiques en cours d'évaluation.
- Rash cutané grave ou avec atteinte muqueuse ou avec signes systémiques ou allergiques => arrêt définitif de l'amprénavir.

Mutations sur la protéase et résistance à l'amprénavir

(fosamprénavir : 700 mg x 2/j + ritonavir : 100 mg x 2/j)
(algorithme de l'ANRS de septembre 2004)

- Résistance certaine en présence des mutations suivantes :
  • I50V • V32I + I47V • ≥ 6 mutations parmi : L10F/I/V, K20M/R, E35D, R41K, I54V, L63P, V82A/F/S/T, I84V.
- Voir aussi l'interprétation de l'algorithme au chapitre « Résistance ».

amprénavir :

Interactions avec risque de diminution d'activité

aluminium (sels)	Espacer les prises	C01
carbamazépine*	Doser l'amprénavir et la carbamazépine	C02
chardon	Association déconseillée	B01
cimétidine	Espacer les prises, surveiller la tolérance	C01
dexaméthasone	Surveiller l'activité antirétrovirale ++	C03
efavirenz	Ajouter du ritonavir (ou du nelfinavir)	C05
famotidine	Espacer les prises	C01
fosphénytoïne	Doser l'amprénavir	C02
indinavir	Adapter les posologies	C06
lamivudine	Ne rien modifier	D01
lanzoprazole	Espacer les prises, surveiller l'activité	C01
lopinavir + ritonavir	Ajouter du ritonavir	C07
magnésium (sels)	Espacer les prises	C01
méthadone	Adapter sa posologie	C08
millepertuis	Association déconseillée	B01
névirapine	Adapter la posologie d'amprénavir	C09
nizatidine	Espacer les prises	C01
oméprazole	Espacer les prises	C01
pantoprazole	Espacer les prises	C01
phénobarbital	Doser l'amprénavir	C02
phénytoïne	Doser l'amprénavir	C02
prednisone	Surveiller l'activité antirétrovirale ++	C03
primidone	Doser l'amprénavir	C02
rabéprazole	Espacer les prises	C01
ranitidine	Espacer les prises	C01
rifabutine*	Adapter la posologie	C10
rifampicine*	Association contre-indiquée	A01
saquinavir	Ajouter du ritonavir	C21
tipranavir**	Voir le chapitre tipranavir	
voriconazole**	Surveiller l'activité du voriconazole	C11

Interactions avec risque accru d'effets indésirables

abacavir*	Ne rien changer	D02
alprazolam	Surveiller sa tolérance ++	C12
amiodarone	Surveiller sa tolérance ++	C12
amphétamines	Informer sur la toxicité +++	C13
atazanavir	Association non recommandée	B03
atorvastatine	Choisir une statine sans interaction	C14
bépridil*	Surveiller sa tolérance ++	C12
buprénorphine	Surveiller sa tolérance ++	C12
cérivastatine	Choisir une statine sans interaction	C14
ciclosporine	La doser pour adapter sa posologie	C12
cimétidine	Espacer les prises, surveiller la tolérance	C01
cisapride*	Association contre-indiquée	A02
clarithromycine	Ne rien modifier	D03
clindamycine*	Surveiller sa tolérance ++	C12
clozapine*	Surveiller sa tolérance ++	C12
cocaïne	Informer sur la toxicité +++	C13
codéine	Surveiller sa tolérance ++	C12

* = interaction mentionnée dans le RCP de l'amprénavir.

** = interaction mentionnée dans le RCP de l'autre produit.

dapsone*	Surveiller sa tolérance ++	C12
délavirdine	Adapter la posologie d'amprénavir	C15
dextrométorphane	Surveiller sa tolérance ++	C12
diazépam*	Association contre-indiquée	A02
dihydroergotamine*	Association contre-indiquée	A02
diltiazem*	Surveiller sa tolérance ++	C12
disulfirame*	Ne pas associer à la sol. buvable	A03
ecstasy (MDMA)	Informer sur la toxicité +++	C13
ergotamine*	Association contre-indiquée	A02
érythromycine*	Surveiller leur tolérance	C16
ethanol*	Ne pas associer à la sol. buvable	A03
éthinylestradiol*	Utiliser une contraception mécanique	C17
flécaïnide	Surveiller sa tolérance ++	C12
fluconazole	Surveiller la tolérance de l'amprénavir	C16
héroïne	Informer sur la toxicité +++	C13
hydroquinidine	Surveiller sa tolérance ++	C12
imipramine	Surveiller sa tolérance ++	C12
indinavir	Adapter les posologies	C06
inhibiteurs calciques dp(§)*	Surveiller leur tolérance ++	C12
itraconazole	Surveiller la tolérance de l'amprénavir	C16
josamycine	Surveiller la tolérance de l'amprénavir	C16
kétoconazole*	Surveiller leur tolérance	C16
lidocaïne	Surveiller sa tolérance ++	C12
loratadine*	Surveiller sa tolérance ++	C12
lovastatine	Choisir une statine sans interaction	C14
méthylergométrine*	Association contre-indiquée	A02
métronidazole*	Ne pas associer à la sol. buvable	A03
miconazole IV	Surveiller la tolérance de l'amprénavir	C16
midazolam*	Surveiller sa tolérance ++	C12
midécamycine	Surveiller la tolérance de l'amprénavir	C16
morphine	Surveiller sa tolérance ++	C12
nelfinavir	Ne rien modifier	D04
paclitaxel	Surveiller sa tolérance ++	C12
pamplemousse	Surveiller la tolérance de l'amprénavir	C16
pimozide*	Association contre-indiquée	A02
progestérone	Surveiller sa tolérance ++	C12
propafénone	Surveiller sa tolérance ++	C12
quinidine	Surveiller sa tolérance ++	C12
rifabutine*	Adapter la posologie	C10
ritonavir	Adapter la posologie	C18
roxithromycine	Surveiller la tolérance de l'amprénavir	C16
sildénafil*	Diminuer sa posologie	C19
simvastatine	Choisir une statine sans interaction	C14
sirolimus	Le doser pour adapter sa posologie	C12
tacrolimus	Le doser pour adapter sa posologie	C12
tadalafil	Ne pas associer	C19
tamoxifène	Surveiller sa tolérance ++	C12
télithromycine	Surveiller la tolérance de l'amprénavir	C16
testostérone	Surveiller sa tolérance ++	C12

(§) inhibiteurs calciques dihydropyridines : amlodipine, félodipine, isradipine, lacidipine, lercanidipine, nicardipine, nifédipine, nimodipine, nitrendipine.

Interactions avec risque accru d'effets indésirables (suite)

triazolam*	Association contre-indiquée	A02
vardénafil	Diminuer sa posologie	C19
vérapamil*	Surveiller sa tolérance ++	C12
vitamine E	Association non recommandée	B02
voriconazole**	Surveiller la tolérance	C11
warfarine	Surveiller sa tolérance ++	C12
zidovudine	Surveiller la tolérance de l'AZT	C20

Associations contre-indiquées (A)

A01 Les concentrations d'amprénavir baissent de 82 %.

A02 Les concentrations de ces substrats du CYP3A peuvent augmenter, avec risque d'effets indésirables accrus (cisapride : troubles du rythme ; triazolam : sédation prolongée et dépression respiratoire ; dérivés de l'ergot de seigle : ergotisme).

A03 La solution buvable d'Agénérase® contient une grande quantité de propylène glycol (550 mg/ml), principalement métabolisé par l'alcool déshydrogénase => Ne pas associer cette forme au disulfirame, au métronodazole ou à des préparations contenant de l'alcool (ritonavir sol. buvable) ou du propylène glycol.

Associations déconseillées (B)

B01 Risque de baisse des concentrations d'amprénavir par ces produits inducteurs du cytochrome P450.

B02 L'Agénérase® contient déjà de la vitamine E (109 UI par capsule de 150 mg, 46 UI/ml de solution buvable) => Un apport supplémentaire n'est pas recommandé.

B03 L'association [atazanavir + amprénavir ± ritonavir] n'est pas évaluée. En l'absence de données, elle n'est pas recommandée.

Associations avec précautions d'emploi (C)

C01 L'absorption de l'amprénavir est diminuée par un pH gastrique alcalin => Eviter de l'associer à tous les anti-ulcéreux ou les prendre à 1 à 2 heures d'intervalle. De plus, le lansoprazole étant un (faible) inducteur du CYP3A, il peut abaisser la concentration d'amprénavir => Associer avec précautions ou envisager une alternative. A l'inverse, la cimétidine étant un (faible) inhibiteur du CYP3A, elle peut provoquer une élévation de la concentration d'amprénavir => Absence de recommandation.

C02 Risque de baisse des concentrations d'amprénavir par ces inducteurs du CYP3A. En présence de ritonavir associé, l'interaction est probablement moindre => Doser l'amprénavir pour une éventuelle adaptatation de posologie.
De plus, risque d'élévation de la concentration de carbamazépine => La doser et adapter sa posologie.

C03 Ces produits étant un peu inducteurs du CYP3A, il y a risque de baisse des concentrations du amprénavir.

C05 L'aire sous la courbe de l'efavirenz s'élève de 15 %, celle de l'amprénavir baisse de 36 % => pour compenser cette baisse :
- soit associer du ritonavir : posologies recommandées : ritonavir (100 mg x 2/j) + fos-amprénavir (700 mg x 2/j) + efavirenz (600 mg x 1/j) ; et doser l'amprénavir pour adapter sa posologie ;
- soit associer du nelfinavir, qui élève la concentration d'amprénavir : association non évaluée : fos-amprénavir (1 400 mg x 2/j) + efavirenz (600 mg x 1/j) + nelfinavir (1 250 mg x 2/j) ; et faire des dosages plasmatiques avant une éventuelle adaptation.

C06 L'aire sous la courbe de l'indinavir baisse de 38 % (et sa Cmin de 27 %), celle de l'amprénavir s'élève de 33 % (et sa Cmax de 18%). La triple association avec du ritonavir n'est pas évaluée => Posologie initiale possible : indinavir (600 mg x 2/j) + fosamprénavir (700 mg x 2/j) + ritonavir (100 mg x 2/j). Et doser l'indinavir et l'amprénavir avant une éventuelle adaptation de leurs posologies.

C07 La concentration d'amprénavir diminue (de 49 à 83 %) => une dose additionnelle de ritonavir (100 mg x 2 /j) doit être ajoutée à : amprénavir (600 mg x 2 /j) + lopinavir/rito (400/100 mg x 2/j) ; soit une dose totale de ritonavir de 200 mg x 2 /j.

C08 Les concentrations de méthadone (substrat des CYP3A, 2B6 et peut-être 2C) baissent de 12 à 37 % => Adapter sa posologie selon sa concentration et la clinique.

C09 Risque de baisse des concentrations d'amprénavir par effet inducteur de la névirapine, absence de données => Absence de recommandations pour la posologie intiale d'amprénavir (± ritonavir) ; doser l'amprénavir avant une éventuelle adaptation.

C10 L'aire sous la courbe de l'amprénavir baisse de 15 %, celle de la rifabutine augmente de 204 % => Baisser de 50 % la posologie de la rifabutine (risque d'uvéite).

C11 Le voriconazole est métabolisé par les CYP2C19, 2C9 et 3A4, dont il est aussi inhibiteur. Risque d'élévation des concentrations d'amprénavir (peu probable en présence de ritonavir) => Le doser et surveiller sa tolérance. L'amprénavir peut modifier les concentrations de voriconazole => Surveiller son efficacité et sa tolérance.

C12 Avec l'amprénavir, risque d'élévation des concentrations de ces substrats du CYP3A, donc risque accru d'effets indésirables (sédation prolongée, dépression respiratoire avec l'alprazolam, les opiacés, hypercoagulation avec la warfarine, etc.) => Avant de les associer : évaluer les risques et avantages potentiels, puis surveiller leurs effets indésirables et envisager de baisser leurs posologies (après dosage de la ciclosporine, du tacrolimus, contrôle de la coagulation pour la warfarine). L'association avec le midazolam, contre-indiquée dans le RCP, est possible avec précautions.

C13 La concentration plasmatique de ces substrats du CYP3A peut augmenter, avec un risque accru de surdosage.

C14 Risque accru de rhabdomyolyse en cas d'élévation des concentrations de statines => Avec tous les antirétroviraux, éviter les statines métabolisées par le CYP3A (atorvastatine, cérivastatine, lovastatine, simvastatine) et choisir plutôt la pravastatine (non métabolisée par le CYP3A) ou la fluvastatine (métabolisée par le CYP2C9). Rappel : ne pas associer fibrates et statines.

C15 Risque d'élévation des concentrations d'amprénavir => Surveiller sa tolérance, doser ses concentrations pour adapter sa posologie.

Associations avec précautions d'emploi (suite)

C16 Avec les inhibiteurs du CYP3A (macrolides, azolés, cimétidine, jus de pamplemousse double concentré), il y a un risque d'élévation des concentrations d'amprénavir. Avec le kétoconazole, l'aire sous la courbe de l'amprénavir augmente de 32 %, celle du kétoconazole de 44 % ; absence de données avec les autres produits.
Egalement potentielle élévation des concentrations d'érythromycine.

C17 Elévation de 9 % de la concentration d'éthinylestradiol => Surveiller sa tolérance ; d'une façon générale, il est recommandé d'utiliser une contraception mécanique efficace (préservatif).

C18 Elévation de 131 % de l'aire sous la courbe de l'amprénavir et de 484 % de sa Cmin par le ritonavir (200 mg x 2 /j), rendant nécessaire une réduction des posologies des deux produits : ritonavir (100 mg x 2/j) + amprénavir (600 mg x 2 /j)
Et doser l'amprénavir avant une éventuelle adaptation.

C19 Les antirétroviraux inhibiteurs du CYP3A élèvent les concentrations de ces substrats => Posologies initiales : sildénafil : 25 mg, vardénafil : 5 mg ; tadalafil déconseillé (1/2 vie de 17 heures).

C20 Elévation 31 % de l'aire sous la courbe de la zidovudine => Ne pas modifier la posologie mais surveiller la tolérance.

C21 L'aire sous la courbe du saquinavir baisse de 19 % et sa Cmin de 48 % ; l'aire sous la courbe de l'amprénavir baisse de 32 % et sa Cmin de 14 %. Ne pas associer sans ritonavir et contrôler les

Absence de recommandation (D)

concentrations de saquinavir et d'amprénavir.

D01 Baisse de 9 % de l'aire sous la courbe de la 3TC, cliniquement non significative => Pas de modification des posologies.

D02 Elévation de 29 %, 27 % et 47 % de respectivement l'aire sous la courbe, la Cmin et la Cmax de l'amprénavir, sans modification des paramètres de l'abacavir.

D03 L'aire sous la courbe de l'amprénavir augmente de 18 %, celle de la clarithromycine augmente ou baisse de 11 % (absence de données sur son métabolite hydroxylé actif) => Doses inchangées.

D04
- En l'absence d'autre interaction : élévation de 15 % de l'aire sous la courbe du nelfinavir, de 12% de sa Cmax et de 14 % de sa Cmin ; pour l'amprénavir : baisse de 14 % de sa Cmax, élévation de 189 % de sa Cmin et de 9 % de son aire sous la courbe => Pas de modification des posologies usuelles.
- En présence d'efavirenz (qui diminue la concentration d'amprénavir et élève celle du nelfinavir), ajouter du ritonavir : posologie initiale possible : fos-amprénavir (700 mg x 2/j) + efavirenz (600 mg x 1/j) + nelfinavir (1 250 mg x 2/j) + ritonavir (100 mg x 2/j).

Faire des dosages plasmatiques avant une éventuelle adaptation.

V - 06 Lopinavir (+ ritonavir)

Nom commercial	Kaletra® (Abbott)
Classe	Inhibiteur de protéase du VIH (lopinavir) potentialisé par un inhibiteur de CYP450 à faible dose.
En France	AMM (première en Mars 2001)
Présentation	• Capsules molles contenant : 133,3 mg de lopinavir + 33,3 mg de ritonavir. Peuvent être conservées 6 semaines à une température ambiante inférieure à 25°C ; • Solution buvable contenant : 42 % d'alcool et : 80 mg/ml de lopinavir + 20 mg/ml de ritonavir.
Indications actuelles	RCP de mars 2001 : adulte et enfant > 2 ans infectés par le VIH1, en association à d'autres antirétroviraux. Données surtout en premier traitement, limitées chez le patient multitraité. En cas de traitement antérieur par inhibiteur de protéase : tenir compte des mutations de résistance et de l'histoire thérapeutique.
Posologies (adulte)	• 3 capsules (ou 5 ml de sol. buvable) x 2 fois /jour au cours d'un repas (donc 1 h après ou 2 h avant la didanosine, sous toutes ses formes). • En association à l'efavirenz ou à la névirapine (voir interactions) : passer à 4 capsules x 2/jour de Kaletra® et doser le lopinavir.
Interactions alimentaires et conséquences	Les aliments (surtout lipidiques) accroissent l'absorption du lopinavir (de 48 à 130 %) => à prendre pendant les repas.
Concentrations (NB : 1 mg/l = 1 000 ng/ml)	• du lopinavir associé au ritonavir : - Max (4 h après 400 mg) = 8 000 à 10 000 ng /ml - Min (12 h après 400 mg) = 3 000 à 5 000 ng /ml - CI50 = 3 à 17 ng /ml (avec protéines : 40 à 180). - Cmin cible sur le virus sauvage : 3 000 - 8 000 ng/ml (rapport Delfraissy de juillet 2004). • du ritonavir : à cette posologie, elles sont inférieures à la CI50 pour le VIH de type sauvage.
LCR	Absence de données.
Métabolisme	• Du lopinavir associé au ritonavir : Liaison protéique : 98 à 99 %. 1/2 vie plasmatique = 5 à 6 heures. Métabolisé par le foie (CYP3A). Elimination biliaire (moins de 3 % urinaire). Le lopinavir est un inhibiteur modéré du CYP3A. • Le ritonavir est un puissant inhibiteur du CYP3A4 => élévation des concentrations de lopinavir ; le ritonavir est aussi inducteur (et auto-inducteur) => stabilisation de la concentration de lopinavir après 10 à 16 jours.

Contre-indications	- Hypersensibilité à l'un des composants. - Insuffisance hépatique sévère. - Associations à certains médicaments, inducteurs ou substrats du CYP3A4 (voir interactions). - Grossesse, sauf nécessité (risque humain inconnu).
Principaux effets indésirables	- Diarrhées (14 %) ; - Nausées, vomissements, douleurs abdominales ; - Eruption cutanée, prurit ; - Asthénie, céphalée, somnolence ; - Hypercholestérolémie (8,5 %) et hypertriglycéridémie (8 %) avec risque de pancréatite ; - Elévation de : ASAT, ALAT, gGT, glycémie ; - Allongement de l'espace PR (rare).
Surveiller	- Lipides plasmatiques et signes de pancréatite ; - Glycémie, transaminases ; - Saignements chez l'hémophile.

Selon le terrain (avant traitement)

- Insuffisance hépatique légère à modérée, hépatite B ou C => suivi pharmacologique (dosage) pour adapter la posologie.
- Insuffisance rénale => faible élimination urinaire mais prudence si sévère.
- Hémophilie => surveiller les saignements.
- Anomalies préexistantes des lipides sanguins => surveiller +++.
- Diabète préexistant => surveiller +++.

En cas d'effets indésirables (sous traitement)

- Diarrhée => lopéramide à faible dose.
- Hyperlipidémies => voir le chapitre VII (effets indésirables).
- Pancréatite => arrêter le traitement par lopinavir.

Mutations sur la protéase et résistance au lopinavir/r
(algorithme de l'ANRS de septembre 2004)

- Résistance certaine en présence des mutations :
  • V32I + I47A
- Parmi les mutations suivantes :
  L10F/I/R/V, K20M/R, L24I, L33F, M46I/L, I50V, F53L, I54M/L/T/V, L63P, A71I/L/V/T, V82A/F/S/T, I84V, L90M :
  • 6 ou 7 présentes => résistance possible ;
  • ≥ 8 présentes => résistance certaine.

- Le lopinavir est une modification du ritonavir, conçue pour ne pas se lier à l'acide aminé 82 de la protéase, dont les mutations V82A/F/S/T sont sélectionnées par le ritonavir et l'indinavir. De plus, avec le Kaletra®, le lopinavir atteint une Cmin 50 fois supérieure à la CI50 pour le VIH de type sauvage. Il faut donc l'accumulation d'un certain nombre de mutations pour provoquer une résistance au lopinavir.

- Voir aussi le tableau des mutations et l'interprétation de l'algorithme de l'ANRS au chapitre « Résistance ».

lopinavir (+ ritonavir) § :

Interactions avec risque de diminution d'activité

abacavir	Absence de recommandations.	D01
acide valproïque	Surveiller son efficacité	C01
amprénavir	Ajouter du ritonavir	C15
atovaquone**	Surveiller son activité	C02
buprénorphine	Surveiller son efficacité	C03
caféine	Surveiller son efficacité	C01
carbamazépine*	Association non recommandée	B01
chardon	Association déconseillée	B01
codéine	Surveiller son efficacité	C03
colestiramine	Surveiller l'activité antirétrovirale ++	C04
cyproheptadine	Surveiller son efficacité	C01
dexaméthasone*	Surveiller l'activité antirétrovirale ++	C05
didanosine*	Espacer les prises	C06
diphénoxylate	Surveiller son efficacité	C01
efavirenz	Augmenter la posologie de lopinavir	C21
éthinylestradiol*	Utiliser une contraception mécanique	C07
fluvastatine	Surveiller son activité	C08
fosphénytoïne	Association non recommandée	B01
kétoprofène	Surveiller son efficacité	C01
labétalol	Surveiller son efficacité	C01
lansoprazole	Surveiller l'activité antirétrovirale ++	C05
lopéramide	Surveiller son efficacité	C01
lorazépam	Surveiller son efficacité	C01
méfloquine	Doser le lopinavir	C09
méthadone*	Adapter sa posologie	C10
métoclopramide	Surveiller son efficacité	C01
millepertuis*	Association contre-indiquée	A04
morphine	Surveiller son efficacité	C03
naloxone	Surveiller son efficacité	C01
naltrexone	Surveiller son efficacité	C01
naproxène	Surveiller son efficacité	C01
névirapine*	Adapter la posologie de lopinavir	C26
oméprazole	Surveiller l'activité antirétrovirale ++	C05
oxazépam	Surveiller son efficacité	C01
paracétamol	Surveiller son efficacité	C01
phénobarbital*	Association non recommandée	B01
phénytoïne*	Association non recommandée	B01
prednisone	Surveiller l'activité antirétrovirale ++	C05
primidone*	Association non recommandée	B01
propofol	Surveiller son efficacité	C01
rifampicine*	Association contre-indiquée	A01
tacrine	Surveiller son efficacité	C01
temazépam	Surveiller son efficacité	C01
ténofovir	Ne rien modifier	D06
théophylline*	Adapter sa posologie	C11
tipranavir**	Voir le chapitre tipranavir	
voriconazole**	Surveiller l'activité du voriconazole	C12
zidovudine**	Ne rien modifier	D03

* = interaction mentionnée dans le RCP du lopinavir (+ritonavir).
** = interaction mentionnée dans le RCP de l'autre produit.
§ : interactions avec l'association commercialisée.

Interactions avec risque accru d'effets indésirables

alfentanil	Surveiller sa tolérance ++	C13
alprazolam	Surveiller sa tolérance ++	C13
amiodarone*	Association contre-indiquée	A02
amitryptiline	Surveiller sa tolérance ++	C13
amphétamines	Informer sur la toxicité +++	C14
atazanavir*	Association non recommandée	B03
atorvastatine	Choisir une statine sans interaction	C08
bépridil*	Surveiller sa tolérance ++	C13
betaxolol	Surveiller sa tolérance ++	C13
bromocriptine	Surveiller sa tolérance ++	C13
bromphéniramine	Surveiller sa tolérance ++	C13
bupropion	Associer avec précautions	C17
carbamazépine*	Association non recommandée	B01
cérivastatine	Choisir une statine sans interaction	C08
chlorpromazine	Surveiller sa tolérance ++	C13
ciclosporine	La doser pour adapter sa posologie	C13
cimétidine	Surveiller leur tolérance ++	C18
cisapride*	Association contre-indiquée	A02
clarithromycine*	Adapter sa posologie	C19
clindamycine	Surveiller sa tolérance ++	C13
clomipramine	Surveiller sa tolérance ++	C13
clonazepam	Surveiller sa tolérance ++	C13
clorazépate*	Association contre-indiquée	A02
clozapine	Surveiller sa tolérance ++	C13
cocaïne	Informer sur la toxicité +++	C14
cotrimoxazole*	Ne rien modifier	D04
cyclophosphamide	Surveiller sa tolérance ++	C13
dapsone	Surveiller sa tolérance ++	C13
daunorubicine	Surveiller sa tolérance ++	C13
délavirdine	Adapter la posologie du lopinavir	C20
désipramine*	Surveiller sa tolérance ++	C13
dexaméthasone*	Surveiller sa tolérance	C05
dextrométorphane	Surveiller sa tolérance ++	C13
dextropropoxyphène*	Association contre-indiquée	A02
diazépam*	Surveiller sa tolérance ++	C13
diclofénac	Surveiller sa tolérance ++	C13
dihydroergotamine*	Association contre-indiquée	A02
diltiazem*	Surveiller sa tolérance ++	C13
diphenhydramine	Surveiller sa tolérance ++	C13
disopyramide	Surveiller sa tolérance ++	C13
disulfirame*	Eviter la solution buvable de lopinavir	A03
doxépine	Surveiller sa tolérance ++	C13
doxorubicine	Surveiller sa tolérance ++	C13
dronabinol	Surveiller sa tolérance ++	C13
ecstasy (MDMA)	Informer sur la toxicité +++	C14
ergotamine*	Association contre-indiquée	A02
érythromycine	Surveiller leur tolérance ++	C18
estazolam*	Association contre-indiquée	A02
ethosuximide	Surveiller sa tolérance ++	C13
etoposide	Surveiller sa tolérance ++	
fentanyl	Surveiller sa tolérance ++	C13

Interactions avec risque accru d'effets indésirables (suite)

finastéride	Surveiller sa tolérance ++	C13
flécainide*	Association contre-indiquée	A02
fluconazole	Surveiller leur tolérance ++	C18
fluoxétine	Surveiller leur tolérance ++	C18
fluphénazine	Surveiller sa tolérance ++	C13
flurbiprofène	Surveiller sa tolérance ++	C13
flutamide	Surveiller sa tolérance ++	C13
fluticasone	Surveiller sa tolérance ++	C13
fosphénytoïne	Association non recommandée	B01
glibenclamide	Surveiller sa tolérance ++	C13
glipizide	Surveiller sa tolérance ++	C13
halopéridol	Surveiller sa tolérance ++	C13
héroïne	Informer sur la toxicité +++	C14
hydroquinidine	Surveiller sa tolérance ++	C13
hydroxyzine	Surveiller sa tolérance ++	C13
ibuprofène	Surveiller sa tolérance ++	C13
ifosfamide	Surveiller sa tolérance ++	C13
imipramine	Surveiller sa tolérance ++	C13
indinavir	Adapter les posologies	C22
indométacine	Surveiller sa tolérance ++	C13
inhibiteurs calciques dp(§)*	Surveiller leur tolérance ++	C13
interféron alpha	Absence de recommandation	D05
isotrétinoine	Surveiller sa tolérance ++	C13
itraconazole*	Surveiller leur tolérance ++	C18
josamycine	Surveiller leur tolérance ++	C18
kétoconazole*	Surveiller leur tolérance ++	C18
lansoprazole	Surveiller sa tolérance	C05
lévonorgestrel	Surveiller sa tolérance ++	C13
lidocaïne*	Surveiller sa tolérance ++	C13
loratadine	Surveiller sa tolérance ++	C13
losartan	Surveiller sa tolérance ++	C13
lovastatine	Choisir une statine sans interaction	C08
maprotiline	Surveiller sa tolérance ++	C13
médroxy-progestérone	Surveiller sa tolérance ++	C13
mégestrol	Surveiller sa tolérance ++	C13
mépéridine*	Association contre-indiquée	A02
méthylergométrine*	Association contre-indiquée	A02
méthysergide	Surveiller sa tolérance ++	C13
métoprolol	Surveiller sa tolérance ++	C13
métronidazole*	Eviter la solution buvable de lopinavir	A03
miconazole IV	Surveiller leur tolérance ++	C18
midazolam*	Surveiller sa tolérance ++	C13
midécamycine	Surveiller leur tolérance ++	C18

(§) inhibiteurs calciques dihydropyridines : amlodipine, félodipine, isradipine, lacidipine, lercanidipine, nicardipine, nifédipine, nimodipine, nitrendipine.

* = interaction mentionnée dans le RCP du lopinavir (+ritonavir).
** = interaction mentionnée dans le RCP de l'autre produit.
§ : interactions avec l'association commercialisée.

moclobémide	Surveiller sa tolérance ++	C13
nelfinavir	Association non recommandée	C24
oméprazole	Surveiller sa tolérance	C05
paclitaxel	Surveiller sa tolérance ++	C13
pamplemousse	Surveiller leur tolérance ++	C18
paroxétine	Surveiller sa tolérance ++	C13
perphénazine	Surveiller sa tolérance ++	C13
pethidine*	Association contre-indiquée	A02
phénytoïne*	Association non recommandée	B01
pimozide*	Association contre-indiquée	A02
pindolol	Surveiller sa tolérance ++	C13
piroxicam	Surveiller sa tolérance ++	C13
prazépam	Surveiller sa tolérance ++	C13
prazosine	Surveiller sa tolérance ++	C13
prednisolone	Surveiller sa tolérance ++	C13
prednisone	Surveiller sa tolérance	C05
probénécide	Surveiller sa tolérance ++	C13
progestérone	Surveiller sa tolérance ++	C13
proguanil	Surveiller sa tolérance ++	C13
prométhazine	Surveiller sa tolérance ++	C13
propafénone*	Association contre-indiquée	A02
propranolol	Surveiller sa tolérance ++	C13
quinidine	Surveiller sa tolérance ++	C13
quinine	Surveiller sa tolérance ++	C13
rifabutine*	Adapter la posologie de rifabutine	C27
rispéridone	Surveiller sa tolérance ++	C13
ritonavir	Sur-association possible	C23
roxithromycine	Surveiller leur tolérance ++	C18
saquinavir	Adapter les posologies	C25
sertraline	Surveiller sa tolérance ++	C13
sildénafil*	Diminuer sa posologie	B02
simvastatine	Choisir une statine sans interaction	C08
sirolimus	Le doser pour adapter sa posologie	C13
tacrolimus	Le doser pour adapter sa posologie	C13
tadalafil	Ne pas associer	B02
tamoxifène	Surveiller sa tolérance ++	C13
télithromycine	Surveiller leur tolérance ++	C18
ténofovir	Ne rien modifier	D06
testostérone	Surveiller sa tolérance ++	C13
thioridazine	Surveiller sa tolérance ++	C13
timolol	Surveiller sa tolérance ++	C13
triamtérène	Surveiller sa tolérance ++	C13
triazolam*	Association contre-indiquée	A02
triméthoprime*	Ne rien modifier	D04
trimipramine	Surveiller sa tolérance ++	C13
vardénafil	Diminuer sa posologie	B02
venlafaxine	Surveiller sa tolérance ++	C13
vérapamil*	Surveiller sa tolérance ++	C13
vinblastine	Surveiller sa tolérance ++	C13
vincristine	Surveiller sa tolérance ++	C13
voriconazole**	Surveiller la tolérance	C12
warfarine*	Surveiller sa tolérance ++	C13
zolpidem*	Association contre-indiquée	A02
zopiclone	Surveiller sa tolérance ++	C13

Associations contre-indiquées (A)

A01 Les concentrations de lopinavir baissent probablement de façon importante (celle de ritonavir de 35 %).

A02 Les concentrations de ces substrats du CYP3A peuvent augmenmenter, avec risque d'effets indésirables accrus (cisapride : troubles du rythme ; triazolam : sédation prolongée et dépression respiratoire ; dérivés de l'ergot de seigle : ergotisme). A noter que dans une étude, l'aire sous la courbe de la péthidine associée au ritonavir a au contraire diminué de 67 %.

A03 La solution buvable de Kalétra® contenant 42 % d'alcool, il y a un risque de réaction antabuse.

A04 Risque de baisse des concentrations de lopinavir et de ritonavir par ces produits inducteurs du CYP3A.

Associations déconseillées (B)

B01 Risque de baisse des concentrations de lopinavir par ces produits inducteurs du CYP3A. De plus, le ritonavir étant un puissant inhibiteur du CYP3A, il y a risque d'élévation significative des concentrations de carbamazépine et de phénytoïne => Evaluer les risques et avantages potentiels, puis surveiller leurs effets indésirables et concentrations et envisager de diminuer leurs posologies.

B02 Les antirétroviraux inhibiteurs du CYP3A élèvent les concentrations de ces substrats => Associations déconseillées ; en cas de prescription : ne pas dépasser 25 mg de sildénafil en 48 heures ; absence de recommandation pour le vardénafil ; ne pas associer le tadalafil (1/2 vie de 17 heures).

B03 L'association [atazanavir + lopinavir + ritonavir] n'est pas évaluée. En l'absence de données, elle n'est pas recommandée.

Associations avec précautions d'emploi (C)

C01 Le ritonavir étant aussi inducteur de certaines isoformes du cytochrome P450 et de la glucuronoconjugaison, il y a une potentielle baisse modérée de la concentration plasmatique de ces produits :
- Surveiller leurs effets, augmenter leurs posologies si nécessaire.
- Peuvent donc être associés sans risque au ritonavir :
  - à la différence d'autres benzodiazépines : le lorazépam (Equitam®, Lorazepam®, Temesta®), le temazépam (Normison®) et l'oxazépam (Seresta®) ;
  - à la différence d'autres anticonvulsivants et d'autres thymorégulateurs : l'acide valproïque (Depakine®, Valproate de sodium®, Dépakote®) ;
  - à la différence d'autres bêta-bloquants : le labétalol (Trandate®).

C02 Potentielle baisse modérée de la concentration plasmatique d'atovaquone => Une augmentation de posologie peut être nécessaire.

C03 Potentielle baisse modérée des concentrations de ces opiacés => Surveiller leurs effets et augmenter leurs posologies si nécessaire.

C04 Potentielle diminution de la concentration plasmatique du ritonavir par interférence avec son absorption.

C05 Ces produits étant un peu inducteurs du CYP3A, il y a risque de baisse des concentrations du ritonavir. A l'inverse, le ritonavir peut élever significativement leurs concentrations => Evaluer les risques et avantages potentiels, surveiller l'activité antirétrovirale et les effets indésirables et envisager de baisser leurs posologies.

C06 Diminution de 13 % de l'aire sous la courbe de la didanosine => Pas de modification de posologie. Sous toutes ses formes, la ddI doit être prise à jeûn et le lopinavir de préférence lors d'un repas.

C07 Baisse probable de la concentration d'éthinylestradiol ; d'une façon générale, il est recommandé d'utiliser une contraception mécanique efficace (préservatif).

C08 Risque accru de rhabdomyolyse en cas d'élévation des concentrations de statines => Avec tous les antirétroviraux, éviter les statines métabolisées par le CYP3A (atorvastatine, cérivastatine, lovastatine, simvastatine) et choisir plutôt la pravastatine (non métabolisée par le CYP3A) ou la fluvastatine (celle-ci étant métabolisée par le CYP2C9, ses concentrations peuvent être diminuées par le ritonavir). Rappel : ne pas associer fibrates et statines.

C09 Avec : méfloquine (250 mg /sem.) + ritonavir (200 mg x 2 /j) :
- l'aire sous la courbe de la méfloquine est inchangée ;
- celle du ritonavir baisse de 35 % et sa Cmin de 54 %.

Mécanisme inconnu (effet non retrouvé sur l'indinavir, le nelfinavir). Risque de baisse de la concentration de lopinavr, non évalué.
=> Surveiller la concentration de lopinavir.

C10 Les concentrations de méthadone (substrat des CYP3A, 2B6 et peut-être 2C) baissent => Adapter sa posologie selon sa concentration et la clinique.

C11 Baisse de 45 % de l'aire sous la courbe de la théophylline ;
=> Doser ses concentrations, pour adapter sa posologie.

C12 Le voriconazole est métabolisé par les CYP2C19, 2C9 et 3A4, dont il est aussi inhibiteur. Risque d'élévation des concentrations de lopinavir et de ritonavir => Doser le lopinavir et surveiller sa tolérance. Le lopinavir et le ritonavir peuvent modifier les concentrations de voriconazole => Surveiller son efficacité et sa tolérance.

C13 Avec le ritonavir, risque d'élévation des concentrations de ces substrats du CYP3A, donc risque accru d'effets indésirables (sédation prolongée, dépression respiratoire avec l'alprazolam, les opiacés, hypercoagulation avec la warfarine, etc.) => Avant de les associer : évaluer les risques et avantages potentiels, puis surveiller leurs effets indésirables et envisager de baisser leurs posologies (après dosage de la ciclosporine, du tacrolimus, contrôle de la coagulation pour la warfarine). L'association avec le midazolam, contre-indiquée dans le RCP, est possible avec précautions, si besoin. Avec la quinidine, l'hydroquinidine, la lidocaïne (voie générale) ou le bépridil : surveiller leurs concentrations et l'ECG (espace QT).

C14 La concentration plasmatique de ces substrats du CYP3A peut augmenter, avec un risque accru de surdosage (cas mortels décrits avec l'ectasy). Les concentrations d'héroïne peuvent au contraire baisser, incitant l'utilisateur à augmenter les doses.

C15 La concentration d'amprénavir diminue (de 49 à 83 %) => une dose additionnelle de ritonavir (100 mg x 2 /j) doit être ajoutée à : amprénavir (600 mg x 2 /j) + lopinavir/rito (400/100 mg x 2/j) ; soit une dose totale de ritonavir de 200 mg x 2 /j.

C17 Le bupropion est un peu inhibiteur du CYP2D6 et métabolisé par le CYP2B6 => risque d'interaction avec le ritonavir.

Associations avec précautions d'emploi (suite) (C)

C18 Avec les inhibiteurs du CYP3A (macrolides, azolés, cimétidine, jus de pamplemousse double concentré...), il y a un risque d'élévation des concentrations à la fois du ritonavir, du lopinavir et de ces produits. Surveiller leur tolérance et envisager de diminuer la posologie du produit associé. Avec l'érythromycine, surveiller particulièrement l'espace QT. Ne pas dépasser 200 mg /j de kétoconazole ou d'itraconazole.

C19 Des augmentations modérées de l'aire sous la courbe de la clarithromycine sont attendues => Envisager de diminuer sa posologie en cas d'insuffisance rénale ou hépatique. Surveiller particulièrement l'espace QT.

C20 L'aire sous la courbe du ritonavir s'élève de 70 % et celle du lopinavir risque aussi d'augmenter => => Surveiller sa tolérance et doser ses concentrations pour adapter sa posologie.

C21 Les concentrations d'efavirenz baissent d'environ 15 %, l'aire sous la courbe et la Cmin du lopinavir baissent significativement => Ne pas modifier la posologie d'efavirenz mais passer à 4 gelules x 2 /jour de Kaletra® (au lieu de 3 gelules x 2 /jour).

C22 La posologie proposée et en cours d'évaluation est : [indinavir 600 mg + Kaletra® 3 gélules] x 2/jour.
Doser l'indinavir et le lopinavir avant une éventuelle adaptation des posologies.

C23
- L'effet potentialisateur pharmacocinétique du ritonavir sur le lopinavir est utilisé dans la posologie fixe du Kaletra® (capsules molles de 33,3 mg de ritonavir + 133,3 mg de lopinavir).
- L'ajout supplémentaire de ritonavir (100 mg x 2) provoque une élévation de l'aire sous la courbe du lopinavir de 33 % et de sa Cmin de 64 % => A utiliser en cas de prise d'un inducteur et toujours en contrôlant la concentration plasmatique de lopinavir.
- En cas d'association du Kaletra® avec de l'efavirenz ou de la névirapine (inducteurs), il est recommandé de passer si besoin à 4 gélules x 2 /jour de Kaletra® plutôt que d'ajouter seulement du ritonavir.

C24 Absence de données, absence de recommandations.

C25 Elévation des concentrations du saquinavir comme avec le ritonavir, sans modifications de celles du lopinavir => Posologie intiale possible : saquinavir : 800 mg x 2/j + Kaletra® : 3 gélules x 2/j ; et doser le saquinavir et le lopinavir pour adapter les posologies.

C26 Risque de baisse des concentrations de lopinavir par effet inducteur de la névirapine => Ne pas modifier la posologie de névirapine, mais envisager Kaletra® à 4 gélules x 2 /jour ; et doser le lopinavir avant une éventuelle adaptation.

C27 L'aire sous la courbe de la rifabutine est multipliée par 5,7.
=> Baisser de 75 % la dose de rifabutine (150 mg x 1 jour sur 2), voire davantage.

Absence de recommandation (D)

D01 Le ritonavir étant inducteur de la glucuronoconjugaison, il peut faire baisser les concentrations plasmatiques d'abacavir ; signification clinique inconnue.

D02 Pharmacocinétique de la névirapine inchangée ; baisse de 11 % de l'aire sous la courbe du ritonavir, considérée comme non significative.

D03 Le ritonavir est inducteur de la glucuronoconjugaison ; à doses thérapeutiques, il fait baisser de 25 % l'aire sous la courbe de la zidovudine => pas de modification des posologies.

D04 Élévation de 20 % de l'aire sous la courbe du triméthoprime et diminution de 20 % de celle du sulfaméthoxazole => Pas de modification des posologies.

D05 Potentielle élévation de la concentration plasmatique du ritonavir.

D06 Baisse de 15 % de la Cmax et de l'aire sous la courbe du lopinavir et élévation de l'ordre de 30 % de celles du ténofovir, considérées comme on significatives.

V - 07 Atazanavir

Nom commercial Classe En France	Reyataz® (Bristol-Myers-Squibb) Inhibiteur azapeptidique de la protéase du VIH. première AMM en Mars 2004
Présentation	Gélules à 150 mg et à 200 mg.
Indications actuelles	RCP de Mars 2004 : • En association à d'autres antirétroviraux • Chez l'adulte infecté par le VIH • Déjà traité par antirétroviraux • Avec moins de 4 mutations de résistance aux inhibiteurs de protéase (au-delà, aucun bénéfice n'est attendu). • En tenant compte des tests de résistance et des traitements antérieurs reçus. • Données insuffisantes pour être recommandé chez un patient jamais traité par antirétroviraux.
Posologies (adulte)	Toujours associé au ritonavir : • au cours d'un repas (donc $\geq$ 2 h avant la ddl) : atazanavir : 300 mg (2 x 150 mg) x 1 fois/jour + ritonavir : 100 mg x 1 fois/jour • ne pas augmenter la posologie du ritonavir (risque d'effets indésirables accrus : cardiaques, hyperbilirubinémie,...). • si avec du ténofovir : posologie inchangée. • si avec de l'efavirenz (600 mg x 1 fois/jour) : atazanavir : 400 mg (2 x 200 mg) x 1 fois/jour + ritonavir : 100 mg x 1 fois/jour. • associations non recommandées : indinavir (hyperbilirubinémie), névirapine, autres inhibiteurs de protéase (absence de données).
Interactions alimentaires et conséquences	L'alimentation diminue de moitié la variabilité de la Cmax et de l'aire sous la courbe => à prendre pendant un repas.
Concentrations (NB : 1 mg/l = 1 000 ng/ml)	- A l'état d'équilibre après 1 prise par jour de [atazanavir 300 mg + ritonavir 100 mg] : Cmax (3 h) = 5 233 ng/ml (écart-type : 3 033) Cmin (24 h) = 862 ng/ml (écart-type : 838) - CE50 = 2,6 à 5,3 nM ; CE90 = 9 à 15 nM. - Cmin cible sur le virus sauvage : 200 - 1 000 ng/ml (rapport Delfraissy de juillet 2004).
LCR	A été détecté.
Métabolisme	Liaison protéique : 86 %. Métabolisé par le foie (CYP3A4). 1/2 vie plasmatique = 8,6 heures. Elimination surtout biliaire (urinaire inchangée = 7 %).

Contre-indications	- Hypersensibilité à l'un des composants ; - Insuffisance hépatique modérée à sévère ; - Associations à certains médicaments : - inducteurs : rifampicine, millepertuis ; - substrats du CYP3A4 ayant un indice thérapeutique étroit (voir interactions).
Principaux effets indésirables	- Hyperbilirubinémie non conjuguée (par inhibition de l'UDPGT 1A1), avec ictère dose-dépendant ; - Troubles digestifs : nausées, vomissements, dyspepsie, diarrhées, douleurs abdominales ; - Céphalées, insomnie ; rash ; - Allongements asymptomatiques de l'espace PR. BAV du 1er degré chez le volontaire sain à 800 mg/jour - Moins dyslipidémiant (avec ou sans ritonavir) que les inhibiteurs de protéase comparés (impact clinique, notamment cardiovasculaire inconnu). - Elévations de : amylasémie, créatine kinase, lipasémie, ASAT/ALAT.
Surveiller	- Bilirubine, transaminases, glycémie, lipides ; - Saignements chez l'hémophile ; lipodystrophie.

Selon le terrain (avant traitement)

- Insuffisance rénale : aucune adaptation de posologie nécessaire.
- Insuffisance hépatique : légère => avec précaution ;
  modérée à sévère => contre-indication.
- Aggravation d'hépatite B ou C => envisager l'interruption ou l'arrêt.
- Antécédent de BAV du 2e et 3e degré ou bloc de branche complet, traitement concomittant par médicament allongeant l'espace PR => précaution, peser le rapport bénéfice/risque.
- Grossesse : peser le bénéfice/risque ; allaitement : contre-indication.
- Hémophilie : absence de données
  => surveiller les saignements, adapter la dose de facteur VIII.

En cas d'effets indésirables (sous traitement)

- Ictère ou hyperbilirubinémie intolérable par le patient => arrêter le traitement par atazanavir, mais ne pas diminuer sa posologie.

Mutations sur la protéase et résistance à l'atazanavir
(atazanavir : 300 mg x 1/j + ritonavir : 100 mg x 1/j)
(algorithme de l'ANRS de septembre 2004)

- Résistance certaine en présence des mutations suivantes :
  - I50L
  - ≥ 6 parmi : L10F/I/V, K20I/M/R, L24I, L33F/I/V, M36I/L/V, M46I/L, G48V, I54L/V, L63P, A71I/T/V, G73A/C/S/T, V82A/F/T/S, I84V, L90M.

- Voir aussi le tableau des mutations et l'interprétation de l'algorithme de l'ANRS au chapitre « Résistance ».

atazanavir :

Interactions avec risque de diminution d'activité

aluminium (sels)	Espacer les prises	C01
carbamazépine	Association non recommandée	B02
chardon	Association déconseillée	B01
cimétidine*	Surveiller la concentration d'atazanavir	C01
clarithromycine*	Ne rien modifier	D01
dexaméthasone	Surveiller l'activité antirétrovirale ++	C02
didanosine*	Prendre la ddI 2 heures après l'atazanavir	C03
efavirenz*	Augmenter la posologie d'atazanavir	C04
éthinylestradiol	Utiliser une contraception mécanique	C05
famotidine*	Espacer les prises	C01
fosphénytoïne	Association non recommandée	B02
lansoprazole*	Surveiller la concentration d'atazanavir	C01
magnésium (sels)	Espacer les prises	C01
méthadone	Adapter sa posologie	C06
millepertuis*	Association contre-indiquée	A01
névirapine*	Association non recommandée	B03
nizatidine*	Espacer les prises	C01
oméprazole*	Espacer les prises	C01
pantoprazole*	Espacer les prises	C01
phénobarbital	Association non recommandée	B02
phénytoïne	Association non recommandée	B02
prednisone	Surveiller l'activité antirétrovirale ++	C02
primidone	Association non recommandée	B02
rabéprazole*	Espacer les prises	C01
ranitidine*	Espacer les prises	C01
rifampicine*	Association contre-indiquée	A02
ténofovir*	Toujours associer du ritonavir	C07
tipranavir**	Voir le chapitre tipranavir	
voriconazole**	Surveiller l'activité du voriconazole	C08

Interactions avec risque accru d'effets indésirables

alprazolam	Surveiller sa tolérance ++	C09
amiodarone*	Surveiller sa tolérance ++	C09
amphétamines	Informer sur la toxicité +++	C10
(fos-)amprénavir*	Association non recommandée	B04
aténolol	Ne rien modifier	D02
atorvastatine*	Choisir une statine sans interaction	C11
bépridil*	Association contre-indiquée	A03
buprénorphine	Surveiller sa tolérance ++	C09
carbamazépine	Association non recommandée	B02
cérivastatine*	Choisir une statine sans interaction	C11
ciclosporine*	La doser pour adapter sa posologie	C09
cisapride*	Association contre-indiquée	A03
clindamycine	Surveiller sa tolérance ++	C09
cocaïne	Informer sur la toxicité +++	C10
codéine	Surveiller sa tolérance ++	C09
dapsone	Surveiller sa tolérance ++	C09
dextrométorphane	Surveiller sa tolérance ++	C09
dihydroergotamine*	Association contre-indiquée	A03
diltiazem*	Réduire sa posologie	C09

* = interaction mentionnée dans le RCP de l'atazanavir.
** = interaction mentionnée dans le RCP de l'autre produit.

interactions médicamenteuses

ecstasy (MDMA)	Informer sur la toxicité +++	C10
ergotamine*	Association contre-indiquée	A03
érythromycine	Surveiller la tolérance de l'atazanavir	C12
éthinylestradiol	Utiliser une contraception mécanique	C05
flécaïnide	Surveiller sa tolérance ++	C09
fluconazole	Surveiller la tolérance de l'atazanavir	C12
héroïne	Informer sur la toxicité +++	C10
hydroquinidine*	Association contre-indiquée	A03
imipramine	Surveiller sa tolérance ++	C09
indinavir*	Association non recommandée	B05
inhibiteurs calciques dp(§)	Surveiller leur tolérance ++	C09
irinotécan*	Surveiller sa tolérance	C16
itraconazole*	Surveiller la tolérance de l'atazanavir	C12
josamycine	Surveiller la tolérance de l'atazanavir	C12
kétoconazole*	Surveiller la tolérance de l'atazanavir	C12
lidocaïne*	Surveiller sa tolérance ++	C09
lopinavir* + ritonavir	Association non recommandée	B04
lovastatine*	Choisir une statine sans interaction	C11
méthadone	Adapter sa posologie	C06
méthylergométrine*	Association contre-indiquée	A03
miconazole IV	Surveiller la tolérance de l'atazanavir	C12
midazolam	Surveiller sa tolérance ++	C09
midécamycine	Surveiller la tolérance de l'atazanavir	C12
morphine	Surveiller sa tolérance ++	C09
nelfinavir*	Association non recommandée	B04
paclitaxel	Surveiller sa tolérance ++	C09
pamplemousse	Surveiller la tolérance de l'atazanavir	C12
phénytoïne	Association non recommandée	B02
pimozide*	Association contre-indiquée	A03
progestérone	Surveiller sa tolérance ++	C09
propafénone	Surveiller sa tolérance ++	C09
quinidine*	Association contre-indiquée	A03
rifabutine*	Réduire sa posologie	C13
ritonavir*	Association recommandée	C14
roxithromycine	Surveiller la tolérance de l'atazanavir	C12
saquinavir*	Ajouter du ritonavir	C17
sildénafil*	Diminuer sa posologie	C15
simvastatine*	Choisir une statine sans interaction	C11
sirolimus*	Le doser pour adapter sa posologie	C09
tacrolimus*	Le doser pour adapter sa posologie	C09
tadalafil	Ne pas associer	C15
tamoxifène	Surveiller sa tolérance ++	C09
télithromycine	Surveiller la tolérance de l'atazanavir	C12
testostérone	Surveiller sa tolérance ++	C09
tipranavir*	Association non recommandée	B04
triazolam	Association contre-indiquée avec ritonavir	C09
vardénafil	Diminuer sa posologie	C15
vérapamil*	Surveiller sa tolérance ++	C09
voriconazole**	Surveiller la tolérance	C08
warfarine*	Surveiller sa tolérance ++	C09

(§) inhibiteurs calciques dihydropyridines : amlodipine, félodipine, isradipine, lacidipine, lercanidipine, nicardipine, nifédipine, nimodipine, nitrendipine.

Associations contre-indiquées (A)

A01 Risque de baisse des concentrations d'atazanavir par cet inducteur du cytochrome P450.

A02 Les concentrations d'atazanavir baissent probablement de façon importante.

A03 Les concentrations de ces substrats du CYP3A peuvent augmenter fortement en association à [atazanavir + ritonavir], avec risque d'effets indésirables accrus (cisapride, quinidine, bépridil : troubles du rythme ; triazolam : sédation prolongée et dépression respiratoire ; dérivés de l'ergot de seigle : ergotisme).

Associations déconseillées (B)

B01 Risque de baisse des concentrations d'atazanavir par ces produits inducteurs du cytochrome P450.

B02 Risque de baisse des concentrations d'atazanavir par ces inducteurs du CYP3A. Le ritonavir peut compenser cet effet, mais aussi élever les concentrations de carbamazépine et de phénytoïne => Associations non recommandées. En cas d'association nécessaire, pratiquer des dosages.

B03 La névirapine étant un inducteur du CYP3A4, les concentrations d'atazanavir devraient diminuer. Absence de données.

B04 Absence de données sur les associations [atazanavir ± ritonavir] avec amprénavir, lopinavir, nelfinavir ou tipranavir.

B05 Ces deux molécules inhibent l'UGT et provoquent ainsi une hyperbilirubinémie non conjuguée. Absence de données.

Associations avec précautions d'emploi (C)

C01 L'augmentation du pH gastrique peut entrainer une baisse de concentration de l'atazanavir associé au ritonavir => Eviter de les associer aux antiacides ou les prendre 2 h avant ou 1 h après les antiacides (ou les médicaments tamponnés). De plus, le lansoprazole étant un (faible) inducteur du CYP3A, il peut abaisser la concentration d'atazanavir ; à l'inverse, la cimétidine étant un (faible) inhibiteur du CYP3A, elle peut provoquer une élévation de la concentration d'atazanavir => Doser l'atazanavir.

C02 Ces produits étant un peu inducteurs du CYP3A, il y a risque de baisse des concentrations d'atazanavir.

C03 Sous toutes ses formes, la didanosine doit être prise à jeûn alors que l'atazanavir (+ ritonavir) doit être pris avec de la nourriture.

C04 Baisse de 74 % de l'aire sous la courbe de l'atazanavir, sans modification de celle de l'efavirenz => Posologie initiale : [atazanavir 400 mg + ritonavir 100 mg + efavirenz 600 mg] x 1/j. Et doser l'atazanavir pour une éventuelle adaptation des doses.

C05 Elévation de la concentration d'éthinylestradiol par l'atazanavir mais baisse par le ritonavir => Eviter cette association (absence de données) ; d'une façon générale, il est recommandé d'utiliser une contraception mécanique efficace (préservatif).

C06 Les concentrations de méthadone (substrat des CYP3A, 2B6 et peut-être 2C) peuvent varier (absence de données) => Adapter sa posologie selon sa concentration et la clinique.

C07 Baisse de 25 % de l'aire sous la courbe et de 40 % de la Cmin de l'atazanavir, par interaction probable au niveau de l'absorption. En présence de ritonavir associé (recommandé avec l'atazanavir), la baisse de l'aire sous la courbe est la même, celle de la Cmin n'est plus que de 26 % => Les posologies intiales doivent être : [atazanavir 300 mg + ritonavir 100 mg + ténofovir 300 mg] x 1/j. Et doser l'atazanavir pour une éventuelle adaptation des doses.

C08 Le voriconazole est métabolisé par les CYP2C19, 2C9 et 3A4, dont il est aussi inhibiteur. Risque d'élévation des concentrations d'atazanavir (peu probable en présence de ritonavir) => Le doser et surveiller sa tolérance. L'atazanavir peut modifier les concentrations de voriconazole => Surveiller son efficacité et sa tolérance.

C09 Avec l'atazanavir, risque d'élévation des concentrations de ces substrats du CYP3A, donc risque accru d'effets indésirables (sédation prolongée, dépression respiratoire avec l'alprazolam, les opiacés, hypercoagulation avec la warfarine, etc.) => Avant de les associer : évaluer les risques et avantages potentiels, puis surveiller leurs effets indésirables et envisager de baisser leurs posologies (après dosage de la ciclosporine, du tacrolimus, contrôle de la coagulation pour la warfarine). Réduire de 50 % la dose initiale de diltiazem.L'association avec le triazolam, non citée dans le RCP de l'atazanavir, est contre-indiquée avec le ritonavir.

C10 La concentration plasmatique de ces substrats du CYP3A peut augmenter, avec un risque accru de surdosage.

C11 Risque accru de rhabdomyolyse en cas d'élévation des concentrations de statines => Avec tous les antirétroviraux, éviter les statines métabolisées par le CYP3A (atorvastatine, cérivastatine, lovastatine, simvastatine) et choisir plutôt la pravastatine (non métabolisée par le CYP3A) ou la fluvastatine (métabolisée par le CYP2C9). Rappel : ne pas associer fibrates et statines.

C12 Avec les inhibiteurs du CYP3A (macrolides, azolés, cimétidine, jus de pamplemousse double concentré), il y a un risque d'élévation des concentrations d'atazanavir (surtout en association au ritonavir).

C13 L'aire sous la courbe de la rifabutine augmente de 2,3 fois, sans modification de celle de l'atazanavir => Réduire la posologie de rifabutine jusqu'à 75 % (soit 150 mg 1 jour /2, ou 3 fois /semaine

C14 Par rapport à la prise d'atazanavir seul (400 mg x 1/j) l'ajout de 100 mg ritonavir à 300 mg d'atazanavir fait augmenter de 2 fois l'aire sous la courbe et de 3 à 7 fois la Cmin de l'atazanavir => Posologie recommandée : [atazanavir 300 mg + ritonavir 100 mg] x 1/j. Et doser l'atazanavir pour une éventuelle adaptation.

C15 Les antirétroviraux inhibiteurs du CYP3A élèvent les concentrations de ces substrats => Posologies initiales : sildénafil : 25 mg, vardénafil : 5 mg ; tadalafil déconseillé (1/2 vie de 17 heures).

C16 L'atazanavir inhibe l'UGT et peut interférer avec le métabolisme de l'irinotécan, avec risque de toxicité accrue.

C17 Elévation de 300 à 400 % de l'aire sous la courbe du saquinavir et de 400 à 600 % de sa Cmax, sans modification de celles de l'atazanavir => Association déconseillée sans ritonavir : posologie initiale possible : [atazanavir 300 mg + saquinavir 1 200 mg + ritonavir 100 mg] x 1/jour ; puis doser le saquinavir et l'atazanavir pour adapter les posologies.

Absence de recommandation (D)

D01 L'aire sous la courbe de l'atazanavir augmente de 28 %, celle de la clarithromycine de 100 %, mais celle de son métabolite hydroxylé actif baisse de 70 % => Doses inchangées et surveiller.

D02 Elévation de 25 % de l'aire sous la courbe de l'aténolol.

V - 08 Tipranavir

Nom commercial	? (Boehringer-Ingelheim)
Classe	Inhibiteur de la protéase du VIH.
En France	ATU nominative (Juillet 2004)
Présentation	Capsules molles à 250 mg (contenant de l'alcool).
Indications actuelles	• Une ATU nominative est examinée et attribuée au cas par cas. • Actuellement réservée à des patients : - préalablement traités par les 3 classes d'ARV et par au moins 2 inhibiteurs de protéase, - et ayant échappé ou étant intolérants aux traitements antirétroviraux actuellement autorisés. • Doit absolument être pris en association avec une faible dose de ritonavir => prendre en considération les interactions du ritonavir. • Doit également être pris avec au moins 2 autres antirétroviraux mais : - pas avec l'atazanavir, l'indinavir ou le nelfinavir (pas de données, posologies non définies) ; - et posologies non définies avec amprénavir, lopinavir et saquinavir (voir interactions). • Le profil des mutations (tous tests génotypiques antérieurs pratiqués sous traitement) doit être analysé pour choisir le traitement.
Posologies (adulte)	• 500 mg (2 capsules) x 2/jour • avec du ritonavir : 200 mg (2 capsules) x 2/jour • en cas d'oubli : selon l'horaire de prise prévu : • < 5 heures après => prendre la dose oubliée ; • > 5 heures après => sauter la dose oubliée.
Interactions alimentaires et conséquences	Peut être pris pendant ou en dehors d'un repas mais est mieux toléré avec des aliments.
Concentrations (NB : 1 mg/l = 1 000 ng/ml)	Max (2 h après 500 mg + r 200 mg) = 125 ± 30 µM Min (12 h après 500 mg + r 200 mg) = 30 ± 10 µM L'ajout de ritonavir multiplie par 56 la concentration résiduelle à l'état d'équilibre (après 7 jours). CE90 : in vitro = 70 - 180 nM ; *in vivo* attendue = 280 - 720 nM (car liaison protéique = 99,97 %).
Métabolisme	• Hépatique, par le CYP3A4, dont il est inducteur (donc auto-inducteur). • Mais en association au ritonavir (indispensable), l'effet net est une inhibition du CYP3A4. • Elimination surtout biliaire (urinaire = 4,4 %).
Principaux effets indésirables	• diarrhées, douleurs abdominales, flatulences, nausées, vomissements, anorexie, dyspepsie ; • asthénie, céphalées, sensations vertigineuses ; • pancréatite, lipodystrophie ; • élévation de : ASAT/ALAT, gamma-GT, triglycérides, cholestérol total.

Contre-indications	- Hypersensibilté au produit.
	- Inobservance prévisible.
	- Grossesse en cours ou prévue, allaitement, refus de contraception mécanique.
	- ASAT/ALAT > 5 N **ou** bilirubine totale > 3,5 N.
	- ASAT/ALAT > 2,5 N **et** bilirubine totale > 2 N.
	- Prise concomittante de certains médicaments :
	  - inducteurs du CYP3A : rifampicine, millepertuis ;
	  - substrats du CYP3A à marge thérapeutique étroite : amiodarone, astémizole, bépridil, cisapride, dihydroergotamine, ergonovine, ergotamine, flécaïnide, methylergonovine, midazolam, pimozide, propafénone, quinidine, terfénadine, triazolam.

Surveiller	- Bilan hépatique, lipidique, - Glycémie, amylasémie, lipasémie.

Selon le terrain (avant traitement)

- Insuffisance rénale : absence de données mais la clairance rénale du tipranavir est négligeable.
- Insuffisance hépatique : voir contre-indications ; une hépatite B ou C chronique expose à un plus grand risque d'effets indésirables hépatiques sévères.
- Grossesse, allaitement => contre-indications.
- Hémophilie : absence de données => surveiller les saignements.
- Diabète préexistant => surveiller la glycémie.

En cas d'effets indésirables (sous traitement)

• Tout effet indésirable grave ou inattendu doit être déclaré immédiatement (au plus tard dans les 24 heures) au laboratoire.

Interactions

• Voir ci-dessus les contre-indications ainsi que le chapitre ritonavir.
• Diminution des Cmin d'amprénavir (56 %), lopinavir (55 %) et saquinavir (81 %) par [tipranavir + ritonavir] => posologies non définies.
• Disulfiram, métronidazole : risque d'effet antabuse (alcool de l'excipient).

Mutations sur la protéase et résistance au tipranavir
(tipranavir : 500 mg x 2/j + ritonavir : 200 mg x 2/j)
(algorithme de l'ANRS de septembre 2004)

- Résistance certaine en présence des mutations suivantes :
  • L33F/I + V82F/L/T + I84C/V
  • ≥ 8 parmi : I13L, K20M/R/V, L33F/I, E35D/N, M36I, K45R, M46I/L, I47V, I54A/M/T/V, Q58E, I66F, H69K, A71I/V, T74P, V82F/L/T, I84C/V, T91S

- Le tipranavir a été développé en raison de son peu de résistance croisée avec les autres inhibiteurs de protéase disponibles. Ce qui permet son utilisation lors des multi-échecs aux IP (mais en association avec au moins une autre molécule nouvelle).

- Voir aussi le tableau des mutations et l'interprétation de l'algorithme de l'ANRS au chapitre « Résistance ».

VI

Inhibiteurs de fusion et d’entrée

VI - 01 Enfuvirtide (T20)

Nom commercial	Fuzeon® (Triméris, commercialisé par Roche)
Classe	Inhibiteur de fusion de la gp41 à la cellule cible.
En France	AMM en mai 2003.
Présentation	Poudre pour solution injectable (voie SC) : flacons à reconstituer avec de l'eau, permettant d'obtenir 90 mg par ml ; • avant reconstitution : pas de précaution spéciale ; • après reconstitution : à conserver entre +2 °C et +8 °C (au réfrigérateur) et à utiliser dans les 24h.
Indications actuelles	• Echec à un traitement comprenant au moins un médicament de chacune des classes suivantes : inhibiteurs de protéase, inhibiteurs non nucléosidiques de la reverse transcriptase et inhibiteurs nuclésidiques de la reverse transcriptase ; • ou intolérance à ces traitements. • A utiliser en association à d'autres antirétroviraux (en tenant compte de l'histoire thérapeutique et des mutations de résistance).
Posologies (adulte)	Par voie sous-cutanée : 90 mg (1 ml) x 2 fois /jour, dans la partie haute du bras, la face antérieure de la cuisse ou l'abdomen.
Métabolisme	- Peptide synthétique de 36 acides aminés, nécessitant une administration parentérale. - Biodisponibilité de 70 à 100 %. En 2 prises par jour SC, se produit une accumulation d'environ 30 %. - Pas d'interaction avec les cytochromes P450. - Liaison aux protéines plasmatiques (albumine et alpha-1 glycoprotéine acide) : 97 - 99 %, non modifiée par saquinavir, nelfinavir, efavirenz, névirapine. - Liaison à des cellules circulantes : 49 - 82 %.
Principaux effets indésirables	- Réactions (papule érythémateuse) au site d'injection (de 55 % à 100 % selon les études) => • changer de site à chaque injection ; • un massage doux du site après injection est souvent pratiqué ; aucune pommade n'est validée à ce jour pour réduire les réactions. - Une fréquence accrue d'infections bactériennes, en particulier de pneumonies, a été observée.
Contre-indications	- Hypersensibilité au produit. - Allaitement. - Grossesse : ne prescrire que si le bénéfice attendu justifie le risque potentiel pour le foetus.
Surveiller	- La peau aux sites d'injection. - Signes de pneumonie. - Signes d'hypersensibilté systémique. - NFS, enzymes hépatiques, amylasémie.

Remarques
- Un programme de formation et des documents d'accompagnement sont destinés aux infirmières.
- Certains patients apprennent à pratiquer eux-mêmes la reconstitution (1 fois par jour) et les injections sous-cutanées (2 fois par jour).

Selon le terrain (avant traitement)

- Absence de recommandations spécifiques en cas d'insuffisance rénale ou hépatique.

En cas d'effets indésirables (sous traitement)

- Les réactions locales aux sites d'injection ont nécessité l'interruption du traitement dans 3 % des cas => Varier les points d'injection ; des antalgiques généraux peuvent être prescrits.
- Signes d'hypersensibilté systémique => arrêter **définitivement** l'enfuvirtide.

Résistance à l'enfuvirtide

Mutations sur la gp41 (non séquencée en routine) (algorithme de l'ANRS de septembre 2004) :
- G36A/D/S/V
- V38A/E/K/M
- Q40H/K/P/T
- N42D
- N43D/H/K/S
- N42T + N43S
- L44M
- L45Q/M

- Double mutation G36S + V38M => résistance (CI x 1000).
- En monothérapie, l'apparition de mutants résistants est rapide.
- Une baisse de sensibilité phénotypique > 10 a été observée chez des virus cellulaires, sans mutations sur la gp41 du virus plasmatique.

Co-récepteurs de fusion :
- L'enfuvirtide est aussi actif sur les virus utilisant le co-récepteur CXCR4 que sur ceux utilisant le co-récepteur CCR5.

Anticorps :
- Il n'est pas apparu d'anticorps anti-enfuvirtide chez les patients traités jusqu'à 48 semaines.
- La présence avant le traitement d'anticorps anti-gp41 (qui ont une réaction croisée avec l'enfuvirtide) n'a modifié ni la pharmacocinétique, ni l'action antirétrovirale, ni la tolérance de l'enfuvirtide.

Interactions avec risque de

Baisse d'activité : aucune interaction décrite.

Effets indésirables accrus : aucune interaction décrite.

Remarque :

Un autre inhibiteur de fusion agissant sur la gp41 et appartenant aux mêmes firmes, le T1249 (peptide synthétique de 39 acides aminés), a des caractéristiques pharmacocinétiques qui permettraient une seule injection par jour et aurait une activité sur des souches virales résistantes à l'enfuvirtide. Son développement a été interrompu en 2004 et des formes retard seraient recherchées pour ces deux produits.

VII

Immunothérapie

VII - 01 Aldesleukine (interleukine 2 recombinante)

Nom commercial	Macrolin® (Chiron)
Classe	Immunomodulateur (favorise la production de lymphocytes T CD4+)
En France	ATU de cohorte (09/1999, modifiée en juin 2000).
Présentation	Poudre pour solution injectable (voie SC) : flacons à 4,5 MUI (à reconstituer avec 0,4 ml d'eau). à conserver entre +2 °C et +8 °C (au réfrigérateur)
Indications actuelles	ATU de cohorte 2000 : stimulation de la restauration immunitaire chez les patients infectés par le VIH, chez qui la reconstitution immunitaire est insuffisante après un traitement antirétroviral bien conduit : - Âge ≥ 18 ans ; test de grossesse négatif ; - CD4 ≤ 200 /mm^3 ; - ARN plasmatique < 5 000 copies/ml ; - Traitement antirétroviral comportant un inhibiteur de protéase, depuis au moins 6 mois ; - Indice de Karnofsky ≥ 80 %, pas d'infection évolutive. En cas d'infection évolutive (notamment LEMP), la prescription d'IL2 relève d'une ATU nominative (aucune donnée d'efficacité).

Posologies (adulte)	- Par voie sous-cutanée.
	- Dose : 4,5 MUI x 2 fois par jour, pendant 5 jours :
	  - toutes les 6 semaines jusqu'à S24,
	  - puis toutes les 8 semaines.
	- Hospitalisation pendant les 2 premières cures.
	- Surveillance clinique et biologique à S12 et S24.

Métabolisme	Protéine de 133 acides aminés, nécessitant une administration parentérale. Métabolisme rénal quasi-complet. Elimination rénale.
Contre-indications	- Hypersensibilité au produit. - Grossesse, allaitement, absence de contraception efficace (hommes et femmes). - Indice de Karnofsky ≤ 80 %. - Infection aiguë évolutive. - Manifestations cliniques définissant le SIDA. - Antécédents notables de maladie cardiaque, pulmonaire, thyroïdienne, hépatique, rénale ou d'atteinte neurologique, de troubles hémostatiques ou autres pathologies significatives. - Atteintes ou maladies mentales cognitives. - Antécédent d'allogreffe d'organe. - Antécédent de maladie auto-immune. - Traitement immunosuppresseur (ciclosporine, etc.). - Patient susceptible de recevoir une corticothérapie - Utilisation concomitante d'hydroxyurée et/ou d'agents cytotoxiques. - Hb < 5,5 mmoles/l ; granulocytes ≤ 750/mm^3 ; plaquettes ≤ 50 000/mm^3. - Bilirubine > 5 x limite supérieure de normale. - Créatininémie > 1,5 x limite supérieure de N.

Principaux effets indésirables et prévention	• Le plus souvent directement liés au produit et disparaissant en 1 à 2 jours après l'arrêt : - Syndrome grippal : fièvre, frissons, asthénie, céphalées, rhinite, myalgies => paracétamol (0,5 g toutes les 4 h) ou AINS (surveiller l fonction rénale), commencés immédiatement avant l'IL2* + anti-H2 préventifs. - Nausées, vomissements => anti-émétiques* : métoclopramide (1 c. à café x 3/j avant repas). - Diarrhées => lopéramide (2 à 6 mg/jour)*. - Rashs prurigineux => antihistaminiques** : hydroxyzine (25 mg x 3/j) ou diphénhydramine (1 cp à 90 mg, à renouveler si besoin) ; crèmes locales** (ne contenant pas de corticoïdes). - Papule érythémateuse au site d'injection => changer de site à chaque injection. ** Peuvent généralement être interrompus 12 h après la dernière injection d'IL2.* *** A poursuivre jusqu'à disparition des symptômes.* - Oedème, arthralgie, stomatite, anorexie. - Altération des fonctions rénale, hépatique ; anémie, thrombopénie ; hypo-, hyperthyroïdie, myocardiopathie, maladie de Crohn ; variations des concentrations de calcium, magnésium ; défaut de fonction granulocytaire (risque d'infection), etc. - Insomnie, irritabilité, confusion, dépression. • Accident vasculaire cérébral.
Surveiller	- A l'inclusion : évaluation clinique complète, à la recherche d'une maladie cardiaque, pulmonaire, thyroïdienne, hépatique, rénale ou neurologique significative (voir contre-indications). - Avant chaque cure : NFS, plaquettes, CD4, ionogramme ; tests fonctionnels rénaux, hépatiques, éventuellement thyroïdiens ; glycémie ; ARN plasmatique.
Prudence si	- Insuffisance rénale ou hépatique préexistantes. - Médicaments néphrotoxiques ou hépatoxiques. - Traiter d'abord une inf. bactérienne préexistante. - Ne pas conduire ni utiliser une machine tant que des effets neurologiques n'ont pas disparus.
Réduire la dose si	-> Voir le protocole de l'ATU de cohorte.
Arrêter si	-> Léthargie, somnolence (risque de coma).

Interactions avec risque de

Baisse d'activité : Corticostéroïdes*.

Effets indésirables accrus :
- Médicaments néphrotoxiques*, hépatotoxiques*, cardiotoxiques* ou myélotoxiques* ; antihypertenseurs* ; produits de contraste*.
- Médicaments à effet neurologique central*.

* = interaction mentionnée dans le RCP de l'aldeskeukine

VIII

Effets indésirables des antirétroviraux

VIII - 1 Introduction

Les effets indésirables les plus fréquents des antirétroviraux sont bien décrits, même si dans la plupart des cas leur mécanisme n'est pas connu, et que leur spécificité n'est pas expliquée : spécificité de classe (réactions cutanées des inhibiteurs non nucléosidiques de reverse transcriptase, troubles du métabolisme glucidique des inhibiteurs de protéase) ; spécificité individuelle (toxicité mitochondriale des nucléosides).

La spécificité moléculaire de leurs cibles virales pouvant difficilement être absolue, il n'est pas surprenant que des inhibiteurs enzymatiques agissent sur des enzymes proches de la reverse transcriptase (telle l'ADN polymérase gamma mitochondriale) ou de la protéase virale. Et pour certains produits, leur grosse taille ou leur nature protéique augmente le risque de développement de réactions d'hypersensibilité.

Par ailleurs, le terrain (insuffisance rénale ou hépatique), les antécédents (pancréatiques, psychiatriques, etc.) et les intoxications en cours (éthanol, tabac, anabolisants, etc.) peuvent contribuer au moins à aggraver, sinon à faciliter l'apparition d'effets indésirables.

Une pathologie intercurrente (opportuniste, hépatite A, etc.) ou l'évolution de l'infection à VIH elle-même (neuropathie périphérique, démence, etc.) rendent également le diagnostic différentiel plus difficile.

Enfin, la complexification du traitement antirétroviral et son association à d'autres médicaments compliquent la détermination d'une imputabilité.

L'arrêt sélectif d'une molécule (à titre de test) étant fortement déconseillé du point de vue virologique, la conduite à tenir face à un événement (clinique ou biologique) susceptible d'être un effet indésirable médicamenteux est de plus en plus problématique.

Des exemples récents (hypersensibilité à l'abacavir, anomalies osseuses) montrent que la pharmacovigilance doit être une priorité.

Table générale des effets indésirables

VIII - 2 Pancréatite

Causes

- Non médicamenteuses classiques :
  - éthylisme,
  - hypertriglycéridémie (risque accru si > 15 mmol /l),
  - obstruction d'aval.

- Pathologies opportunistes les plus probables en cas d'immunodépression :
  - CMV, cryptocoque, mycobactéries,
  - lymphome, autres tumeurs (exceptionnelles).

- Médicamenteuses :
  - pentamidine (IV), antimoniate de méglumine, sulfamides, cyclines ;
  - corticoïdes, paracétamol, opiacés ;
  - didanosine, stavudine, zalcitabine.

didanosine ou stavudine ou zalcitabine

- Surveillance :
  - interrogatoire ++
  - amylasémie ou de préférence lipasémie(*) tous les 3 à 4 mois.

- Survenue :
  - Pancréatite clinique => arrêter le(s) nucléoside(s).
  - Elévation franche de la lipasémie(*) => arrêter le(s) nucléoside(s).

didanosine ou stavudine ou zalcitabine

+ pentamidine IV ou antimoniate de méglumine ou hydroxyurée

- Surveillance : <u>rapprochée</u> :
  - Interrogatoire ++
  - amylasémie ou de préférence lipasémie(*) :
    - avec la pentamidine IV : tous les 3 jours ;
    - avec l'antimoniate de méglumine : toutes les semaines ;
    - avec l'hydroxyurée (qui n'a pas d'AMM dans l'infection à VIH) : pancréatites aiguës mortelles rapportées.

- Survenue : pancréatite biologique ou clinique
  => arrêter le nucléoside ; arrêter l'hydroxyurée.

(*) Attention : des hyperamylasémies modérées d'origine extra-pancréatiques sont fréquentes au cours de l'infection VIH.

VIII - 3 Cytopénies

Causes non médicamenteuses :

Les cytopénies sont très fréquentes aux stades avancés de l'infection, atteignent rarement une seule lignée, ont des causes nombreuses, souvent associées :

- Centrales :
  - Infections : BK, MAC, CMV, *Cryptococcus neoformans, Histoplasma capsulatum, Leishmania*, Parvovirus B19, *Toxoplasma gondii* ;
  - Tumeurs , hémopathies (lymphome non-hodgkinien, mal. de Kaposi) ;
  - VIH lui-même (action sur les cellules souches hématopoïétiques).
- Périphériques :
  - Auto-immunes (thrombopénie, plus que neutropénie ou anémie) ;
  - Microangiopathie thrombotique (anémie hémolytique, thrombopénie)
  - Syndrome d'activation macrophagique (pancytopénie).

Anémies liées aux antirétroviraux

zidovudine

- Type : anémie centrale, macrocytaire.
- Prévention : Hb < 7,5 g/dl => contre-indication de la zidovudine.
- Surveillance : NFS après un mois puis tous les 3 à 4 mois.
- Survenue : baisse significative de l'hémoglobine =>
  - remplacer la zidovudine par un autre analogue nucléosidique ;
  - des transfusions (culots globulaires) peuvent être nécessaires ;
  - l'érythropoïétine n'a pas d'indication (sauf insuffisance rénale ou chimiothérapie associée).

indinavir

- Type : anémie hémolytique aiguë.
- Survenue => arrêter définitivement l'indinavir.

Neutropénies liées aux antirétroviraux

zidovudine

- Type : centrale.
- Prévention : PN neutro < 750 / mm^3 => contre-indication de l'AZT
- Surveillance : NFS après un mois puis tous les 3 à 4 mois.
- Survenue : PN neutro < 750 / mm^3 => remplacer la zidovudine par un autre analogue nucléosidique.

zidovudine + ganciclovir

- Type : centrale (fréquence significative).
- Survenue => les facteurs de croissance peuvent être nécessaires (G-CSF de préférence au GM-CSF : voir chapitre X-1).

(*) cytostatiques cytopéniants : cyclophosphamide, daunorubicine, docétaxel, doxorubicine, épirubicine, étoposide, topotécan, vinblastine.

Cytopénies liées à d'autres médicaments que les antirétroviraux				
Médicaments	GR	GB	Plaq.	Suggestions de conduite à tenir
hydroxyurée (hors AMM)	+	+	+	- Surveiller NFS + plaquettes. - Arrêter l'hydroxyurée si : - Hb < 9 g/dl, - PN neutro < 1 000 / mm^3, - plaquettes < 50 000 / mm^3
ganciclovir	+	+	+	- NFS tous les 7 jours. - Si PN neutro. ≤ 500 => remplacer par foscarnet ou cidofovir ; ou ajouter G-CSF (de préférence) ou GM-CSF (voir chapitre X-1).
interféron alpha	±	+	+	- NFS + plaquettes : à 15 jours, puis 1 fois par mois. - Prudence ++ si myélosuppression. - Arrêt si plaquettes < 50 000 ou si baisse significative de Hb, PNN.
sulfadiazine pyriméthamine	± ±	+ +	+ +	- Surveiller NFS + plaquettes. - Cytopénie => 1) augmenter l'acide folinique jusqu'à 50 mg /jour. 2) non correction => changer sulfadiazine pour clindamycine. 3) non correction => arrêt pyriméthamine, essai de réintroduction. - Neutropénie isolée => G-CSF (voir chapitre X - 1).
cotrimoxazole	+	+	+	- Surveiller NFS + plaquettes. - Anémie ou leucopénie => 25 mg par semaine d'acide folinique.
flucytosine rifabutine	+ +	+ +	+ +	
cytostatiques (*)	+	+	+	Justifient l'utilisation du G-CSF
foscarnet ribavirine primaquine dapsone	+ + + +	 +		-> (rare, pas de toxicité médullaire). -> (hémolyse ; voir chp. antiviraux). -> (methémoglobinémie). -> (methémoglobinémie, hémolyse, surtout si déficit en G6PD).
amphotéricine B cidofovir métronidazole		+ + +		
clindamycine méthotrexate raltitrexed rifampicine triméthoprime trimétrexate vidarabine fumagilline		+ + + + + + + 	+ + + + + + + +	

VIII - 4 Atteintes néphro-urologiques

Lors de l'infection par le VIH, une atteinte rénale peut être :

- Fonctionnelle (prérénale) :
  - Hypovolémie (hypoalbuminémie, deshydratation extracellulaire)
  - Hypotension (choc)

- Organique (rénale) :
  - glomérulaire :
    - Hyalinose segmentaire et focale maligne
    - Glomérulonéphrites prolifératives diffuses à dépôts immuns (postinfectieuses ou à dépôts d'IgA ou de type lupique)
    - Microangiopathie thrombotique (+ thrombopénie, hémolyse)
    - Amylose
    - Glomérulonéphrite extra-membraneuse
  - tubulaire aiguë : sepsis, choc, certains médicaments,
  - interstitielle aiguë :
    - infectieuse (staphylocoque, etc.),
    - tumorale (lymphome non hodgkinien, maladie de Kaposi),
    - allergique (cotrimoxazole)
  - tubulo-interstitielle (indinavir).

- Obstructive (postrénale) :
  - Hyperuricosurie postchimiothérapie antinéoplasique
  - Cristaux de sulfamides (sulfadiazine) (urines acides)
  - Cristaux d'indinavir (urines alcalines).

Lithiase urinaire

indinavir

- Une leucocyturie asymptomatique stérile est fréquente sous indinavir.
- Type de lithiase : cristallisation du métabolite de l'indinavir dans les urines alcalines.

- Prévention : quelle que soit la posologie (800 mg x 3 /jour ou 400 à 800 mg x 2 /jour en association au ritonavir) => Boire $\geq$ 1,5 à 2 litres d'eau non alcaline par jour, soit 150 ml (= 1 grand verre) à chaque prise puis chaque heure pendant 3 h.

- Survenue (douleurs lombaires ± hématurie)
  => - augmenter les boissons,
  - acidifier temporairement les urines : acide ascorbique, chlorure d'ammonium (Chlorammonic®), sodas à base de cola.
  - envisager d'interrompre 1 à 3 jours l'indinavir

- Récidive malgré une bonne diurèse
  => remplacer l'indinavir par un autre antirétroviral.

sulfadiazine, cotrimoxazole

- Type : cristallisation dans les urines acides.
- Prévention : maintien d'une bonne diurèse, si possible alcaline.
- Survenue => antalgiques, hydratation, alcalinisation.

Insuffisance rénale

indinavir et ritonavir

- Surveillance : créatininémie tous les 3-4 mois.
- Survenue : créatininémie > 130 µMole/l => arrêter le ritonavir.
  > 150 µMole/l => interrrompre l'indinavir.

autres médicaments néphrotoxiques

- aciclovir (voie IV trop rapide)
- adéfovir, ténofovir (?)
- aminosides
- amphotéricine B
- antinéoplasiques (méthotrexate)
- cidofovir
- foscarnet
- pentamidine (voie IV)
- produits de contraste
- sulfamides (sulfadiazine ++)

=> • Surveiller la fonction rénale,
• Etre encore plus vigilant en cas d'association de 2 néphrotoxiques,
• Adapter les doses à la clairance calculée de la créatinine,
• Assurer une bonne hydratation.

Médicaments à élimination rénale

Adapter leurs posologies à la clairance de la créatinine et (pour certains), au poids du patient :

ClCr (ml/mn)		> 50	26 - 49	10 - 25	<10	hémodialyse
AZT		300 mg /12 h	300 mg /12 h	150 mg /12 h	150 mg /12 h	150 mg /12 h
ddC		0,75 mg /8 h	0,75 mg /12 h	0,75 mg /12 h	0,75 mg /24 h	0,75 mg /24 h
d4T	≥ 60 kg	40 mg /12 h	40 mg /24 h	20 mg /24 h	20 mg /24 h	20 mg /24 h
	< 60 kg	30 mg /12 h	30 mg /24 h	15 mg /24 h	15 mg /24 h	15 mg /24 h
ddI	≥ 60 kg	400 mg /24 h	200 mg /24 h	100 mg /24 h	100 mg /24 h	100 mg /24 h
	< 60 kg	250 mg /24 h	125 mg /24 h	50 mg /24 h	50 mg /24 h	50 mg /24 h
FTC		200 mg /24h	200 mg /2 jours	200 mg /3 jours	200 mg /4 jours	200 mg après dial.
TDF		300 mg /24h	300 mg /48h	300 mg x 2/sem.	<----- 300 mg -----> 1 fois/semaine	
3TC		300 mg /24h	150 mg /24h	<-------- 150 mg une fois --------> puis 25 à 50 mg /24h		

névirapine, efavirenz, délavirdine

Elimination urinaire de métabolites conjugués (et très peu sous forme inchangée) => prudence si insuffisance rénale sévère.

VIII - 5 Troubles des fonctions hépatiques

Causes non médicamenteuses :
- Evolution cirrhogène d'une hépatite chronique B ou C ;
- Ethylisme ;
- Hépatites virales (A, B, C,...) aiguës ;

Principaux médicaments hépatotoxiques (hors antirétroviraux) :
- anti-infectieux : clarithromycine, interférons, isoniazide, kétoconazole, sulfamides, pyrazinamide ;
- autres : acide valproïque, facteurs de croissance, etc.

Conduite à tenir : selon l'atteinte prédominante :
- cytolytique : arrêt si ALAT > 3 N (si initialement normaux)
  ou > 5 N (si initialement déjà élevés) ;
- cholestatique : arrêt si ictère ou cytolyse associée (> 3 ou 5 N) ; poursuite si médicament indispensable + élévation isolée des p. alcalines.

abacavir

- Prévention :
  - Insuffisance hépatique préexistante :
    sévère => contre-indication ; modérée => éviter l'abacavir.
  - Hépatite ou tout facteur d'atteinte hépatique => prudence.
- Survenue : Élévation rapide des transaminases, hépatomégalie
  progressive => arrêter l'abacavir.

névirapine

- Des hépatites fulminantes ont été rapportées sous névirapine.

- Surveillance : bilan hépatique :
  - notamment pendant les 6 premiers mois de traitement ;
  - tous les 15 jours durant les 2 premiers mois de traitement ;
  - tous les 15 jours en cas de survenue de signes d'hypersensibilité ou d'atteinte hépatique.

- Survenue : élévation des transaminases :
  > 5 N => arrêt immédiat de la névirapine ;
  > 2 N isolée => suivi rapproché pour détecter une aggravation ;
  > 2 N + asthénie, anorexie, nausées, vomissements, ictère
  ou + signes d'hypersensibilité (*)
  => arrêt immédiat et définitif de la névirapine.

(*) Signes d'hypersensibilité pouvant être associés ou non à une éruption cutanée ou à une élévation des transaminases :
- fièvre, malaise, hypotension artérielle ;
- phlyctènes, lésions muqueuses (buccales) ;
- conjonctivite, oedème de la face, oedème ;
- arthralgies, myalgies ; paresthésies, céphalées ;
- atteinte hépatique ou rénale ;
- troubles digestifs : vomissements, diarrhée, douleurs abdominales ;
- respiratoires : dyspnée, laryngite, toux ;
- éosinophilie, granulocytopénie.

efavirenz

- Prévention :
  - Insuffisance hépatique préexistante :
    sévère => contre-indication ; légère à modérée => prudence.
  - Antécédent d'hépatite B / C => prudence.
- Surveillance : transaminases hépatiques tous les 15 jours pendant les 2 premiers mois.

indinavir

- Prévention : en cas d'insuffisance hépatique préexistante :
  - sévère (TP < 50 %) => contre-indication de l'indinavir ;
  - légère à modérée, liée à une cirrhose => diminuer la posologie de l'indinavir (sans ritonavir associé, passer à 600 mg x 3 /jour).
- Survenue :
  Une hyperbilirubinémie mixte modérée est très fréquente sous indinavir et sans conséquences ; mais en cas d'anémie hémolytique => Arrêter définitivement l'indinavir. L'atazanavir provoque aussi une hyperbilirubinémie => Ne pas les associer.

amprénavir

- Prévention : insuffisance hépatique préexistante :
  - modérée => diminuer la posologie d'amprénavir (sans ritonavir associé : à 450 mg x 2 / jour).
  - sévère => diminuer la posologie d'amprénavir (sans ritonavir associé : à 300 mg x 2 / jour).
- Survenue : anomalies des tests hépatiques => surveiller.

ritonavir (++) ou saquinavir ou nelfinavir ou lopinavir

- Prévention : toute atteinte hépatique préexistante => prudence
- Survenue : anomalies des tests hépatiques => surveiller.

lamivudine

Une réactivation d'hépatite B chronique peut survenir à l'arrêt de la 3TC
=> - Maintenir la 3TC, y compris si échappement virologique du VHB ;
- En cas d'interruption chez un patient infecté par le VHB, surveiller la fonction hépatique et les marqueurs de réplication du VHB.

analogues nucléosidiques

- Stéatose hépatique par toxicité mitochondriale (voir chapitre VII-10 : acidose lactique)
- Cytolyse hépatique.

atazanavir

- Hyperbilirubinémie non conjuguée (par inhibition de l'UDPGT 1A1), avec ictère dose-dépendant (mais attention, ne pas réduire les doses) => Ne pas associer à l'indinavir.

VIII - 6 Réactions cutanées

Médicaments (hors antirétroviraux)

Anti-infectieux :
amoxicilline, cotrimoxazole, dapsone,
pyriméthamine (seule ou avec sulfadiazine ou avec clindamycine),

Autres : bléomycine, probénécide.

Conduite à tenir :

- Eruption maculo-papuleuse non ou peu fébrile
  => - surveillance ++
  - maintenir le traitement, avec ou sans réduction de dose.

- Eruption maculo-papuleuse + sensation de cuisson intense et / ou fièvre (> 40 °C) plus de 48 heures ± conjonctivite
  => arrêt du traitement.

- Urticaire précoce, lésions muqueuses, décollement cutané (Stevens-Johnson, Lyell)
  => arrêt définitif du traitement.

- Réintroduction du cotrimoxazole :
  - possible (aux doses prophylactiques),
  - éventuellement par paliers (résultats décevants et ponctuels).

- Corticothérapie : effet protecteur non démontré.

abacavir

- Prévention des troubles graves :
  - consultation tous les 15 jours durant les 2 premiers mois.
  - remise d'une carte de mise en garde.

- Survenue :
  - éruption isolée => surveillance rapprochée pour détecter l'apparition de signes d'hypersensibilité(*).
  - éruption + autres signes d'hypersensibilité (*) (ou si une réaction allergique ne peut être éliminée)
    => arrêt immédiat et définitif de l'abacavir.

(*) Signes d'hypersensibilité pouvant être associés ou non à une éruption cutanée ou à une élévation des transaminases :
- fièvre, malaise, hypotension artérielle ;
- phlyctènes, lésions muqueuses (buccales) ;
- conjonctivite, oedème de la face, oedème ;
- arthralgies, myalgies ; paresthésies, céphalées ;
- atteinte hépatique ou rénale ;
- troubles digestifs : vomissements, diarrhée, douleurs abdominales ;
- respiratoires : dyspnée, laryngite, toux ;
- éosinophilie, granulocytopénie.

névirapine

Des cas de syndrome de Lyell ont été décrits sous névirapine.

- Par prudence :
  - 1 seul comprimé par jour durant les 14 premiers jours
  - bilan clinique et hépatique tous les 15 jours durant les 2 premiers mois.
- Aucune mesure prophylactique ou curative (AINS, antihistaminiques, corticoïdes) n'est recommandée (corticoïdes ont un effet aggravant).
- Survenue :
  - atteinte cutanée isolée durant les 14 premiers jours
    => - ne pas augmenter la dose tant que l'éruption persiste ;
    - surveiller étroitement.
  - atteinte cutanée isolée à pleine dose
    => suivi rapproché pour détecter une aggravation.
  - éruption érythémateuse ou maculopapuleuse étendue ou desquamation avec suintement ; angiœdème ; dermatite exfoliative ; nécrolyse => arrêter définitivement.
  - éruption + autres signes d'hypersensibilité (* au bas de la page précédente)
    => arrêt immédiat et définitif de la névirapine.

efavirenz

- Aucune mesure prophylactique ou curative (AINS, antihistaminiques, corticoïdes) n'est recommandée.
- Eruptions cutanées bénignes à modérées : cèdent généralement à la poursuite du traitement ; surveiller ++.
- Eruption cutanée sévère, avec phlyctènes, desquamation, ulcérations, lésions muqueuses, fièvre, signes généraux => arrêter.

indinavir

- Sécheresse cutanée (fréquente), lèvres gercées, dépilation, ongles incarnés => traitements locaux ;
- Réactions cutanées : peu fréquentes et non sévères.

nelfinavir

- Rashs cutanés : nécessitent rarement l'interruption (sauf urticaire aiguë ou apparition de signes de gravité).

amprénavir

- Rash cutané léger à modéré => l'amprénavir peut être poursuivi.
- Rash cutané grave ou avec atteinte muqueuse ou avec signes systémiques ou allergiques => arrêt définitif de l'amprénavir.

ritonavir, lopinavir

- Erythème avec ou sans prurit : ont été rapportés.

VIII - 7 Troubles du métabolisme lipidique

Tous antirétroviraux (notamment les inhibiteurs de protéase)

1) Hypertriglycéridémie :

- Limites : - normale < 1,7 mmol /l ;
  - risque de pancréatite à court terme si > 10 - 15 mmol /l.
- Prévention : régime alimentaire pauvre en alcool, en glucides d'absorption rapide et en lipides animaux (sauf poissons).

- Survenue : > 5 g/l => régime alimentaire : le même qu'en prévention ;
  > 10 g/l => fibrates :
  - gemfibrozil (Lipur®) : 600 mg x 2 /j ou fénofibrate micronisé (Lipanthyl micronisé®) 200 mg x 1 /jour ;
  - ne pas associer les fibrates aux statines +++
  - surveiller bilan hépatique et enzymes musculaires.

2) Hypercholestérolémie :

- Prévention : régime alimentaire pauvre en alcool, en glucides d'absorption rapide et en lipides animaux (sauf poissons).

- Intervention diététique de règle dès que le taux de LDL-cholestérol :
  > 1,60 g /l (4,1 mmol /l) ;
  > 1,30 g /l (3,4 mmol /l) si > 2 FR(*) ou une maladie coronaire.

- Intervention médicamenteuse selon le taux de LDL-cholestérol :
  - prévention 1aire :
    - sans autre FR(*) > 2,2 g /l (5,7 mmol /l)
    - avec 1 autre FR(*) > 1,9 g /l (4,9 mmol /l)
    - avec 2 autres FR(*) > 1,6 g /l (4,1 mmol /l)
    - avec > 2 autres FR(*) > 1,3 g /l (3,4 mmol /l)
  - prévention 2aire (maladie coronaire) si > 1,3 g /l (3,4 mmol /l).
  - statines (surveiller les CPK et l'ARN VIH plasmatique) :
    - pravastatine (Elisor®, Vasten®) : 20 mg /jour
    - éventuellement fluvastatine (Fractal®, Lescol®) : 10 mg /jour.
    - ne pas utiliser les autres statines (risque d'interaction avec les inhibiteurs du CYP3A4) ;
    - ne pas associer les statines aux fibrates +++

- HDL cholestérol : ≥ 0,60 g /l (1,5 mmol /l) = facteur protecteur ;
  < 0,35 g /l (0,9 mmol /l) = facteur de risque => fibrate (voir ci-dessus).

3) Pour tous les troubles lipidiques :

- Faire le bilan du risque cardio-vasculaire dès l'initiation du traitement.
- Agir sur les autres facteurs de risque cardiovasculaire (*) :
  - arrêt du tabagisme (qui augmente 7 fois plus le risque que l'hypercholestérolémie),
  - contrôle d'un surpoids, mesures diététiques,
  - traitement d'une HTA,
  - l'exercice physique peut concourir à abaisser le risque vasculaire.
- Faire un bilan lipido-glucidique tous les 6 mois.

- Modifications du traitement antirétroviral :
  - vérifier l'absence de surdosage en IP ; envisager l'arrêt de l'IP ;
  - switch pour : névirapine, abacavir, atazanavir.

(*) FR = facteur de risque cardiovasculaire :
obésité, tabagisme, inactivité physique, diabète, HTA.

VIII - 8 Anomalies de répartition des graisses

Tous antirétroviraux (notamment nucléosides et inhibiteurs de protéase)

- Facteurs favorisant : âge, sexe, ancienneté et sévérité de la maladie, durée cumulée des traitements antirétroviraux.

- Rôle des antirétroviraux :
  - Il existe probablement une hiérarchie des risques dans chaque classe (AN et IP), masquée par les associations.
  - Synergie entre classes : certains IP inhibent la différenciation et la maturation des adipocytes ; certains AN induisent une lipolyse, voire une apoptose des adipocytes.
  - La différence de sensibilité des adipocytes centraux et périphériques à ces mécanismes explique les formes cliniques ; l'insulino-résistance induite par les IP majore cette différence.

1) Lipoatrophie :

- Fonte graisseuse du visage, des fesses, des membres (veines saillantes).

- Etiologie : parmi les analogues nucléosidiques, d4T et 3TC ont été plus particulièrement mises en cause dans des études rétrospectives. En 2002, les experts (« Rapport Delfraissy ») ne recommandent plus l'association d4T + ddI en première ligne de traitement antirétroviral.

- Surveillance : clinique.

- Survenue =>
  - n'est pas modifiée par les règles hygiéno-diététiques ;
  - comblement (joues) par injections locales de :
    - graisse autologue (technique de Coleman : maintien > 1 an) ou
    - acide polylactique (dossier d'enregistrement déposé pour Newfill®) itératif tous les 3 mois à 1 an ou plus ;
  - thiazolinediones (antidiabétiques actifs sur la différenciation adipocytaire) : effet sur la lipoatrophie en cours d'évaluation.

2) Adiposité tronculaire :

- Dépôts de graisse intra-abdominale (périviscérale), au niveau des seins, du cou ou du dos (bosse de bison).

- Etiologie : plus fréquente sous inhibiteurs de protéase.

- Surveillance : clinique (poids, tour de taille, de hanches, de poitrine).

- Survenue =>
  - régime alimentaire normo-calorique, pauvre en sucres rapides et graisses animales, exercice physique ;
  - chirurgie (bosse de bison) ;
  - le switch pour un traitement sans inhibiteur de protéase a pu améliorer subjectivement l'adiposité tronculaire et la gynécomastie ;
  - stéroïdes anabolisants : risque d'augmenter l'obésité tronculaire ;
  - hormone de croissance : diminue la graisse viscérale et augmente la masse maigre mais peut aggraver l'atrophie périphérique et induire des hyperglycémies ;
  - interventions réparatrices (plastie mammaire de réduction, plastie abdominale, lipoaspiration, dermolipectomie) : risque de récidive, peu de chirurgiens acceptent une laparotomie et une ouverture du péritoine pour esthétique.

VIII - 9 Troubles du métabolisme glucidique

Tous inhibiteurs de protéase

1) Résistance à l'insuline

- à jeûn : (depuis 12 h)
  - insulinémie ≥ 15 mU/l
  - indice de HOMA (= produit de la glycémie à jeûn par l'insulinémie à jeûn, divisé par 22,5) > 3,5

ou

- 2 h après 75 g glucose : insulinémie ≥ 52,5 (F) ou 72,0 (H) mU/l

Selon la glycémie (mmol/l) :

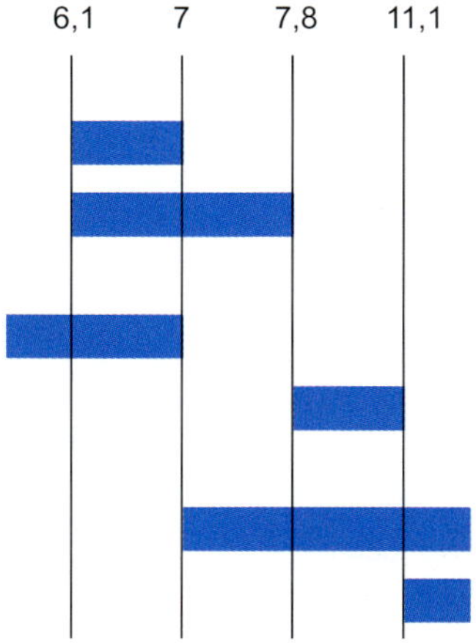

2) Hyperglycémie à jeûn

- à jeûn depuis 12 h
  et
- 2 h après 75 g de glucose

3) Intolérance au glucose

- à jeûn depuis 12 h
  et
- 2 h après 75 g de glucose

4) Diabète de type II

- à jeûn depuis 12 h
  et / ou
- 2 h après 75 g de glucose

Les inhibiteurs de protéase provoquent une insulinorésistance par blocage du transporteur de glucose GLUT4 et une action sur le tissu adipeux.

Conduite à tenir

- Régime alimentaire normo-calorique mais privilégiant les glucides d'absorption lente et les lipides insaturés (végétaux ou de poissons).
- Exercice physique : favorise l'utilisation tissulaire du glucose.
- Faire les dosages de glycémie à jeûn depuis 12 h :
  - < 1,10 g/l => pas de traitement.
  - 1,10 à 1,26 g/l => mesures diététiques.
  - 1,26 à 1,40 g/l => antidiabétique oral non insulino-sécréteur : metformine (comprimés à 500 mg et à 850 mg) :
    1 cp (500 ou 850) matin et soir ou 1 cp (500) matin, midi et soir, au cours ou à la fin des repas ;
    risque d'acidose lactique (majoré par les nucléosides, voir § VII-10) : paraît faible mais surveiller +++ la créatinine et les bicarbonates.
  - > 1,40 g/l => avis spécialisé.
- Rosiglitazone, pioglitazone : augmentent le captage du glucose par les adipocytes ; prometteurs, en cours d'évaluation.
- Insuline : indications exceptionnelles.

Pentamidine IV

- Surveillance clinique obligatoire et systématique de la glycémie.
- Hypoglycémie immédiate suivie d'hyperglycémie secondaire (cf. aussi pancréatite) => correction de la glycémie, arrêt de la pentamidine.

VIII - 10 Acidose lactique

Physiopathologie

Signe une déviation du catabolisme glucidique vers l'acide lactique par obstruction de la voie du cycle de Krebs.

Glucose
↓
Pyruvate + NADH ⟷ Acide lactique + NAD^+
↓
Acétyl CoA
↓
Cycle de Krebs
↓
NADH2 + FADH2 → Chaîne d'oxydo-réductions → ATP

Les analogues nucléosidiques inhibent l'ADN polymérase mitochondriale, empêchant le renouvellement de l'ADN mitochondrial, donc la synthèse des enzymes mitochondriales.

En particulier celles nécessaires à la chaîne d'oxydations qui part des molécules de NADH2 et FADH2 provenant du cycle de Krebs. Celles-ci n'étant plus oxydées en NAD et FAD, normalement réutilisées dans le cycle de Krebs, ce dernier est bloqué. Et la cellule n'a pas sa réserve énergétique nécessaire (sous forme d'ATP).

La metformine (antidiabétique oral non-insulinosécréteur, inhibiteur de néoglucogénèse hépatique) a également comme effet indésirable (rare mais grave) l'acidose lactique.

Tous analogues nucléosidiques et/ou metformine

- Surveillance :
  - Clinique ;
  - Dosage des bicarbonates : systématique chez les patients traités ;
  - Le dosage systématique de la lactacidémie n'est pas recommandé (une hyperlactacidémie débutante et asymptomatique n'est pas prédictive et n'indique pas un arrêt des nucléosides).

- Survenue : (hyperlactatémie > 2 mmol/l)
  - Amaigrissement inexpliqué : doit attirer l'attention.
  - Subaiguë : nausées, vomissements, douleurs abdominales, faiblesse et crampes musculaires, grande asthénie.
    => dosage de la lactacidémie (prélèvement sans garrot, au repos depuis ≥ 12 h, transport sur glace, dosage immédiat).
  - Signes associés : stéatose et cytolyse hépatiques.

- Acidose métabolique aiguë :
  - Dyspnée, tachycardie, douleurs abdominales, défaillance multi-viscérale, hypothermie, coma ; lactatémie > 5 mmol/l.
  - Diagnostic différentiel : acido-cétose, choc septique, toxémie gravidique, intoxication a l'éthylène glycol, Guillain-Barré.

  => • arrêt des antirétroviraux et hospitalisation d'urgence ;
  • perfusion de soluté salé isotonique (pas de glucosé) ;
  • alcalinisation prudente (risque d'aggravation de la production de lactate) ;
  • vitamines, antioxydants : activité non démontrée.

VIII - 11 Troubles neurologiques et musculaires

Neuropathie périphérique

- Causes non médicamenteuses : CMV, VIH lui-même.
- Médicaments non antirétroviraux : antimoniate de méglumine, dapsone, ethionamide, isoniazide, métronidazole, prothionamide, pyriméthamine, vidarabine, cytostatiques (étoposide, vinblastine, vincristine, vindésine) ; névrite optique : isoniazide, ethambutol.

didanosine ou stavudine ou zalcitabine

- Conséquence de la cytopathie mitochondriale, dose-dépendante, aggravée par l'association de deux de ces nucléosides.
- Prévention :
  - Associer avec précautions d4T + ddI, ne pas associer ddC + ddI ou d4T.
  - Eviter les facteurs aggravants : alcool, autres médicaments neurotoxiques
- Surveillance : Signes fonctionnels, examen clinique ++.
- Survenue =>
  - Arrêter rapidement ces nucléosides (ainsi que l'hydroxyurée, qui n'a pas d'AMM dans l'infection à VIH) ;
  - Antalgiques (voir chap. XV - 2 - 1 : Douleurs de désafférentation) ;
  - Vitamines : ?

Atteintes neurologiques centrales

Médicaments non antirétroviraux :
foscarnet, ganciclovir, isoniazide, cyclosérine, fluoroquinolones.

efavirenz

- Prévention :
  - Prendre l'efavirenz au coucher ;
  - Informer le patient de la survenue dès la première prise et du caractère résolutif en 2-3 jours le plus souvent ;
  - Ne pas conduire les premiers jours de traitement.
- Survenue :
  - sensation vertigineuse, insomnie, somnolence, troubles de la concentration, cauchemars => poursuivre l'efavirenz, traitement symptomatique éventuel des troubles du sommeil ;
  - réactions psychotiques, dépression aiguë sévère => arrêt.

Atteintes musculaires

Médicaments non antirétroviraux : statines :
- Surveillance : clinique (douleurs, faiblesse musculaires).
- Survenue : - Myalgies, faiblesse musculaires => doser les CPK ;
  - CPK musculaires > 5 N => arrêter la statine.

zidovudine

- Surveillance : signes fonctionnels ; CPK tous les 3 mois environ.
- Survenue : Myalgies ± élévation nette des CPK => remplacer la zidovudine par un autre nucléoside.

VIII - 12 Anomalies osseuses

Ostéopénie et ostéoporose

(T-score < -1) (T-score < -2,5)
(20 - 40 %) (2 - 10 %)

- Plus fréquentes chez le patient VIH+, traité ou non.
- Facteurs de risque classiques : alcool, tabac, amaigrissement, hypogonadisme, ménopause, corticoïdes > 3 mois, hyperthyroïdie, diabète, acromégalie, malabsorption, sédentarité, immobilité prolongée.
- Rôle du traitement antirétroviral : l'imputabilité de l'un ou de plusieurs antirétroviraux n'est pas établie.

- Prévention :
  - apports alimentaires suffisants en calcium (> 800 mg /j) et éviter l'amaigrissement ; arrêt du tabagisme ;
  - activité physique régulière en charge (marche) ;
  - pas de corticoïdes au long cours (penser aux anabolisants) ;
  - substitution hormonale : chez la femme ménopausée ; avant : à discuter si carence hormonale et aménorhhée.

- Surveillance et traitement :
  - Prendre en compte les facteurs de risque (surtout si le BMI < 20) ;
  - Evaluer les apports en calcium et si carence => supplémentation ;
  - Si plusieurs facteurs de risque => dépistage par ostéodensitométrie :
    - T-score < -1 (ostéopénie) => mesures préventives et refaire l'ostéodensitométrie après 2-3 ans ;
    - T-score < -2,5 (ostéoporose) => consultation de rhumatologie, envisager un traitement par biphosphonates.
  - Survenue : la prise en charge habituelle (hors VIH) comprend :
    - antalgiques
    - sels de calcium : 1 à 1,5 g /jour
    - vitamine D3 : 800 UI /jour
    - calcitonine
    - biphosphonates (inhibiteurs de la résorption osseuse par les ostéoclastes) : acide étidronique (Didronel®), acide alendronique (Fosamax®), acide tiludronqiue (Skelid®).
    - suppléance en oestroprogestatifs ou anabolisants de synthèse.

Ostéonécrose

- Incidence chez le patient VIH+ = 45 fois l'incidence attendue.
- Facteurs de risque classiques : tabagisme, stéroïdes (anabolisants), hypertriglycéridémie, éthylisme, obésité, anticorps anti-phospholipines.
- Rôle du traitement antirétroviral : l'imputabilité de l'un ou de plusieurs antirétroviraux n'est pas établie.

- Prévention :
  - limiter les facteurs de risque classiques (penser aux anabolisants) ;
  - grande vigilance si hypertriglycéridémie importante, stéroïdes ;

- Si suspicion =>
  - scintigraphie osseuse et IRM ;
  - prise en charge non spécifique (dans 50 % des cas décrits, une prothèse a été nécessaire).

VIII - 13 Symptômes de reconstitution immunitaire

Tous antirétroviraux

Suite à l'utilisation de traitements antirétroviraux hautement actifs, a été décrite une série de symptômes attribués à la réapparition d'une réaction inflammatoire autour d'une infection sous-jacente (connue ou non).

Symptomatologie : selon le germe :

- MAC : adénopathies, nodules cutanés, nécrose graisseuse ;
- *Mycobacterium tuberculosis* : adénopathies, pleurésie, fièvre ;
- *Mycobacterium kansasii* : arthrite, ostéomyélite ;
- CMV : uvéite, oedème maculaire, réactivation d'une rétinite ;
- VZV : zona ;
- HBV et HCV : réactivation d'une hépatite ;
- HSV : myélite, encéphalite

Diagnostic :

- La difficulté est de distinguer une réactivation immunitaire d'une infection opportuniste par échec du traitement antirétroviral.
- Délai d'apparition : dans les 6 premiers mois après l'instauration d'un traitement antirétroviral puissant.
- Parallèlement, l'ARN VIH plasmatique baisse, les CD4 augmentent, d'autres pathologies opportunistes régressent sans traitement spécifique (cryptosporidiose, microsporidiose, maladie de Kaposi, leucoencéphalite multifocale progressive, etc.).
- Microbiologie : les prélèvements et cultures sont souvent négatifs.

Traitement :

- antirétroviral : doit être poursuivi s'il est efficace sur l'ARN et toléré.
- anti-infectieux spécifique : peut être nécessaire, notamment en cas de doute diagnostic (rétinite à CMV).
- anti-inflammatoire : des corticoïdes et la thalidomide ont été utilisés (données anecdotiques à ce jour).

Prévention :

Dans le cas d'une tuberculose connue, certaines équipes préfèrent différer le traitement antirétroviral, le temps (2 mois) de la quadrithérapie antituberculeuse.

IX

Interactions des antirétroviraux

IX - 1 Généralités sur les interactions

- Les associations médicamenteuses utilisées au cours de l'infection VIH sont susceptibles de nombreuses interactions, pouvant se traduire par la perte ou à l'inverse l'amplification, d'une activité thérapeutique ou d'effets indésirables.

- Les interactions médicamenteuses sont :
  - Soit **pharmacocinétiques**, un médicament affectant l'absorption, la distribution, le métabolisme ou l'excrétion d'une autre.
  - Soit **pharmacodynamiques**, deux médicaments pouvant avoir une action antagoniste, additive ou synergique, directe ou indirecte, au niveau d'un récepteur ou d'une fonction, sans modification concomittante des concentrations. Cette interaction peut être compétitive (sur le même récepteur) ou non compétitive (sur des récepteurs indépendants ou interdépendants dont l'activation aboutit à une fonction ou à une activité commune).

- Ces deux types d'interactions peuvent **se combiner**, rendant la situation plus complexe.

- Les interactions peuvent aussi être majorées par un **état préalable pathologique** : insuffisance rénale, hépatique, troubles de l'absorption digestive, déficience médullaire, etc.

- Les interactions sont **étudiées deux à deux** mais le résultat final d'une polymédication est le plus souvent méconnu ; les interactions avec les produits illicites sont quant à elles peu étudiées.

- L'absorption digestive des médicaments peut aussi être **modifiée par certains aliments** et ainsi conditionner les prises quotidiennes par rapport aux repas

- Il faudra donc être vigilant à chaque prescription s'ajoutant à une ordonnance souvent déjà chargée et lors de la survenue de tout nouveau symptôme.

- Pour le détail des interactions, se reporter :
  - au chapitre correspondant à chaque antirétroviral ;
  - aux tableaux récapitulatifs de ce chapitre.

Métabolisme hépatique et cytochromes P450

La plupart des médicaments et substrats alimentaires sont hydrophobes et ne peuvent donc être éliminés (par voie urinaire ou biliaire) qu'après transformation en métabolites hydrosolubles. Ce métabolisme a lieu surtout dans le foie, où plusieurs systèmes enzymatiques y contribuent :

- d'abord au cours des **réactions « de phase I »** : **mono-oxydation** du substrat où les **cytochromes P450** jouent un rôle majeur ;

- puis au cours des **réactions « de phase II »** : **conjugaison** à une molécule d'acide glucuronique, de sulfate, d'acétate, de glutathion, etc. Ainsi, le déficit en glutathion observé chez les patients sidéens pourrait être en partie à l'origine de l'intolérance aux sulfamides, par élévation de la concentration des dérivés hydroxylamines toxiques.

Les cytochromes P450

- Enzymes d'environ 50 Kdaltons, composés d'une apoprotéine formant une poche où va se loger le substrat et d'une molécule d'hème qui joue le rôle de transporteur d'oxygène.
- Situés dans les membranes du réticulum endoplasmique, principalement dans le foie (mais aussi dans le rein, le poumon, la peau et l'intestin), associés à une NADPH-P450-reductase.
- De nombreuses isoenzymes ou isoformes de P450 ont été décrites, et classées en familles (4 chez les mammifères : de CYP1 à CYP4), puis en sous-familles (désignées par une lettre de A à F), puis en sous-types (désignés par un chiffre).
- Les différences de structures entre ces diverses isoformes déterminent la grande variabilité d'affinité pour divers substrats, y compris des molécules nouvelles (naturelles ou synthétiques).
- Leur principale fonction est de catalyser une oxydation du substrat à partir de l'oxygène fixé sur la molécule d'hème.
- Les métabolites hydroxylés sont le plus souvent non toxiques et facilement éliminables, mais peuvent parfois induire des hépatites médicamenteuses (toxique, immunoallergique ou auto-immune).
- L'activité des cytochromes P450 est modulée par des facteurs endogènes et exogènes :
  - physiologiques : hormones, cytokines, âge ;
  - nutritionnels : aliments grillés, régime hypoprotidique, jeûne, alcool ;
  - pathologiques : cirrhose, hyperthyroïdie, diabète ;
  - génétiques : déficit en 2D6, en 2C19 ;
  - environnementaux : tabac, polluants (hydrocarbures polycycliques) ;
  - médicamenteux : médicaments inducteurs ou inhibiteurs.

Induction des cytochromes

- Augmentation de leur synthèse, qui provoque une accélération de l'élimination des médicaments substrats, pouvant conduire à une perte d'activité ou à une augmentation de la toxicité d'éventuels métabolites toxiques. Certaines isoformes sont inductibles, d'autres non (CYP2D6).
- Principaux inducteurs enzymatiques : rifampicine (le + puissant), rifabutine, phénobarbital, carbamazépine, phénytoïne ; parmi les antirétroviraux : névirapine, efavirenz, tipra-, rito-, nelfi- et amprénavir.
- **L'effet maximum des inducteurs** est obtenu en **6 à 10 jours**, temps nécessaire à la synthèse protéique.

Inhibition des cytochromes

- La fixation de la molécule inhibitrice sur le cytochrome peut être non compétitive (si elle n'y est pas métabolisée) ou compétitive (si elle y est métabolisée) ; dans ce cas, le médicament qui a la plus forte affinité diminue le métabolisme du médicament associé.
- Pour ce dernier, il en résulte une diminution de sa clairance, une augmentation de ses concentrations plasmatiques, une diminution de la formation de ses métabolites ; d'où une augmentation de son efficacité thérapeutique mais aussi du risque d'effets indésirables.
- Principaux inhibiteurs enzymatiques : itraconazole, kétoconazole, les macrolides (érythromycine) ; parmi les antirétroviraux : le ritonavir (le plus puissant et reste puissant à faible dose) ; indinavir, nelfinavir, amprénavir, lopinavir/r, atazanavir ; saquinavir est le moins puissant.
- L'effet des inhibiteurs **est immédiat** et **maximum après 5 demi-vies.**

IX - 2 Interactions pharmacocinétiques

1) Modifications de l'absorption orale

- **Des diminutions d'absorption** ont été décrites pour :
  - la zidovudine en présence de fortes doses de clarithromycine (2 g/j) aujourd'hui proscrites ;
  - la rifampicine et la phénytoïne en présence de clofazimine.

- **Des altérations de l'absorption** digestive ont été décrites :
  - en général chez les patients les plus immunodéprimés ;
  - liées à différentes causes : agents pathogènes, atrophie villositaire, dénutrition, achlorhydrie gastrique, insuffisance pancréatique exocrine, diminution de synthèse de pepsine et de facteur intrinsèque, diarrhées motrice et sécrétoire ;
  - des cas de malabsorption de médicaments ont ainsi été rapportés : zidovudine, kétoconazole, itraconazole, rifabutine, thiamine.

- **Absorption digestive et pH :**

  L'absorption gastrique ou duodénale varie avec le pKa de la molécule et le pH gastrique. L'exemple le plus connu est celui de la didanosine, dont l'absorption est très diminuée par le pH normal de l'estomac, ce qui nécessite soit des comprimés comportant un important volume d'excipient alcalinisant (carbonate de calcium, hydroxyde de magnésium), soit des gélules gastro-résistantes.

  Les deux formes de didanosine doivent être prises à jeûn :
  - Comprimés : ≥ 2 cp ensemble, croqués ou dissous (> 30 ml d'eau ou de jus de pomme), 30 mn à 1 h avant et ≥ 2 h après un repas ; et aussi à distance des médicaments absorbés sous un pH acide : au moins 2 h après dapsone, kétocanozole, itraconazole, quinolones ou tétracyclines ; à distance d'une prise d'indinavir ou d'amprénavir (au moins 1 h) ou de ritonavir (au moins 2,5 h).
  - Gélules gastro-résistantes : 30 min avant et 2 h après un repas, avec au moins 100 ml d'eau. Mais n'ayant pas de tampon anti-acide, il n'y a plus d'interaction avec les médicaments absorbés sous un pH acide.

- **Les antiacides :**
  - abaissent aussi l'absorption de la flucytosine et de l'azithromycine ;
  - doivent donc être pris 2 heures avant ces derniers.

- **Les ions calcium, magnésium, fer ou aluminium :**
  - forment des complexes avec des médicaments tels que : tétracyclines, les fluoroquinolones, l'isoniazide, l'éthambutol ;
  - provoquent ainsi une diminution de l'absorption de ces médicaments, pouvant conduire à un échec thérapeutique.
  - ainsi :
    - tétracyclines et fluoroquinolones doivent être prises 2 h avant ou 4 h après les comprimés de ddl (dont l'excipient contient du carbonate de calcium et de l'hydroxyde de magnésium).
    - les sels d'aluminium doivent être : pris 1 heure après l'isoniazide et évités avec l'éthambutol.

2) Rôle de la P-glycoprotéine (P-gp)

Cette **protéine transporteuse** est présente dans la membrane cytoplasmique de nombreuses cellules malignes et de certaines cellules normales (intestin, lymphocytes, cellules endothéliales vasculaires cérébrales, etc.).

Elle agit comme une pompe rejetant hors de la cellule de façon non spécifique les substances xénobiotiques, dont les médicaments.
Or les inhibiteurs de protéase sont de bons substrats pour la P-gp.

- **Au niveau intestinal :**
  - Le rejet des inhibiteurs de protéase par la P-gp intestinale pourrait expliquer leur mauvaise biodisponibilité, surtout en cas de sur-expression de la P-gp dans les cellules du tractus digestif. Les médicaments ainsi rejetés sont à nouveau disponibles pour être métabolisés par le cytochrome 3A4 intestinal. Les 2 mécanismes permettent d'expliquer la faible biodisponibilité de certains médicaments.

  - De plus, les inhibiteurs de protéase (surtout le ritonavir) agissent aussi comme inhibiteurs de la P-gp, ce qui expliquerait en partie l'effet potentialisateur du ritonavir sur la biodisponibilité du saquinavir ou de l'indinavir.

- **Au niveau cérébral :**
  Ce même mécanisme d'efflux par la P-gp des cellules endothéliales vasculaires cérébrales pourrait expliquer la faible diffusion des inhibiteurs de protéase dans le SNC.

3) Modifications de la distribution

- Seule la fraction libre (non liée à une protéine) d'une molécule est pharmacologiquement active et distribuée dans les tissus.

- Le déplacement de la fixation protéique d'un médicament (par compétition pour le même site ou par déformation de ce site) peut donc accroître de façon importante son action et ses effets indésirables.

- Ce mécanisme expliquerait en partie l'interaction entre :
  - d'une part les sulfamides hypoglycémiants ou les anticoagulants oraux,
  - et d'autre part le sulfaméthoxazole (et le cotrimoxazole), la sulfadiazine et les imidazolés (kétoconazole, fluconazole, miconazole, itraconazole).

  Le déplacement par les seconds des liaisons protéiques des premiers accroît le risque :
  - d'hypoglycémie sévère => surveiller la glycémie
  - d'hémorragie => surveiller le TP,

  et adapter les posologies d'hypoglycémiants ou d'anticoagulants.

- L'hypoalbuminémie liée à la dénutrition augmente la fraction libre de certains médicaments, avec risque de toxicité accrue.

4) Modifications de l'excrétion urinaire

- En pratique, peu de médicaments sont éliminés exclusivement par voie urinaire, et la plupart des métabolites hydrosolubles sont inactifs et non toxiques. Cependant :

- La **lamivudine** est éliminée surtout par voie rénale (ce qui nécessite un ajustement de posologie selon la clairance de la créatinine) et pourrait entrer en compétition avec d'autres médicaments éliminés par cette voie (triméthoprime, cimétidine, ranitidine). En pratique :
  - le cotrimoxazole à doses prophylactiques entraine une élévation de 40 % de l'exposition à la lamivudine, sans nécessiter d'adapter la posologie (sauf en cas d'insuffisance rénale) ;
  - mais la coadministration de cotrimoxazole à doses curatives et de lamivudine est théoriquement déconseillée.

- Le **probénécide** :
  Par diminution de leur sécrétion tubulaire ou inhibition de leur métabolisme hépatique, il interagit avec de nombreux médicaments : paracétamol, aciclovir, inhibiteurs de l'enzyme de conversion, acide aminosalicylique, barbituriques, benzodiazépines, bumétadine, pénicillines, clofibrate, méthotrexate, famotidine, furosémide, AINS, théophylline, AZT (dont il inhibe aussi le métabolisme hépatique).
  Il est utilisé pour minimiser le risque de néphrotoxicité du cidofovir (le jour de sa perfusion) => ce jour-là, interrompre ou diminuer de 50 % la posologie d'AZT.

- **Des régimes alimentaires** devront être parfois rectifiés :
  - une **hydratation alcaline** favorise la cristallisation de l'**indinavir** dans les voies excrétrices (=> lithiases et coliques néphrétiques) et aussi dans le parenchyme rénal (=> néphropathies tubulaires).
  - une **hydratation acide** (sodas à base de cola) ou un régime hyperprotidique sous cotrimoxazole ou sulfadiazine, pourraient entrainer une acidification chronique des urines, favorisant la cristallisation des sulfamides (hématuries, insuffisance rénale).

5) Interactions des analogues nucléosidiques (AN)

- L'association AZT + d4T est déconseillée car antagoniste.
- Les interactions pharmacocinétiques entre AN sont rares et n'expliquent pas la moindre efficacité des trithérapie d'AN par rapport aux autres trithérapies (2 AN + 1 NN ou 2 AN + 1 IP).
- La seule interaction décrite est celle entre la didanosine et le ténofovir : les concentrations plasmatiques de ddI augmentent (AUC + 60 %), => pour éviter la survenue d'effets indésirables : diminuer la posologie de didanosine de 400 mg à 250 mg (en surveillant l'activité antivirale).
- Le ténofovir, comme le ganciclovir, inhibe la purine nucléoside phoshorylase impliquée dans le métabolisme de la ddI en hypoxanthine.
- Compte tenu des profils métaboliques différents, les interactions entre AN et IP sont rares et imprévisibles.
- Il a été montré récemment que le ténofovir diminue les concentrations d'atazanavir ; le mécanisme exact de cette interaction, qui a probablement lieu au niveau digestif, n'est pas élucidé.

6) Interactions au niveau des cytochromes P450 (en particulier de l'isoforme 3A4) des antirétroviraux entre eux

Inhibiteurs non nucléosidiques de RT

efavirenz

- Inducteur *in vivo* du CYP3A4 (donc en particulier de son propre métabolisme), mais aussi inhibiteur *in vitro* des CYP 2C9, 2C19 et 3A4.
- On doit donc s'attendre à des variations des concentrations plasmatiques des substrats de ces enzymes, qui pourraient nécessiter des adaptations posologiques.
- En cas de baisse des concentrations d'un inhibiteur de protéase associé, il est proposé d'associer du ritonavir, plutôt que d'augmenter la posologie de l'IP. Exemples : [EFV + SAQ + RTV] ou [EFV + AMP + RTV] ou [EFV + ATV + RTV].

névirapine

- Inductrice du cytochrome CYP3A, elle peut donc abaisser la concentration plasmatique des substrats de ce cytochrome, en particulier les contraceptifs oraux et les inhibiteurs de protéase.
- Dans ce dernier cas, il est proposé d'associer alors du ritonavir (plutôt que d'augmenter la posologie de l'inhibiteur de protéase).

délavirdine

- Inhibitrice du cytochrome CYP3A, elle peut donc augmenter la concentration plasmatique des substrats de ce cytochrome.

Place actuelle du ritonavir

- Inducteur de son propre métabolisme => lorsqu'il est utilisé comme seul IP, il faut augmenter sa posologie progressivement, de préférence sur 15 jours (sous peine d'effets indésirables par surdosage).

- Substrat du CYP3A ayant une forte affinité, il en est le plus puissant inhibiteur => des contre-indications et ajustements de posologies.
- Même utilisé à faibles doses (100 à 200 mg x 2 /j) non antirétrovirales, il inhibe le CYP3A, à la fois :
  - intestinal => absorption augmentée du saqui- et du lopinavir ;
  - hépatique => élimination prolongée de l'indi- et de l'amprénavir.
- Dans les 2 cas, la concentration résiduelle de l'IP est augmentée :
  - elle permet un espacement des prises et/ou un allègement des doses ou des contraintes alimentaires ;
  - elle peut dépasser les CI90 de certains virus mutés, donc renforcer la puissance antivirale de l'IP.
- Du fait de la variabilité de ces effets, ces associations nécessitent :
  - un dosage de l'IP associé, pour une éventuelle adaptation de posologie ;
  - une surveillance accrue des effets indésirables (exemple : lithiase urinaire sous indinavir).

- Il est également substrat (mais à un moindre degré) du CYP2D6 et du CY 2C9 : ce qui allonge la liste de ses interactions potentielles.

Inhibiteurs de protéase

- **saquinavir, indinavir, nelfinavir, amprénavir, lopinavir, atazanavir** sont tous substrats du CYP3A et interagissent entre eux par compétition à ce niveau, celui qui a le plus d'affinité pour l'isoforme pouvant accroître les concentrations plasmatiques des autres.

- Mais le **lopinavir** provoque à l'inverse une baisse de concentration de l'**amprénavir** (compensable par l'ajout de ritonavir).

- Le **nelfinavir** est également métabolisé par le CYP2C19, ce qui lui confère un profil d'interactions différent des autres IP.

- **ritonavir, nelfinavir, lopinavir, amprénavir et tipranavir** sont aussi inducteurs, ce qui rend très complexe la prévision des interactions médicamenteuses chez des malades recevant une multithérapie.

- Le **tipranavir** est tellement inducteur qu'il diminue de plus de 50 % les concentrations des IP associés, même en présence de ritonavir.

- Dans certaines situations d'échec thérapeutique ou de toxicité, on peut être amené à associer plusieurs IP à une faible dose de **ritonavir,** ce qui permet d'obtenir des concentrations plus élevées des IP associés et d'améliorer l'efficacité sur des virus résistants.

- La plupart des associations d'IP sont proposées en association au **ritonavir**. Mais certaines de ces associations n'ont pas été validées et les interactions possibles entre IP ne sont pas toujours prévisibles.

- L'optimisation des concentrations peut se faire :
  - soit en augmentant **la posologie du ritonavir** (+100 mg/prise) pour antagoniser l'effet inducteur des IP,
  - soit en augmentant **la posologie de l'IP** associé, dont la concentration a été diminuée par l'interaction.

- La prescription d'associations de plusieurs IP ou d'une manière générale de nouveaux antirétroviraux doit être prudente, limitée à certains patients et doit faire l'objet d'un suivi pharmaco-virologique pour en interpréter l'efficacité compte tenu des interactions possibles et difficilement prévisibles.

Sont recommandées :

- **La réalisation précoce de dosages plasmatiques des IP, pour ajustements de posologies.**
- **La surveillance rapprochée de l'efficacité virologique.**

Chez les patients ayant reçu plusieurs lignes de traitement, les concentrations mesurées doivent être interprétées avec les tests de résistance.

7) Interactions entre IP et autres médicaments

Effet des IP sur d'autres médicaments

- Les associations d'IP avec des médicaments métabolisés par le CYP3A et à marge thérapeutique étroite sont à éviter. Citons :
- **cisapride, astémizole, pimozide, tous dérivés de l'ergot de seigle, terfénadine** (retirée du marché en France) : leur association avec les IP est contre-indiquée.
- statines métabolisées par le CYP3A4 (**simvastatine, atorvastatine, cérivastatine**) : éviter de les associer aux IP (risque augmenté de rhabdomyolyse. En revanche, l'association avec la **pravastatine**, non métabolisée par le CYP3A4, est possible.
- antipaludéens substrats du CYP3A (**quinine, méfloquine, halofantrine**) : éviter de les associer aux IP ; la prescription de quinine sera réalisée sous surveillance de l'ECG.
- L'effet inducteur de certains IP diminue les concentrations :
  - d'**éthinyloestradiol** => peut diminuer l'efficacité de la contraception,
  - de **méthadone** avec le risque de survenue de syndrome de sevrage => adapter sa posologie après dosage de méthadonémie.

Effet de certains médicaments sur les IP

- La **rifampicine** est contre-indiquée avec les IP non associés au ritonavir, car la diminution de leur concentration est telle qu'elle devient inférieure à la CI 90.
- Les associations avec la **rifabutine** ou les **anti-épileptiques** justifient des dosages des IP associés. A l'inverse, la concentration plasmatique de rifabutine est augmentée par le fluconazole, la clarithromycine, l'indinavir, le ritonavir, le nelfinavir, l'amprénavir, l'atazanavir. Du fait du risque d'uvéite induit par la rifabutine, il faudra donc diminuer sa posologie ou ne pas l'associer.
- Les anti-fongiques (**kétoconazole** et **itraconazole**, à un moindre degré **fluconazole** et **miconazole** en IV) et les macrolides (**érythromycine, clarithromycine**) sont inhibiteurs du CYP3A et augmentent les concentrations des IP associées, justifiant là encore des dosages.

On trouvera :

- Le détail des interactions de chaque antirétroviral dans le chapitre de chacun d'entre eux (parties IV et V de l'ouvrage).
- Des tableaux récapitulatifs dans les pages qui suivent de ce chapitre.
- Les interactions des médicaments utilisés contre les infections opportunistes (parties XI à XIV de l'ouvrage).

IX - 3 Récapitulatif des interactions médicamenteuses avec les antirétroviraux disponibles

Table

Légende

La couleur à l'intersection de 2 médicaments signale une association :

- (orange) Contre-indiquée, selon l'un des résumés des caractéristiques du produit (RCP).
- (rose) Non recommandée (selon un RCP ou d'autres sources de recommandations).
- (bleu) Avec précautions d'emploi (selon un RCP).
- (jaune) Avec précautions (selon d'autres sources que les RCP).
- (vert) Possible malgré une interaction (selon un RCP ou d'autres sources).

NB : l'absence de carré de couleur signifie qu'aucune interaction n'a été signalée à notre connaissance, mais n'en exclut pas l'existence.

Ne pas hésiter à consulter les documents de référence.

Le numéro de page figurant en haut de chaque colonne renvoie à la page où sont listées les interactions de chaque antirétroviral.

Interactions des antirétroviraux

	Zidovudine	Stavudine	Didanosine	Zalcitabine	Lamivudine	Emtricitabine	Abacavir	Ténofovir	
pages	96	112	100	104	108	126	116	122	
Inhibiteurs de reverse transcriptase									
1 Abacavir							---		
2 Délavirdine							[jaune]		
3 Didanosine		[jaune]	---	[rose]				[bleu]	
4 Efavirenz									
5 Emtricitabine				[rose]	[rose]	---			
6 Lamivudine				[rose]	---	[rose]		[vert]	
7 Névirapine									
8 Stavudine	[rose]	---	[jaune]	[rose]					
9 Ténofovir			[bleu]		[vert]			---	
10 Zalcitabine		[rose]	[rose]	---	[rose]	[rose]			
11 Zidovudine	---	[rose]							
Inhibiteurs de protéase									
12 Amprénavir	[jaune]				[vert]		[vert]		
13 Atazanavir			[bleu]					[jaune]	
14 Indinavir									
15 Lopinavir +r (§)	[vert]		[bleu]				[vert]	[vert]	
16 Nelfinavir									
17 Ritonavir	[vert]		[bleu]				[vert]		
18 Saquinavir									
19 Tipranavir									

1) entre eux (1/4)

	Délavridine	Névirapine	Efavirenz	Saquinavir	Ritonavir	Indinavir	Nelfinavir	Amprénavir	Lopinavir (§)	Atazanavir	Tipranavir	
	142	130	136	150	156	166	174	180	188	198	203	
1	[jaune]				[vert]			[vert]	[vert]			
2	---	[rose]	[rose]	[jaune]	[jaune]	[bleu]	[rose]	[jaune]	[jaune]	[jaune]		
3					[bleu]				[bleu]	[bleu]		
4	[rose]	[jaune]	---	[bleu]	[bleu]	[bleu]	[vert]	[jaune]	[bleu]	[jaune]		
5												
6								[vert]				
7	[rose]	---	[jaune]	[jaune]	[vert]	[jaune]	[vert]	[jaune]	[bleu]	[jaune]		
8												
9									[vert]	[jaune]		
10												
11					[vert]			[vert]	[vert]			
12	[jaune]	[jaune]	[jaune]	[jaune]	[jaune]	[jaune]	[vert]	---	[jaune]	[rose]	[rose]	
13	[jaune]	[jaune]	[jaune]	[bleu]	[bleu]	[rouge]	[rose]	[rose]	[rose]	---	[rose]	
14	[bleu]	[jaune]	[bleu]	[rose]	[jaune]	---	[jaune]	[jaune]	[rose]	[rouge]	[rose]	
15	[jaune]	[bleu]	[bleu]	[jaune]	[vert]	[jaune]	[rose]	[jaune]	---	[rose]	[rose]	
16	[rose]	[vert]	[vert]	[jaune]	[jaune]	[jaune]	---	[vert]	[rose]	[rose]	[rose]	
17	[jaune]	[vert]	[bleu]	[jaune]	---	[jaune]	[jaune]	[jaune]	[vert]	[bleu]	[bleu]	
18	[jaune]	[jaune]	[bleu]	---	[jaune]	[rose]	[jaune]	[jaune]	[bleu]	[bleu]	[rose]	
19				[rose]	[bleu]	[rose]	[rose]	[rose]	[rose]	[rose]	---	

(§) Toutes les études d'interactions du lopinavir ont été faites avec sa forme combinée au ritonavir. Les interactions mentionnées sont donc toujours celles d'une triple association.

Interactions des antirétroviraux avec

	Zidovudine	Stavudine	Didanosine	Zalcitabine	Lamivudine	Emtricitabine	Abacavir	Ténofovir	
pages	96	112	100	104	108	126	116	122	
Antiviraux									
1 Aciclovir	■ (vert)								
2 Adéfovir									
3 Cidofovir				■ (bleu)					
4 Famciclovir									
5 Foscarnet				■ (bleu)	■ (rose)				
6 Ganciclovir	■ (bleu)	■ (jaune)	■ (rose)	■ (jaune)	■ (rose)				
7 Interféron alpha	■ (bleu)								
8 Lamivudine				■ (rose)					
9 Oseltamivir									
10 Ribavirine	■ (jaune)	■ (jaune)	■ (jaune)	■ (jaune)					
11 Valaciclovir	■ (vert)								
12 Valganciclovir	■ (bleu)	■ (jaune)	■ (rose)	■ (jaune)	■ (rose)				
13 Vidarabine									
14 Zanamivir									

Interactions des antirétroviraux avec

	Zidovudine	Stavudine	Didanosine	Zalcitabine	Lamivudine	Emtricitabine	Abacavir	Ténofovir	
1 Amikacine				■ (bleu)					
2 Azithromycine									
3 Capréomycine									
4 Ciprofloxacine									
5 Clarithromycine	■ (jaune)								
6 Clofazimine		■ (jaune)							
7 Cyclosérine									
8 Dapsone	■ (bleu)	■ (jaune)	■ (jaune)	■ (bleu)					
9 Ethambutol		■ (jaune)	■ (jaune)	■ (jaune)					
10 Ethionamide		■ (jaune)	■ (jaune)	■ (bleu)					
11 Isoniazide		■ (jaune)	■ (jaune)	■ (bleu)					
12 Kanamycine									
13 Moxifloxacine.									
14 P.A.S.									
15 Pyrazinamide									
16 Rifabutine		■ (jaune)							
17 Rifampicine	■ (vert)	■ (jaune)					■ (jaune)		
18 Streptomycine		■ (jaune)		■ (bleu)					

2) les antiviraux

	Délavirdine	Névirapine	Efavirenz	Saquinavir	Ritonavir	Indinavir	Nelfinavir	Amprénavir	Lopinavir (§)	Atazanavir	Tripranavir	
	142	130	136	150	156	166	174	180	188	198	203	
1						■						
2												
3												
4												
5												
6												
7					■				■			
8												
9												
10												
11												
12												
13												
14												

3) les antimycobactériens

	Délavirdine	Névirapine	Efavirenz	Saquinavir	Ritonavir	Indinavir	Nelfinavir	Amprénavir	Lopinavir (§)	Atazanavir	Tipranavir	
1												
2							■					
3												
4												
5	■	■	■	■	■	■	■	■	■	■		
6												
7												
8	■	■	■	■	■	■	■	■	■			
9												
10												
11												
12												
13												
14												
15	■	■	■	■	■	■	■	■	■	■		
16	■	■	■	■	■	■	■	■	■	■		
17												
18												

§ = interactions avec l'association commercialisée lopinavir + ritonavir.

Interactions des antirétroviraux avec

	Zidovudine	Stavudine	Didanosine	Zalcitabine	Lamivudine	Emtricitabine	Abacavir	Ténofovir	
pages	96	112	100	102	108	126	116	122	
Macrolides									
1 Azithromycine									
2 Clarithromycine	[vert]								
3 Dirithromycine									
4 Erythromycine									
5 Josamycine									
6 Midécamycine									
7 Roxithromycine									
8 Spiramycine									
9 Télitromycine									
Aminosides									
10 Amikacine				[bleu]					
11 Gentamicine				[bleu]					
12 Isépamicine				[bleu]					
13 Netilmicine				[bleu]					
14 Tobramycine				[bleu]					
Divers :									
15 Chloramphénicol		[jaune]	[jaune]	[rose]					
16 Nitrofurantoïne		[jaune]	[jaune]	[rose]					

Interactions des antirétroviraux avec

	Zidovudine	Stavudine	Didanosine	Zalcitabine	Lamivudine	Emtricitabine	Abacavir	Ténofovir	
1 Amphotéricine B	[bleu]	[jaune]		[bleu]					
2 Caspofungine									
3 Flucytosine	[bleu]	[jaune]							
4 Fluconazole	[vert]								
5 Griséofulvine									
6 Itraconazole									
7 Kétoconazole		[jaune]							
8 Miconazole IV									
9 Terbinafine									
10 Voriconazole									

4) d'autres antibiotiques

	Délavirdine	Névirapine	Efavirenz	Saquinavir	Ritonavir	Indinavir	Nelfinavir	Amprénavir	Lopinavir (§)	Atazanavir	Tipranaavir	
	142	130	136	150	156	166	174	180	188	198	203	
1												
2												
3												
4												
5												
6												
7												
8												
9												
10												
11												
12												
13												
14												
15												
16												

5) les antifongiques

	Délavirdine	Névirapine	Efavirenz	Saquinavir	Ritonavir	Indinavir	Nelfinavir	Amprénavir	Lopinavir (§)	Atazanavir	Tipranavir	
1												
2												
3												
4												
5												
6												
7												
8												
9												
10												

§ = interactions avec l'association commercialisée lopinavir + ritonavir.

Interactions des antirétroviraux avec

	Zidovudine	Stavudine	Didanosine	Zalcitabine	Lamivudine	Emtricitabine	Abacavir	Ténofovir	
pages	96	112	100	104	108	126	116	122	
1 Albendazole									
2 Antimoniate de méglumine		■ (jaune)	■ (jaune)	■ (jaune)					
3 Atovaquone	■ (bleu)		■ (jaune)						
4 Chloroquine	■ (jaune)		■ (jaune)						
5 Clindamycine									
6 Cotrimoxazole	■ (bleu)	■ (bleu)		■ (bleu)	■ (bleu)	■ (vert)			
7 Dapsone	■ (bleu)	■ (jaune)	■ (jaune)	■ (bleu)					
8 Diéthyl-carbamazine									
9 Fumagilline									
10 Halofantrine									
11 Ivermectine									
12 Méfloquine									
13 Métronidazole		■ (jaune)	■ (jaune)	■ (bleu)					
14 Ornidazole		■ (jaune)	■ (jaune)	■ (bleu)					
15 Paromomycine									
16 Pentamidine IV	■ (jaune)	■ (bleu)	■ (jaune)	■ (bleu)					
17 Praziquantel									
18 Proguanil									
19 Pyriméthamine	■ (bleu)								
20 Quinine									
21 Secnidazole		■ (jaune)	■ (jaune)	■ (bleu)					
22 Sulfadiazine									
23 Sulfadoxine									
24 Triclabendazole									
25 Triméthoprime	■ (bleu)	■ (bleu)		■ (bleu)	■ (vert)	■ (vert)			
26 Trimetrexate									

6) les antiparasitaires

	Délavirdine	Névirapine	Efavirenz	Saquinavir	Ritonavir	Indinavir	Nelfinavir	Amprénavir	Lopinavir (§)	Atazanavir	Tipranavir	
	142	130	136	150	156	166	174	180	188	198	203	
1												
2												
3												
4												
5												
6												
7												
8												
9												
10												
11												
12												
13												
14												
15												
16												
17												
18												
19												
20												
21												
22												
23												
24												
25												
26												

§ = interactions avec l'association commercialisée lopinavir + ritonavir.

Interactions des antirétroviraux avec

	Zidovudine	Stavudine	Didanosine	Zalcitabine	Lamivudine	Emtricitabine	Abacavir	Ténofovir	
pages	96	112	100	104	108	126	116	122	
Analgésiques centraux et substitution									
1 Alfentanil									
2 Buprénorphine									
3 Codéine									
4 Dihydrocodéine									
5 Dextropropoxyphène									
6 Fentanyl									
7 Hydromorphone									
8 Methadone									
9 Morphine									
10 Nalbuphine									
11 Nalorphine									
12 Naloxone									
13 Naltrexone									
14 Nefopam									
15 Oxycodone									
16 Pentazocine									
17 Pethidine									
18 Propofol									
19 Tramadol									
Drogues récréatives									
20 Amphétamines									
21 Caféine									
22 Cocaïne									
23 Ecstasy (MDMA)									
24 Ethanol									
25 Héroïne									
26 Nicotine									
27 Tétrahydro-cannabinol									
Analgésiques périphériques									
28 Ac. méfénamique									
29 Aspirine									
30 Bénorilate									
31 Diflunisal									
32 Fénoprofène									
33 Floctafénine									
34 Ibuprofène									
35 Noramidopyrine									
36 Paracétamol									

7) analgésiques, anesthésiques, substitution, drogues

	Délavirdine	Névirapine	Efavirenz	Saquinavir	Ritonavir	Indinavir	Nelfinavir	Amprénavir	Lopinavir (§)	Atazanavir	Tipranavir	
	142	130	136	150	156	166	174	180	188	198	203	
1												
2												
3												
4												
5												
6												
7												
8												
9												
10												
11												
12												
13												
14												
15												
16												
17												
18												
19												
20												
21												
22												
23												
24												
25												
26												
27												
28												
29												
30												
31												
33												
32												
34												
35												
36												

§ = interactions avec l'association commercialisée lopinavir + ritonavir.

	Zidovudine	Stavudine	Didanosine	Zalcitabine	Lamivudine	Emtricitabine	Abacavir	Ténofovir	
pages	96	112	100	104	108	126	116	122	
Stéroïdiens									
1 Bétaméthasone									
2 Budésonide									
3 Cortisone									
4 Cortivazol									
5 Dexaméthasone									
6 Fluticasone									
7 Hydrocortisone									
8 Methyl-prednisolone									
9 Prednisolone									
10 Prednisone									
11 Triamcinolone									
Non stéroïdiens									
12 Ac. méfénamique									
13 Ac. niflumique									
14 Ac. tiaprofénique									
15 Alminoprofène									
16 Célécoxib									
17 Diclofénac									
18 Diflunisal									
19 Etodolac									
20 Flurbiprofène									
21 Ibuprofène									
22 Indométacine									
23 Kétoprofène									
24 Meloxicam									
25 Morniflumate									
26 Nabumétone									
27 Naproxène									
28 Nimésulide									
29 Parécoxib									
30 Phénylbutazone									
31 Piroxicam									
32 Rofécoxib									
33 Sulindac									
34 Ténoxicam									

8) anti-inflammatoires

	Délavirdine	Névirapine	Efavirenz	Saquinavir	Ritonavir	Indinavir	Nelfinavir	Amprénavir	Lopinavir (§)	Atazanavir	Tipranavir	
	142	130	136	150	156	166	174	180	188	198	203	
1												
2												
3												
4												
5												
6												
7												
8												
9												
10												
11												
12												
13												
14												
15												
16												
17												
18												
19												
20												
21												
22												
23												
24												
25												
26												
27												
28												
29												
30												
31												
32												
33												
34												

§ = interactions avec l'association commercialisée lopinavir + ritonavir.

Interactions des antirétroviraux avec

	Zidovudine	Stavudine	Didanosine	Zalcitabine	Lamivudine	Emtricitabine	Abacavir	Ténofovir	
pages	96	112	100	104	108	126	116	122	
Phénothiazines									
1 Chlorpromazine									
2 Cyamémazine									
3 Fluphénazine									
4 Lévomépromazine									
5 Perphénazine									
6 Pipotiazine									
7 Propériciazine									
8 Thioridazine									
Benzamides									
9 Amisulpride									
10 Sulpiride									
11 Sultopride									
12 Triapride									
13 Véralipride									
Butyrophénones									
14 Dropéridol									
15 Halopéridol									
16 Penfluridol									
17 Pimozide									
18 Pipampérone									
Autres									
19 Carpipramine									
20 Clozapine									
21 Flupentixol									
22 Loxapine									
23 Olanzapine									
24 Rispéridone									
25 Zuclopenthixol									

9) neuroleptiques

	Délavirdine	Névirapine	Efavirenz	Saquinavir	Ritonavir	Indinavir	Nelfinavir	Amprénavir	Lopinavir (§)	Atazanavir	Tipranavir	
	142	130	136	150	156	166	174	180	188	198	203	
1												
2												
3												
4												
5												
6												
7												
8												
9												
10												
11												
12												
13												
14												
15												
16												
17												
18												
19												
20												
21												
22												
23												
24												
25												

§ = interactions avec l'association commercialisée lopinavir + ritonavir.

Interactions des antirétroviraux avec

	Zidovudine	Stavudine	Didanosine	Zalcitabine	Lamivudine	Emtricitabine	Abacavir	Ténofovir	
pages	96	112	100	104	108	126	116	122	
Anti-émétiques et antireflux :									
a - benzamides									
1 Alizapride									
2 Cisapride									
3 Métoclopramide				■					
b - sétrons									
4 Dolasétron									
5 Granisétron									
6 Ondansétron									
7 Tropisétron									
c - autres									
8 Dimenhydrate									
9 Diphenhydramine									
10 Dompéridone									
11 Dronabinol									
12 Métopimazine									
13 Scopolamine									
anti H1									
a - sédatifs									
14 Alimémazine									
15 Bromphéniramine									
16 Buclizine									
17 Carbinoxamine									
18 Chlorphénamine									
19 Cyproheptadine									
20 Dexchlor-phéniramine									
21 Doxylamine									
22 Hydroxyzine									
23 Oxatomide									
24 Prométhazine									
anti H1									
b - non sédatifs									
25 Cétirizine									
26 Desloratadine									
27 Ebastine									
28 Fexofénadine									
29 Lévocétirizine									
30 Loratadine									
31 Méquitazine									
32 Mizolastine									

10) antiémétiques, antireflux et 11) antihistaminiques H1

	Délavirdine	Névirapine	Efavirenz	Saquinavir	Ritonavir	Indinavir	Nelfinavir	Amprénavir	Lopinavir (§)	Atazanavir	Tipranavir	
	142	130	136	150	156	166	174	180	188	198	203	
1												
2												
3												
4												
5												
6												
7												
8												
9												
10												
11												
12												
13												
14												
15												
16												
17												
18												
19												
20												
21												
22												
23												
24												
25												
26												
27												
28												
29												
30												
31												
32												

§ = interactions avec l'association commercialisée lopinavir + ritonavir.

Interactions des antirétroviraux avec

	Zidovudine	Stavudine	Didanosine	Zalcitabine	Lamivudine	Emtricitabine	Abacavir	Ténofovir	
pages	96	112	100	104	108	126	116	122	
12) Hypnotiques :									
Benzodiazépines									
1 Clorazépate									
2 Estazolam									
3 Flunitrazépam									
4 Loprazolam									
5 Lormétazépam									
6 Nitrazepam									
7 Témazépam									
8 Triazolam									
Barbituriques									
9 Butobarbital									
10 Phénobarbital									
11 Vinylbital									
Autres									
12 Acéprométazine + acépromazine									
13 Acéprométazine + méprobamate									
14 Alimémazine									
15 Doxylamine									
16 Niaprazine									
17 Zolpidem									
18 Zopiclone									
13) Anxiolytiques :									
Benzodiazépines									
19 Alprazolam									
20 Bromazépam									
21 Clobazam									
22 Clorazépate									
23 Clotiazépam									
24 Diazépam									
25 Loflazépate									
26 Lorazépam									
27 Nordazépam									
28 Oxazépam									
29 Prazépam									
Autres									
30 Buspirone									
31 Captodiame									
32 Etifoxine									
33 Hydroxyzine									
34 Méprobamate									

12) hypnotiques et 13) anxiolytiques

	Délavirdine	Névirapine	Efavirenz	Saquinavir	Ritonavir	Indinavir	Nelfinavir	Amprénavir	Lopinavir ($)	Atazanavir	Tipranavir	
	142	130	136	150	156	166	174	180	188	198	203	
1					[rouge]				[rouge]			
2					[rouge]				[rouge]			
3												
4												
5												
6												
7					[vert]							
8	[rouge]	[jaune]	[rouge]	[bleu]	[rouge]	[rouge]	[rouge]	[rouge]	[rouge]	[rouge]		
9												
10	[rose]	[rose]	[bleu]	[rose]	[jaune]	[rose]	[rose]	[jaune]	[jaune]	[jaune]		
11												
12												
13												
14												
15												
16												
17					[rouge]				[rouge]			
18					[jaune]				[jaune]			
19	[bleu]	[jaune]	[jaune]	[jaune]	[bleu]	[bleu]	[bleu]	[bleu]	[bleu]	[bleu]		
20												
21												
22					[rouge]				[rouge]			
23												
24					[bleu]			[rouge]	[bleu]			
25												
26					[vert]				[vert]			
27												
28					[vert]				[vert]			
29					[jaune]				[jaune]			
30												
31												
32												
33												
34												

Interactions des antirétroviraux avec

	Zidovudine	Stavudine	Didanosine	Zalcitabine	Lamivudine	Emtricitabine	Abacavir	Ténofovir	
pages	96	112	100	104	108	126	116	122	
benzodiazépines									
1 Clobazam									
2 Clonazépam									
3 Diazépam									
barbituriques									
4 Phénobarbital									
5 Primidone									
autres									
6 Ac. valproïque									
7 Carbamazépine									
8 Ethosuximide									
9 Felbamate									
10 Fosphénytoïne									
11 Gabapentine									
12 Lamotrigine									
13 Lévétiracétam									
14 Oxcarbazépine									
15 Phénytoïne									
16 Tiagabine									
17 Topiramate									
18 Valpromide									
19 Vigabatrine									

14) anticonvulsivants

	Délavirdine	Névirapine	Efavirenz	Saquinavir	Ritonavir	Indinavir	Nelfinavir	Amprénavir	Lopinavir (§)	Atazanavir	Tipranavir	
	142	130	136	150	156	166	174	180	188	198	203	
1												
2												
3												
4												
5												
6												
7												
8												
9												
10												
11												
12												
13												
14												
15												
16												
17												
18												
19												

§ = interactions avec l'association commercialisée lopinavir + ritonavir.

Interactions des antirétroviraux avec

	Zidovudine	Stavudine	Didanosine	Zalcitabine	Lamivudine	Emtricitabine	Abacavir	Ténofovir	
pages	96	112	100	104	108	126	116	122	
IMAO									
1 Iproniazide									
2 Moclobémide									
3 Toloxatone									
Imipraminiques									
4 Amitriptyline									
5 Amoxapine									
6 Clomipramine									
7 Desipramine									
8 Dosulépine									
9 Doxépine									
10 Imipramine									
11 Maprotiline									
12 Trimipramine									
Sérotoninergiques purs									
13 Citalopram									
14 Fluoxétine									
15 Fluvoxamine									
16 Paroxétine									
17 Sertraline									
Autres antidépresseurs									
18 Miansérine									
19 Milnacipran									
20 Mirtazapine									
21 Tianeptine									
22 Venlafaxine									
23 Viloxazine									
Thymorégulateurs									
24 Carbamazépine									
25 Divalproate Na									
26 Lithium									

15) antidépresseurs et thymorégulateurs

	Délavirdine	Névirapine	Efavirenz	Saquinavir	Ritonavir	Indinavir	Nelfinavir	Amprénavir	Lopinavir (§)	Atazanavir	Tipranavir	
	142	130	136	150	156	166	174	180	188	198	203	
1												
2					[jaune]				[jaune]			
3												
4					[bleu]				[jaune]			
5												
6					[jaune]				[jaune]			
7					[bleu]				[jaune]			
8												
9					[jaune]				[jaune]			
10	[jaune]	[jaune]	[jaune]	[jaune]	[bleu]	[jaune]	[jaune]	[jaune]	[jaune]	[jaune]		
11					[jaune]				[jaune]			
12					[jaune]				[jaune]			
13												
14	[bleu]				[bleu]				[jaune]			
15												
16					[bleu]				[jaune]			
17					[bleu]				[jaune]			
18												
19												
20												
21												
22					[jaune]	[jaune]			[jaune]			
23												
24	[rose]	[rose]	[bleu]	[rose]	[bleu]	[rose]	[rose]	[jaune]	[bleu]	[jaune]		
25												
26												

§ = interactions avec l'association commercialisée lopinavir + ritonavir.

	Zidovudine	Stavudine	Didanosine	Zalcitabine	Lamivudine	Emtricitabine	Abacavir	Ténofovir	
pages	96	112	100	104	108	126	116	122	
Antimigraineux : a - triptans									
1 Almotriptan									
2 Elitriptan									
3 Naratriptan									
4 Sumatriptan									
5 Zolmitriptan									
b - autres									
6 Dihydro-ergotamine									
7 Ergotamine									
8 Flunarizine									
9 Indoramine									
10 Méthysergide									
11 Oxétorone									
12 Pizotifène									
Autres psychotropes : benzodiazépines									
13 Midazolam IV									
psychostimulants									
14 Adrafinil									
15 Méthylphénidate									
16 Modafinil									
divers									
17 Capipramine									
18 Diméthylamino-éthanol									

16) antimigraineux 17) autres benzodiazépines	Délavirdine	Névirapine	Efavirenz	Saquinavir	Ritonavir	Indinavir	Nelfinavir	Amprénavir	Lopinavir (§)	Atazanavir	Tipranavir	
	142	130	136	150	156	166	174	180	188	198	203	
1												
2												
3												
4												
5												
6	[orange]	[jaune]	[rose]	[orange]	[orange]	[orange]	[orange]	[orange]	[orange]	[orange]		
7	[orange]	[jaune]	[rose]	[orange]	[orange]	[orange]	[orange]	[orange]	[orange]	[orange]		
8												
9												
10					[jaune]				[jaune]			
11												
12												
13	[orange]	[jaune]	[orange]	[orange]	[orange]	[orange]	[orange]	[orange]	[orange]	[orange]		
14												
15												
16												
17												
18												

§ = interactions avec l'association commercialisée lopinavir + ritonavir.

Interactions des antirétroviraux avec

	Zidovudine	Stavudine	Didanosine	Zalcitabine	Lamivudine	Emtricitabine	Abacavir	Ténofovir	
Progestatifs									
1 Chlormadinone									
2 Cyprotérone									
3 Désogestrel									
4 Dienogest									
5 Drospirénone									
6 Dydrogestérone									
7 Etonogestrel									
8 Gestodène									
9 Hydroxy-progestérone									
10 Lévonorgestrel									
11 Lynestrénol									
12 Médroxy-progestérone									
13 Médrogestone									
14 Mégestrol									
15 Nomégestrol									
16 Noréthistérone									
17 Norgestimate									
18 Norgestrel									
19 Progestérone									
20 Promogestone									
21 Tibolone									
Antiprogestérone									
22 Mifépristone									
Estrogènes									
23 Diéthylstilbestrol									
24 Estradiol									
25 Estriol									
26 estrogènes conjug.									
27 Ethinylestradiol									
28 Fosfestrol									
Antiestrogènes									
29 Anastrozole									
30 Exemestane									
31 Létrozole									
32 Tamoxifène									
33 Torémifène									
Androgènes									
34 Androstanolone									
35 Noréthandrolone									
36 Testostérone									
Antiandrogènes									
37 Cyprotérone									
38 Bicalutamide									
39 Flutamide									
40 Nilutamide									

18) hormones et anti-hormones gonadotropes

	Délavirdine	Névirapine	Efavirenz	Saquinavir	Ritonavir	Indinavir	Nelfinavir	Amprénavir	Lopinavir ($)	Atazanavir	Tipranavir	
1												
2												
3												
4												
5												
6												
7												
8												
9												
10												
11												
12												
13												
14												
15												
16												
17												
18												
19												
20												
21												
22												
23												
24												
25												
26												
27												
28												
29												
30												
31												
32												
33												
34												
35												
36												
37												
38												
39												
40												

Interactions des antirétroviraux avec

	Zidovudine	Stavudine	Didanosine	Zalcitabine	Lamivudine	Emtricitabine	Abacavir	Ténofovir	
pages	96	112	100	104	108	126	116	122	
Classe I A									
1 Disopyramide									
2 Hydroquinidine									
3 Quinidine									
Classe I B									
4 Lidocaïne									
Classe I C									
5 Aprindine									
6 Cibenzoline									
7 Flécaïnide									
8 Propafénone									
Classe II bêta-bloquants : a - cardiosélectifs									
9 Acébutolol									
10 Aténolol									
11 Bétaxolol									
12 Bisoprolol									
13 Céliprolol									
14 Métoprolol									
b - non cardiosélectifs									
15 Cartéolol									
16 Carvédilol									
17 Esmolol									
18 Labétalol									
19 Nadolol									
20 Oxyprénolol									
21 Pindolol									
22 Propranolol									
23 Sotalol									
24 Tertatolol									
25 Timolol									
Classe III									
26 Amiodarone									
27 Ibutilide									
28 Sotalol									
Classe IV									
29 Diltiazem									
30 Vérapamil									
Autres									
31 Adénosine									

19) antiarythmiques

	Délavirdine	Névirapine	Efavirenz	Saquinavir	Ritonavir	Indinavir	Nelfinavir	Amprénavir	Lopinavir (§)	Atazanavir	Tipranavir	
	142	130	136	150	156	166	174	180	188	198	203	
1												
2												
3												
4												
5												
6												
7												
8												
9												
10												
11												
12												
13												
14												
15												
16												
17												
18												
19												
20												
21												
22												
23												
24												
25												
26												
27												
28												
29												
30												
31												

§ = interactions avec l'association commercialisée lopinavir + ritonavir.

Interactions des antirétroviraux avec

	Zidovudine	Stavudine	Didanosine	Zalcitabine	Lamivudine	Emtricitabine	Abacavir	Ténofovir	
pages	96	112	100	104	108	126	116	122	
1 **Inhibiteurs calciques dihydropyridines** (amlo-, félo-, isra-, laci-, lercani-, nicar-, nifé-, nimo-, nitrendipine)									
Autres inhibiteurs calciques									
2 Bépridil									
3 Diltiazem									
4 Vérapamil									
Antagonistes de l'angiotensine II (candé-, épro-, irbé-, telmi-, valsartan)									
5 Losartan									
Vasodilatateurs									
6 Diazoxide									
7 Dihydralazine									
8 Minoxidil									
9 Nitroprussiate Na									
10 Prazosine									
11 Urapidil									
Diurétiques									
12 Triamtérène									
Inhibiteurs de l'enzyme de conversion									
Anti-HTA centraux									

20) autres antihypertenseurs

	Délavirdine	Névirapine	Efavirenz	Saquinavir	Ritonavir	Indinavir	Nelfinavir	Amprénavir	Lopinavir (§)	Atazanavir	Tipranavir	
	142	130	136	150	156	166	174	180	188	198	203	
1												
2												
3												
4												
5												
6												
7												
8												
9												
10												
11												
12												

§ = interactions avec l'association commercialisée lopinavir + ritonavir.

	Zidovudine	Stavudine	Didanosine	Zalcitabine	Lamivudine	Emtricitabine	Abacavir	Ténofovir	
pages	96	112	100	104	108	126	116	122	
Antimétabolites									
1 Capécitabine	■								
2 Cladribine	■								
3 Cytarabine	■								
4 Fludarabine	■								
5 Fluorouracile	■								
6 Gemcitabine	■								
7 Hydroxy-carbamide	■								
8 Mercaptopurine	■								
9 Methothrexate	■								
10 Pentostatine	■								
11 Raltitrexed	■								
12 Tégafur-uracile	■								
13 Thioguanine	■								
Alkylants									
14 Altrétamine	■								
15 Busulfan	■								
16 Carboplatine	■	■	■	■					
17 Carmustine	■								
18 Chlorambucil	■								
19 Chlorméthine	■								
20 Cisplatine	■	■	■	▨					
21 Cyclophos-phamide	■								
22 Dacarbazine	■								
23 Estramustine									
24 Fotémustine	■								
25 Ifosfamide	■								
26 Lomustine	■								
27 Melphalan	■								
28 Mitomycine C	■								
29 Oxaliplatine	■	■	■	■					
30 Pipobroman	■								
31 Procarbazine	■								
32 Streptozocine	■								
33 Témozolomide	■								
34 Thiotepa	■								

	Délavirdine	Névirapine	Efavirenz	Saquinavir	Ritonavir	Indinavir	Nelfinavir	Amprénavir	Lopinavir (§)	Atazanavir	Tipranavir	
	142	130	136	150	156	166	174	180	188	198	203	
1												
2												
3												
4												
5												
6												
7												
8												
9												
10												
11												
12												
13												
14												
15												
16												
17												
18												
19												
20												
21												
22												
23												
24												
25												
26												
27												
28												
29												
30												
31												
32												
33												
34												

§ = interactions avec l'association commercialisée lopinavir + ritonavir.

Interactions des antirétroviraux avec

	Zidovudine	Stavudine	Didanosine	Zalcitabine	Lamivudine	Emtricitabine	Abacavir	Ténofovir	
pages	96	112	100	104	108	126	116	122	
Intercalants									
1 Actinomycine D	■ jaune								
2 Amsacrine	■ jaune								
3 Bléomycine									
4 Daunorubicine	■ jaune								
5 Doxorubicine	■ bleu	■ rose							
6 Elliptinium	■ jaune								
7 Epirubicine	■ jaune								
8 Etoposide	■ jaune	■ jaune	■ jaune	■ jaune					
9 Idarubicine	■ jaune								
10 Irinotécan	■ jaune								
11 Mitoxantrone	■ jaune								
12 Pirarubicine	■ jaune								
13 Topotécan	■ jaune								
Agents du fuseau									
14 Docétaxel	■ jaune								
15 Paclitaxel	■ jaune								
16 Vinblastine	■ bleu	■ jaune	■ jaune	■ jaune					
17 Vincristine	■ bleu	■ jaune	■ jaune	■ rose					
18 Vindésine	■ jaune	■ jaune	■ jaune	■ jaune					
19 Vinorelbine	■ jaune	■ jaune	■ jaune	■ jaune					
Autres									
20 Asparaginase									
21 Bexarotène	■ jaune								
22 Imatinib	■ jaune								
23 Mitoguazone									
24 Plicamycine	■ jaune								
25 Porfimère									
26 Trétinoïne									
Immunodépresseurs									
27 Anakinra									
28 Azathioprine	■ jaune								
29 Chlorambucil	■ jaune								
30 Ciclosporine									
31 Cyclophos-phamide	■ jaune								
32 Léflunomide	■ jaune								
33 Mycophénolate mofétil									
34 Sirolimus	■ jaune								
35 Tacrolimus	■ jaune								

	Délavirdine	Névirapine	Efavirenz	Saquinavir	Ritonavir	Indinavir	Nelfinavir	Amprénavir	Lopinavir (§)	Atazanavir	Tipranavir	
	142	130	136	150	156	166	174	180	188	198	203	
1												
2												
3												
4					■				■			
5					■				■			
6												
7												
8					■				■			
9												
10										□		
11												
12												
13												
14												
15		■	■	■	■	■	■	■	■			
16					■				■			
17					■				■			
18												
19												
20												
21												
22												
23												
24												
25												
26												
27												
28												
29												
30	■	■	■	■	□	■	■	■	□	■		
31					■				■			
32												
33												
34	■	■	■	■	□	■	■	■	□	■		
35	■	■	■	■	□	■	■	■	□	■		

§ = interactions avec l'association commercialisée lopinavir + ritonavir.

Interactions des antirétroviraux avec

	Zidovudine	Stavudine	Didanosine	Zalcitabine	Lamivudine	Emtricitabine	Abacavir	Ténofovir	
pages	96	112	100	104	108	126	116	122	
Antidiabétiques									
a) insulino-sécréteurs									
1 Carbutamide									
2 Glibenclamide									
3 Glibornuride									
4 Glicazide									
5 Glimepiride									
6 Glipizide									
7 Répaglinide									
b) réducteurs d'insulino-résistance									
8 Benfluorex									
9 Metformine									
10 Pioglitazone									
11 Rosiglitazone									
c) autres									
12 Acarbose									
13 Miglitol									
Hypolipémiants									
a) fibrates									
14 Bézafibrate									
15 Ciprofibrate									
16 Fénofibrate									
17 Gemfibrozil									
b) statines (&)									
18 Atorvastatine (3A)									
19 Fluvastatine (2C9)									
20 Pravastatine (non)									
21 Simvastatine (3A)									
c) autres									
22 Acides oméga-3 polyinsaturés									
23 Benfluorex									
24 Colestyramine									
25 Tiadénol									

& = Entre parenthèses, figure le code de l'isoforme du CYP450 qui métabolise chaque statine. Seule la pravastatine n'est pas métabolisée par cette voie.

23) antidiabétiques oraux et hypolipémiants

	Délavirdine	Névirapine	Efavirenz	Saquinavir	Ritonavir	Indinavir	Nelfinavir	Amprénavir	Lopinavir (§)	Atazanavir	Tipranavir	
	142	130	136	150	156	166	174	180	188	198	203	
1												
2					[jaune]				[jaune]			
3												
4												
5												
6					[jaune]				[jaune]			
7												
8												
9												
10												
11												
12												
13												
	[vert]	[vert]	[vert]	[vert]	[vert]	[vert]	[vert]	[vert]	[vert]	[vert]		
14												
15												
16												
17												
18	[rose]	[rose]	[rose]	[rose]	[rose]	[rose]	[rose]	[rose]	[rose]	[rose]		
19	[vert]	[vert]	[vert]	[vert]	[jaune]	[vert]	[jaune]	[vert]	[vert]	[vert]		
20	[vert]	[vert]	[vert]	[vert]	[vert]	[vert]	[vert]	[vert]	[vert]	[vert]		
21	[rose]	[rose]	[rose]	[rose]	[rose]	[rose]	[rose]	[rose]	[rose]	[rose]		
22												
23												
24					[jaune]				[jaune]			
25												

§ = interactions avec l'association commercialisée lopinavir + ritonavir.

Interactions des antirétroviraux avec

	Zidovudine	Stavudine	Didanosine	Zalcitabine	Lamivudine	Emtricitabine	Abacavir	Ténofovir	
pages	96	112	100	104	108	126	116	122	
Anti-histaminiques H2									
1 Cimétidine	■ (bleu)	■ (bleu)		■ (bleu)	■ (bleu)	■ (bleu)			
2 Famotidine									
3 Nizatidine									
4 Ranitidine		■ (bleu)		■ (jaune)	■ (bleu)	■ (bleu)			
Inhibiteurs de la pompe à protons									
5 Esoméprazole									
6 Lansoprazole									
7 Oméprazole									
8 Pantoprazole									
9 Rabéprazole									
Autres									
10 Aluminium (sels)				■ (bleu)					
11 Magnésium (sels)				■ (bleu)					
12 Misoprostol									
13 Sucralfate									

Interactions des antirétroviraux avec

	Zidovudine	Stavudine	Didanosine	Zalcitabine	Lamivudine	Emtricitabine	Abacavir	Ténofovir	
1 Aminoglutéthimide				■ (rose)					
2 Bromocriptine									
3 Bupropion									
4 Dextrométorphane									
5 Diphénoxylate									
6 Disulfirame				■ (rose)					
7 Finastéride									
8 Isotrétinoïne									
9 Lopéramide									
10 Méthylergométrine									
11 Pamplemousse (jus)									
12 Probénécide	■ (rose)			■ (bleu)					
13 Sildénafil									
14 Tacrine									
15 Tadalafil									
16 Théophylline									
17 Vardénafil									
18 Vitamine E									
19 Warfarine									
20 Millepertuis									
21 Chardon (-Marie)									

24) antiulcéreux

	Délavirdine	Névirapine	Efavirenz	Saquinavir	Ritonavir	Indinavir	Nelfinavir	Amprénavir	Lopinavir ($)	Atazanavir	Tipranavir	
	142	130	136	150	156	166	174	180	188	198	203	
1												
2												
3												
4												
5												
6												
7												
8												
9												
10												
11												
12												
13												

25) Divers

	Délavirdine	Névirapine	Efavirenz	Saquinavir	Ritonavir	Indinavir	Nelfinavir	Amprénavir	Lopinavir ($)	Atazanavir	Tipranavir	
1												
2												
3												
4												
5												
6												
7												
8												
9												
10												
11												
12												
13												
14												
15												
16												
17												
18												
19												
20												
21												

X

Prises des antirétroviraux

X - 1 Formes galéniques adulte

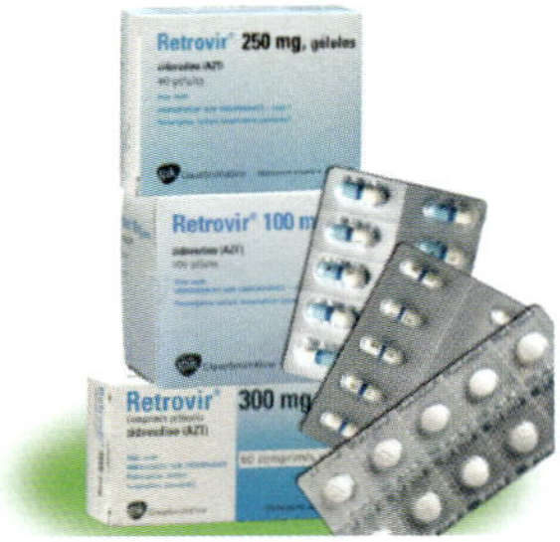

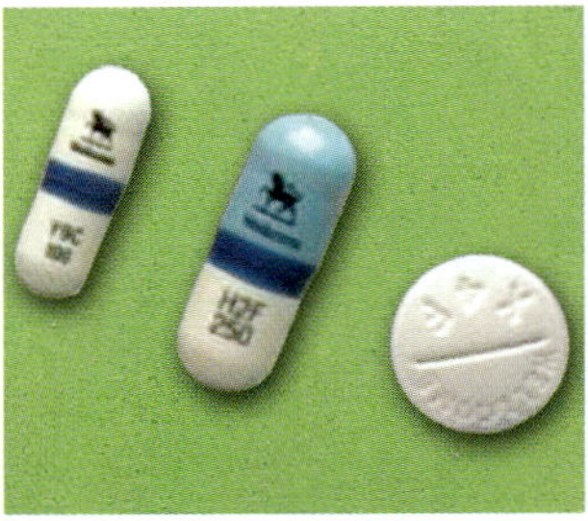

zidovudine (AZT) = Rétrovir®

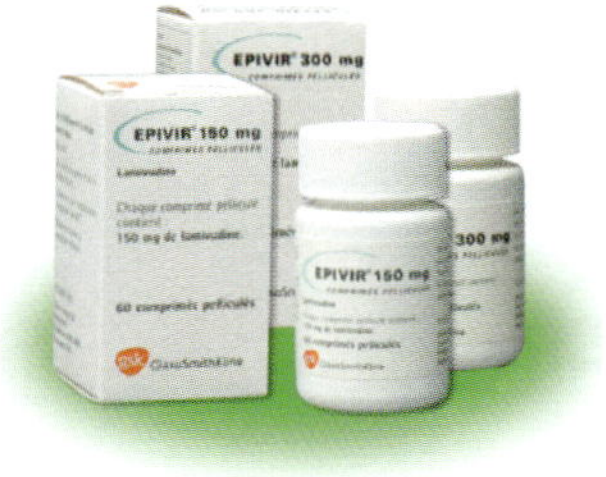

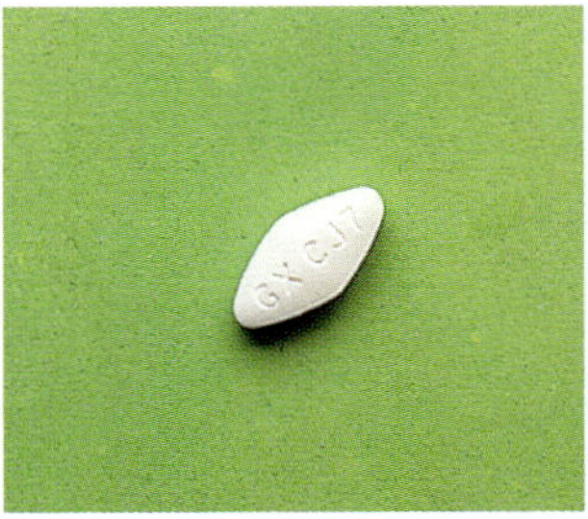

lamivudine (3TC) = Epivir®

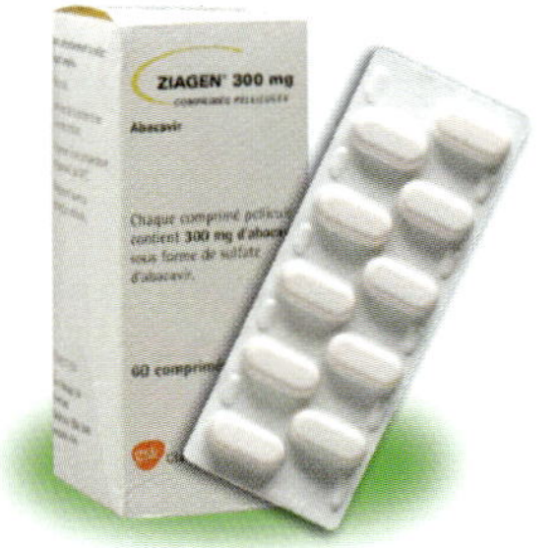

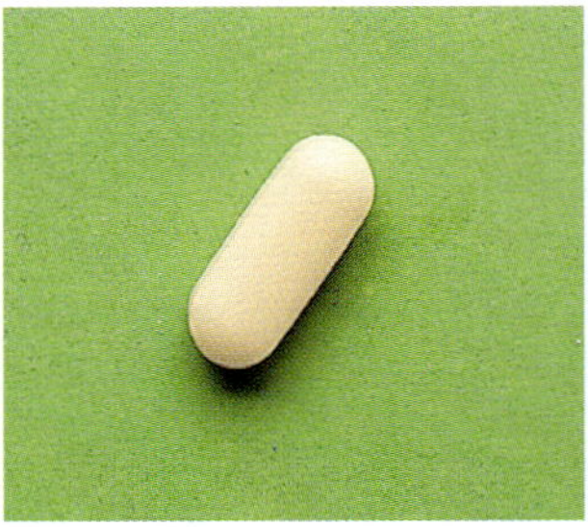

abacavir = Ziagen®

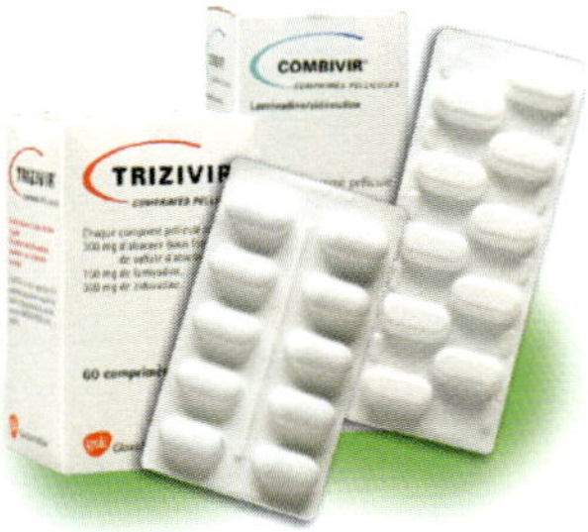

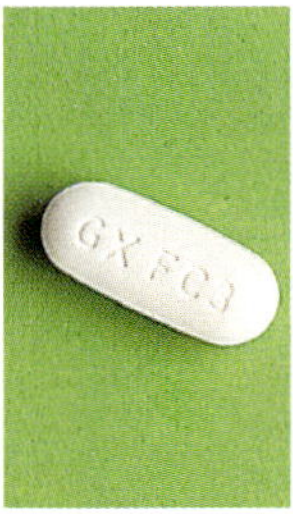

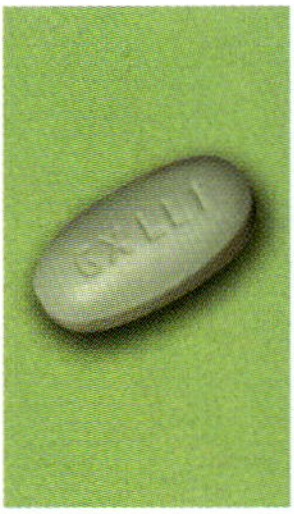

AZT + 3TC
Combivir®

AZT+ 3TC + abc
Trizivir®

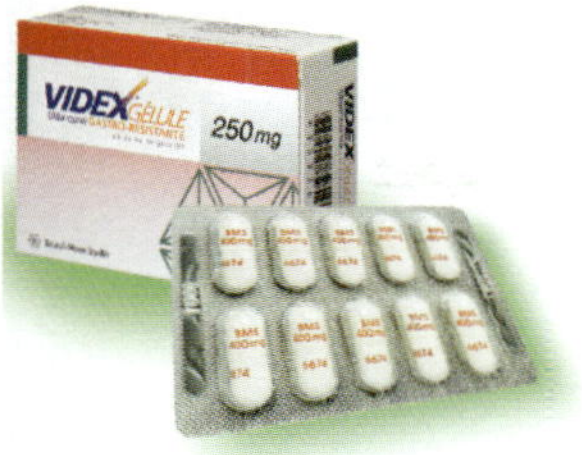

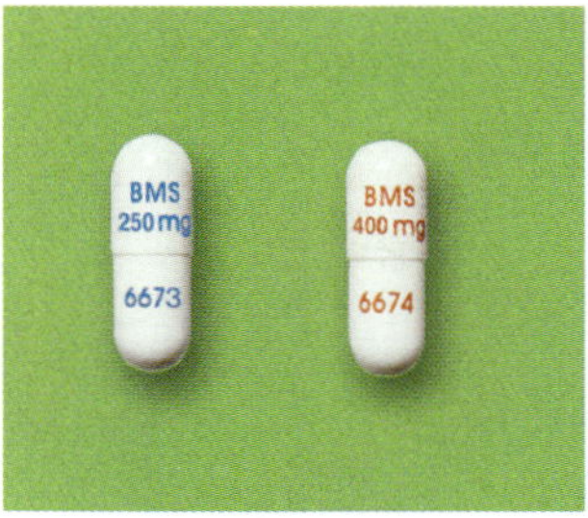

didanosine (ddI) = Videx®

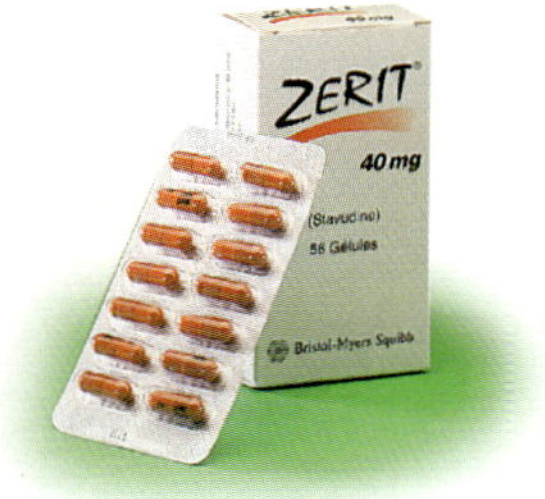

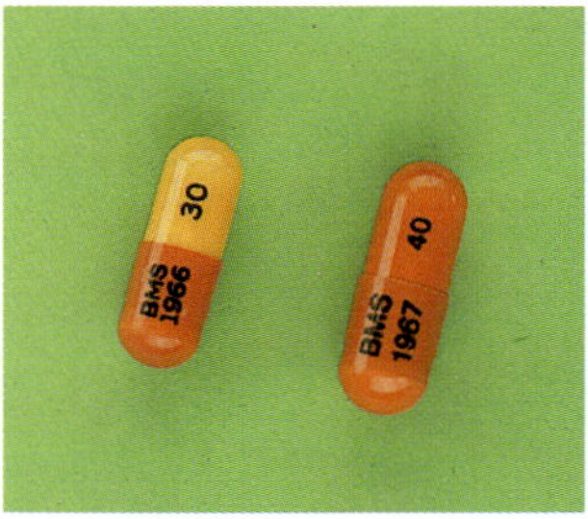

stavudine (d4T) = Zerit®

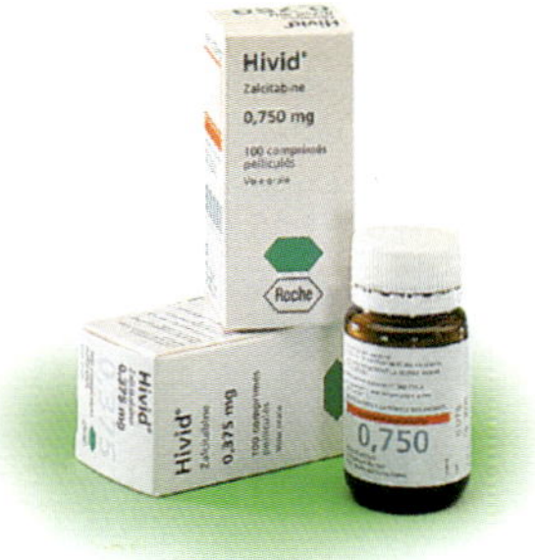

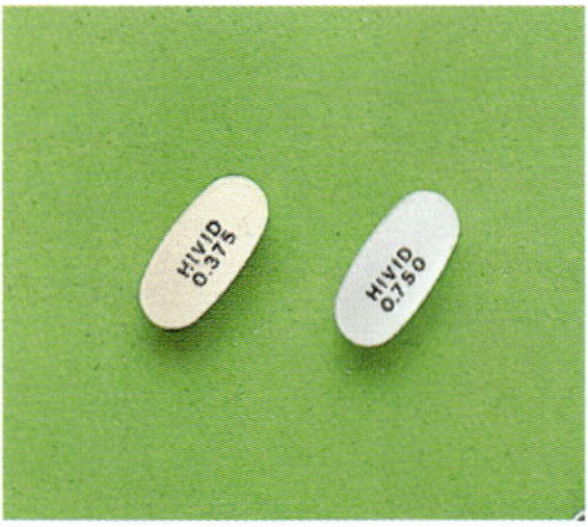

zalcitabine (ddC) = Hivid®

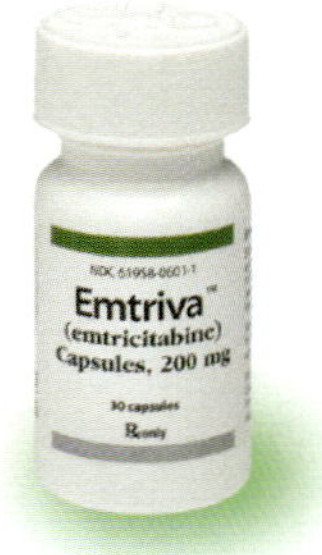

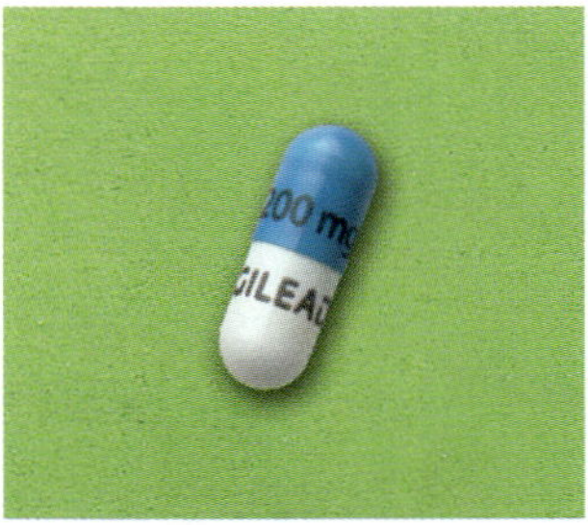

emtricitabine = Emtriva®

X - 1 Formes galéniques adulte (suite)

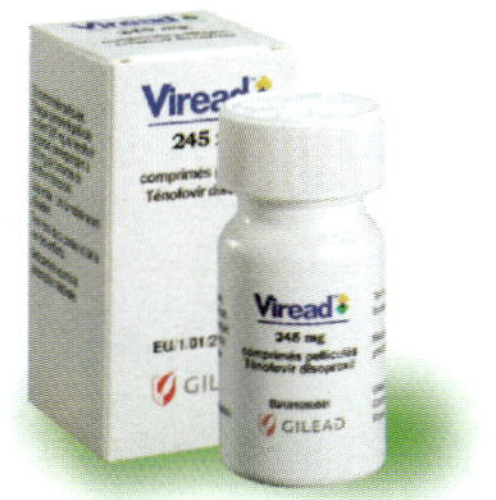

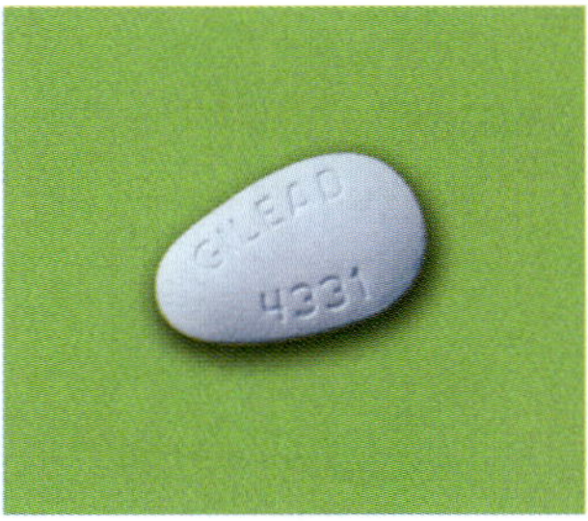

ténofovir = Viread®

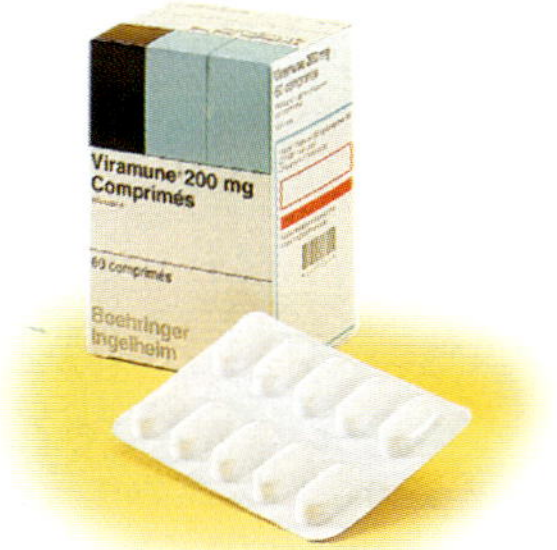

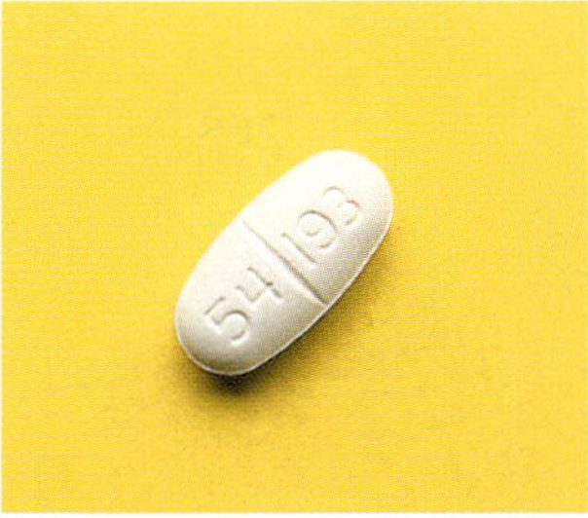

névirapine = Viramune®

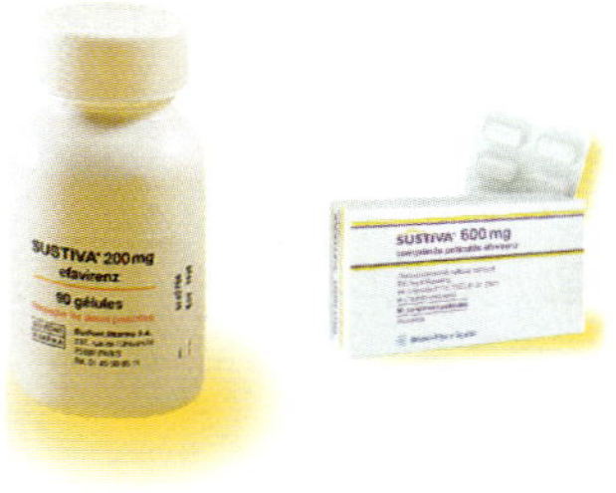

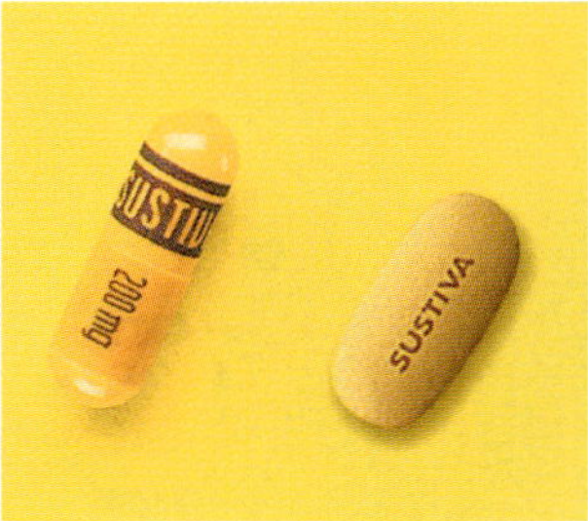

efavirenz = Sustiva®

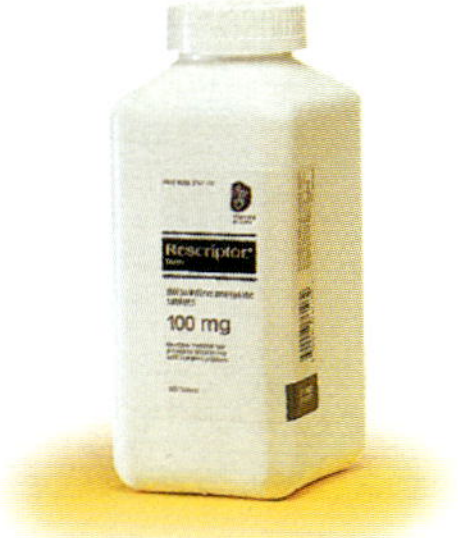

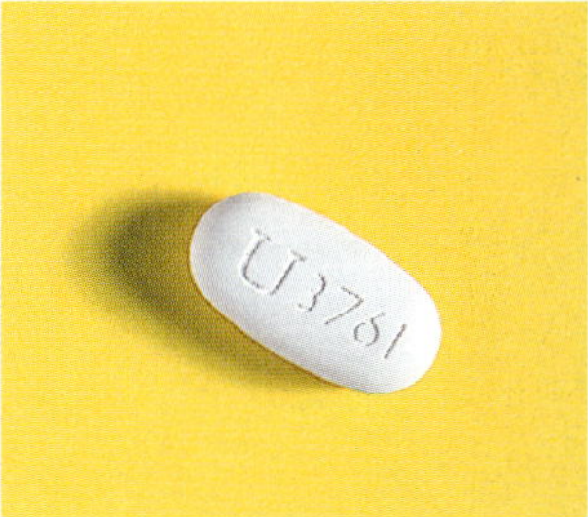

délavirdine = Rescriptor®

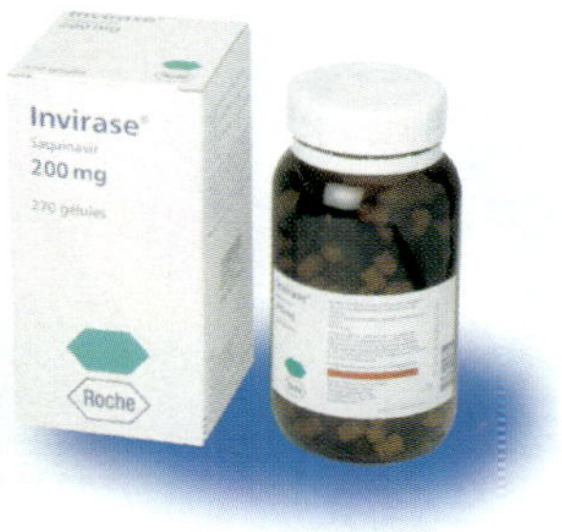

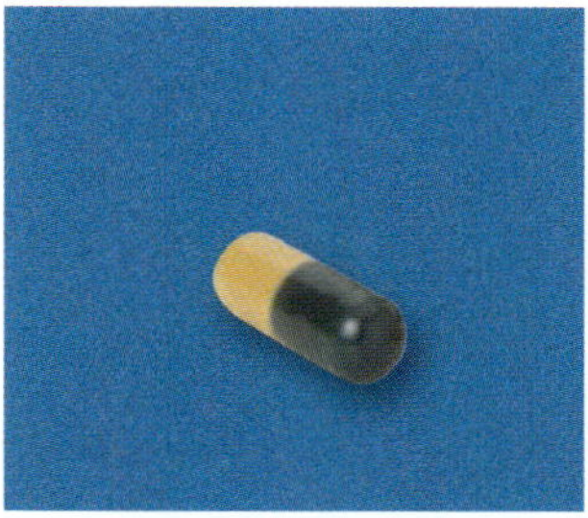

saquinavir = Invirase®

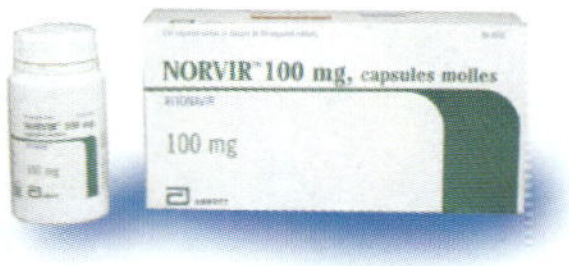

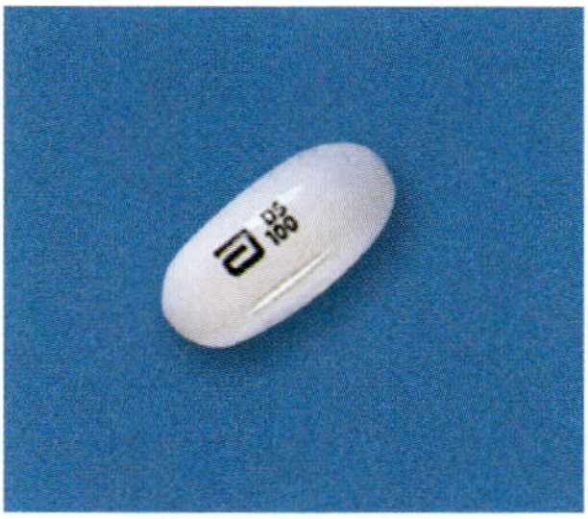

ritonavir = Norvir®

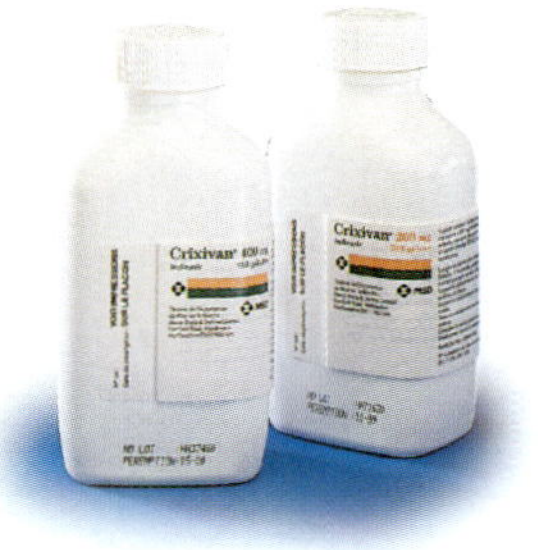

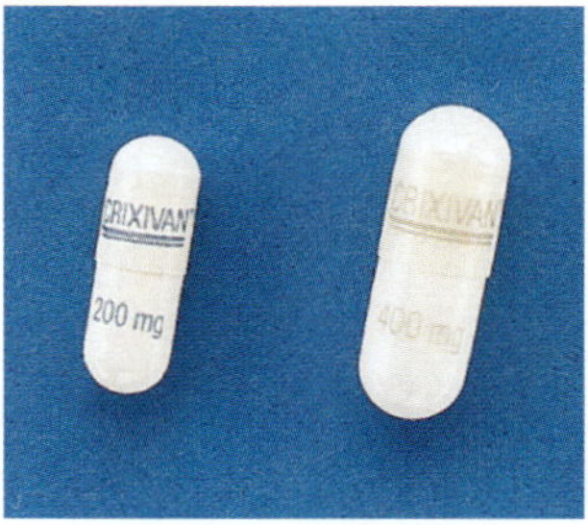

indinavir = Crixivan®

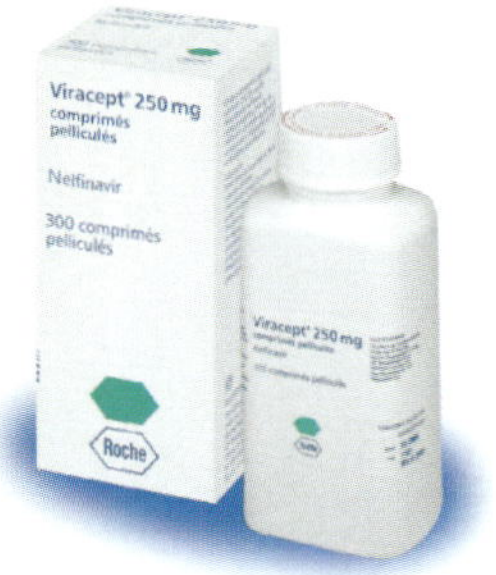

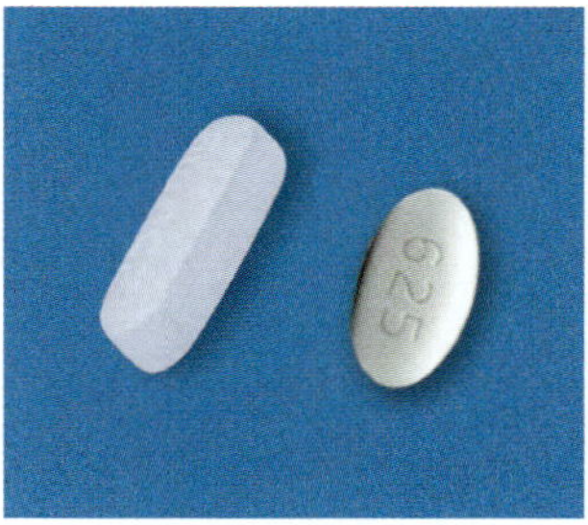

nelfinavir = Viracept®

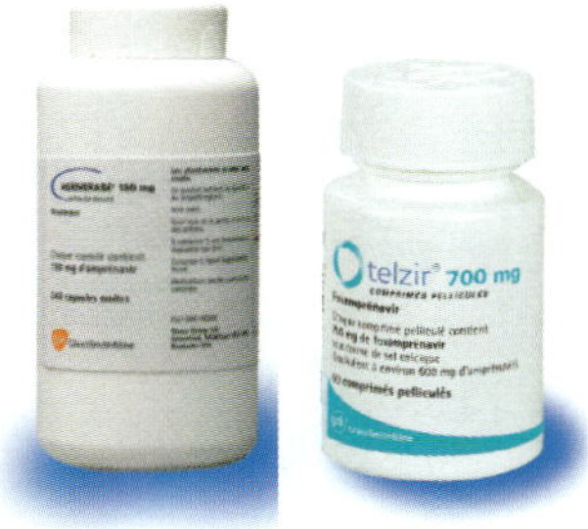

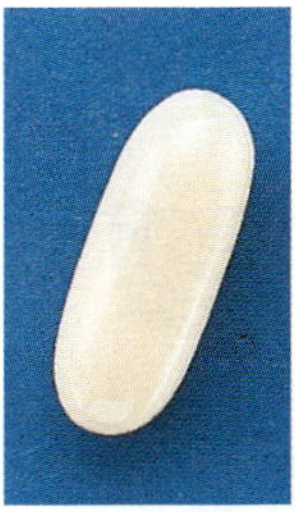

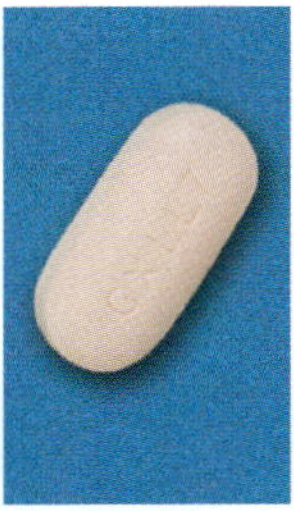

amprénavir
Agénérase®

fos-amprénavir
Telzir®

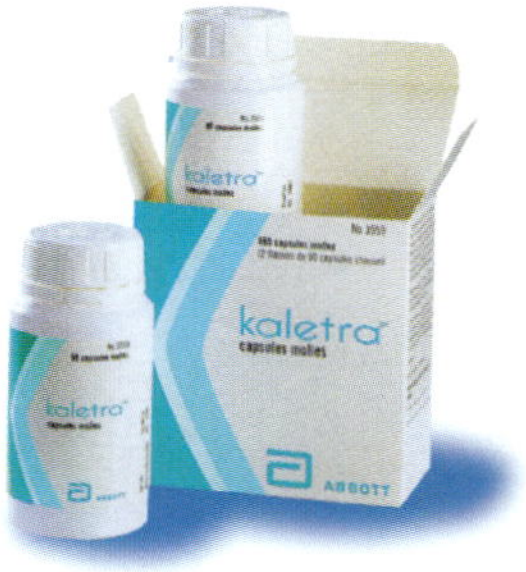

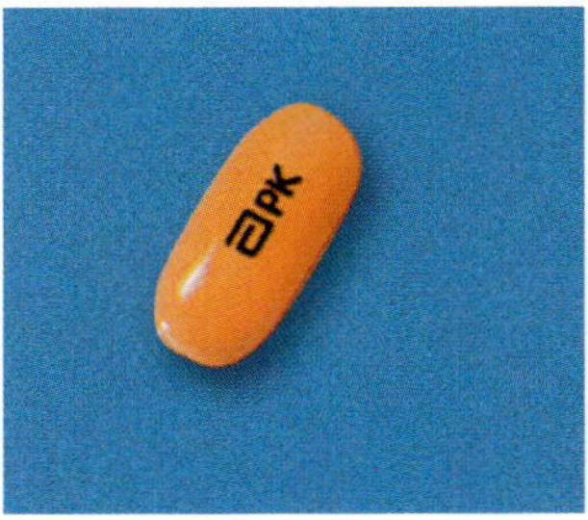

lopinavir (+ ritonavir) = Kalétra®

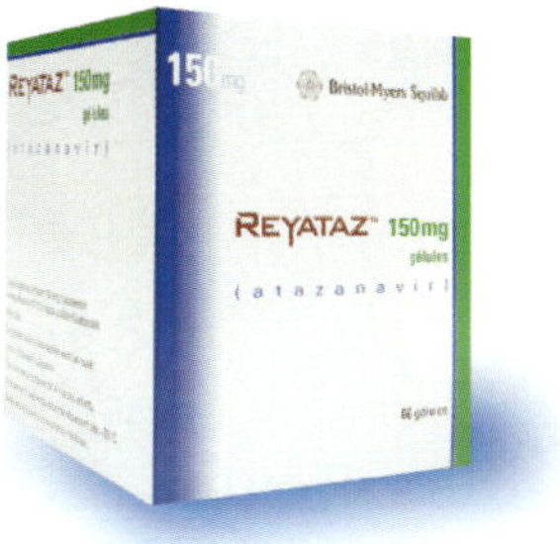

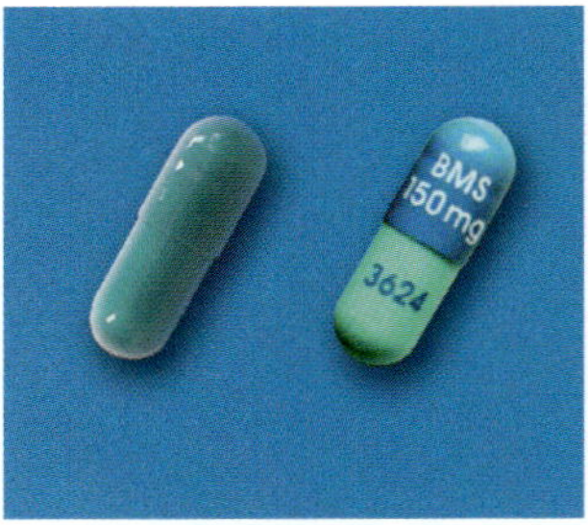

atazanavir = Reyataz®

X - 2 Posologies pédiatriques

Médicaments	Indications	Formes galéniques
Epivir® (lamivudine)	≥ 3 mois	• Comprimés à 150 mg • Solution buvable 10 mg/ml avec pipette de 10 ml
Hivid® (zalcitabine)	≥ 18 ans	• Comprimés à 0,75 mg • Comprimés à 0,375 mg • Sirop en ATU nominative
Rétrovir® (zidovudine)	- enfant - foetus (prévention : voir chap I-8)	• Gélules à 100 et 250 mg • Comprimés à 300 mg • Solution buvable 100 mg /10ml
Videx® (didanosine)	≥ 3 mois	• Comprimés à 25, 50, 100, 150 et 200 mg • Gélules à 125, 200, 250 et 400 mg • Poudre pour solution orale 2 et 4 g
Zérit® (stavudine)	≥ 3 mois	• Gélules à 15, 20, 30 et 40 mg • Poudre pour solution orale 1 mg /ml avec cuillère-mesure
Ziagen® (abacavir)	≥ 3 mois	• Comprimés à 300 mg • Solution buvable 20 mg /ml avec pipette de 10 ml
Viread® (ténofovir)	≥ 18 ans	• Comprimés à 300 mg
Combivir® (lamivudine + zidovudine)	adolescent > 12 ans	Comprimés à 150 + 300 mg
Trizivir® (abacavir + lamivudine + zidovudine)	≥ 18 ans	• Comprimés à 300 + 150 + 300 mg
Sustiva® (efavirenz)	≥ 3 ans	• Gélules à 50, 100 et 200 mg • Solution buvable 30 mg /ml (ATU)
Viramune® (névirapine)	≥ 2 mois	• Comprimés à 200 mg • Solution buvable 10 mg /ml avec seringue doseuse de 5 ml

a) inhibiteurs de reverse transcriptase

Posologie - administration	Commentaires
• < 3 mois : absence de données • 3 mois à 12 ans : 4 mg/kg x 2/j	
• < 13 ans : données limitées • environ 0,05 mg /kg /j	< 10 kg : 0,01 mg /kg x 3/j 10 - 20 kg : 0,375 mg x 2/j 20 - 40 kg : 0,375 mg x 3/j > 40 kg : 0,750 mg x 3/j
• < 3 mois : données limitées pour recommander une posologie • 3 mois -12 ans : 360 à 480 mg/m²/j en 2 à 3 prises par jour	
• < 3 mois : données limitées • adapter la posologie à la surface corporelle : 200 mg/m²/j en 1 prise	• Reconstitution de la poudre difficile ; • Contraintes de jeûne 2 h avant ou après les repas difficiles à appliquer
• < 3 mois : données limitées • < 30 kg : 1 mg/kg x 2/j • > 30 kg : posologie adulte	En pratique : graduations insuffisantes de la cuillère-mesure.
• < 3 mois : données limitées • 3 mois à 12 ans : 8 mg/kg x 2/j • ≥ 12 ans : 300 mg x 2/j	
• 1 cp x 1/j	Essais pédiatriques en cours
• 1 cp x 2/j	Utilisation envisagée chez l'enfant ≥ 35 kg.
• 1 cp x 2/j	Pas d'adaptation posologique possible.
• < 3 mois et/ou < 13 kg : absence de données • ≥ 3 ans : selon le poids : 13 à < 15 kg : 200 mg ; 15 à < 20 kg : 250 mg; 20 à < 25 kg : 300 mg ; 25 à < 32,5 kg : 350 mg ; 32,5 à < 40 kg : 400 mg ; ≥ 40 kg : 600 mg.	Gélules de petite taille, pratiques pour l'usage pédiatrique.
• < 2 mois : données limitées • 2 mois à 8 ans : 7 mg/kg x 2/j • 8 à 16 ans : 4 mg /kg x 2/j	Demi-dose pendant les 14 premiers jours, puis dose normale selon la tolérance.

X - 2 Posologies pédiatriques

Médicaments	Indications	Formes galéniques
Agénérase® (amprénavir)	≥ 4 ans	• Capsules molles à 50 et 150 mg • Solution buvable 15 mg /ml avec godet doseur de 20 ml
Crixivan® (indinavir)	≥ 4 ans	• Gélules à 200 et 400 mg
Fortovase® (saquinavir)	≥ 16 ans	• Capsules molles à 200 mg
Invirase® (saquinavir)	≥ 16 ans	• Gélules à 200 mg
Kalétra® (lopinavir + ritonavir)	≥ 2 ans	• Capsules molles à 133,3 + 33,3 mg • Solution buvable 80 mg + 20 mg /ml avec pipette graduée de 5 ml
Norvir® (ritonavir)	≥ 2 ans	• Capsules molles à 100 mg • Solution buvable 80 mg /ml avec godet gradué de 7,5 ml
Viracept® (nelfinavir)	≥ 3 ans	• Comprimés à 250 mg • Comprimés enrobés à 250 mg • Poudre orale 50 mg /g avec cuillère-mesure de 1 g (blanche) et de 5 g (bleue)

b) inhibiteurs de protéase

Posologie - administration	Commentaires
• < 4 ans : données insuffisantes ; solution buvable contre-indiquée (présence de propylène-glycol) • 4 à 12 ans : - capsules : 20 mg/kg x 2/j (maximum : 2 400 mg/j) - sol. buvable : 17 mg /kg x 3/j (maximum : 2 800 mg/j) • 12 à 18 ans : 1200 mg x 2/j	• Solution buvable : - biodisponibilité plus faible que les capsules molles (donc posologies différentes ; - présence de propylène glycol => association contre-indiquée avec le Norvir® buvable et passer dès que possible aux capsules molles ; - mauvais goût • Capsules molles : trop grosses et trop nombreuses.
• < 4 ans : données limitées • 4 - 17 ans : adapter la posologie à la surface corporelle : 500 mg/m² x 3/j	- Utilisation pédiatrique difficile. - Formes inadaptées aux enfants de moins de 4 ans. - Risque accru de lithiases ; pyuries asymptomatiques. - Nécessité de prise à jeûn et d'une hydratation abondante. - Pas d'études d'interactions.
• < 16 ans : absence de données	Taille des capsules trop grosse.
• < 16 ans : absence de données	Pas de formulation liquide.
• < 2 ans : données limitées => non recommandé • ≥ 2 ans : adapter la posologie à la surface corporelle : (230 + 57,5) mg/m² x 2/j • si associé à efavirenz ou à névirapine : (300 + 75) mg/m²) x 2/j	Problème de goût de la solution buvable. Capsules grosses.
• < 2 ans : données limitées • ≥ 2 ans : adapter la posologie à la surface corporelle : 350 mg/m² x 2/j	• Solution buvable : très mauvais goût et 43 % d'éthanol ; utiliser seringue orale. • Capsules molles trop grosses. • Augmenter progressivement la posologie.
• < 2 ans : 75 mg /kg x 2/j • 2 à 3 ans : 50 mg /kg x 2/j • 3 à 13 ans : selon le poids : 30 mg /kg x 3 /j ou 45 mg/kg x 2 /j, sans dépasser la dose adulte (1 250 mg x 2/j).	• Poudre orale : contient de la phénylalanine ; difficile à utiliser en pratique car volume de poudre important. • Comprimés péllicules : difficiles à faire fondre (mais possible).

XI

Traitements antiviraux

XI - A – Cytomégalovirus

	Indications
Traitement	Toute maladie à CMV : - rétinite, - atteinte neurologique (encéphalite, polyradiculonévrite, neuropathie périphérique), - atteintes digestive, pulmonaire.
Prophylaxie secondaire	Décours de tout traitement d'attaque (non systématique après un 1er épisode d'œsophagite ou de colite).
Prophylaxie primaire	En cours d'évaluation.
Interruption des prophylaxies	Après amélioration sous antirétroviraux si : - CD4 > 100 /mm^3 de façon durable (6 mois) - et ARN VIH plasmatique < 1 000 cop./ml

XI - B – *Virus Herpes simplex* et *varicelle/zona*

	Indications
Traitement	Herpès ; varicelle Herpès chronique ulcéré
	Herpès résistant à l'aciclovir
	Zona simple, monométamérique
	Zona extensif ou nécrotique
Prophylaxie secondaire	Herpès récidivant

XI - C – Virus de l'hépatite B et de l'hépatite C

	Indications
Traitement	Hépatite B chronique
	Hépatite C chronique
Prophylaxie primaire	Aucun marqueur d'infection par le virus de l'hépatite B

1re intention	Alternatives	A l'étude
• Ganciclovir IV • Foscarnet IV • Valganciclovir oral	• Ganciclovir + foscarnet IV • Cidofovir • Ganciclovir : - injections intravitréennes - implants oculaires	• Fomivirsen • Lobucavir
• Ganciclovir IV • Foscarnet IV • Cidofovir IV • Valganciclovir	• Ganciclovir + foscarnet IV • Cidofovir IV • Ganciclovir (oral, inj. intra-vitréennes, implants ocul.)	• Foscarnet oral • Lobucavir
	• Valganciclovir	• Lobucavir
Reprise de la prophylaxie si : CD4 < 100 /mm³ et antigénémie positive.		

1re intention	Alternatives
Valaciclovir Aciclovir	Foscarnet IV Famciclovir
Foscarnet IV	Vidarabine locale, cidofovir local, cidofovir IV
Famciclovir, valaciclovir	Aciclovir
Aciclovir IV	Foscarnet IV
Valaciclovir, aciclovir	Famciclovir

1re intention	Alternatives	A l'étude
Interféron alpha	Lamivudine Adéfovir Vidarabine IM peg-interféron	Ténofovir
peg-interféron alpha + ribavirine	Interféron alpha + ribavirine	peg-IFN + ribavirine ± IL2 ou ± amantadine
Vaccination anti-VHB		

Ganciclovir (voie IV)

Classe — Inhibiteur de l'ADN polymérase du CMV.
Noms commerciaux — • Cymevan® (Roche)
Présentations — - Flacon de 500 mg dans 10 ml (à diluer dans 125 ml de G5 %)

Indications et posologies

- ***Infections à CMV (toutes atteintes) : Traitement d' attaque :***
  - En 2 perfusions/jour d'1 heure chacune, à 12 h d'intervalle :
  - 10 mg/kg/jour (soit 2 fois 5 mg/kg)
  - pendant x 14 à 21 jours (ou jusqu'à cicatrisation d'une rétinite).

- ***Si insuffisance rénale, adapter la posologie :***

Clairance de la créatinine ($ml/mn/1,73m^2$)	Créatinine sérique µmol/l	Dose de ganciclovir (mg/kg)	Intervalle d'administration (heures)
> 50	50 à 120	5	12
25 à 50	120 à 220	2,5	12
10 à 25	221 à 400	2,5	24
0 à 10	> 400	1,25	24

- ***Infections à CMV : Traitement d'entretien :***
  - Atteintes neurologiques : en évaluation :
    10 mg/kg/jour en 1 à 2 perfusions d'1 heure.
  - Autres atteintes (non systématique pour une première colite ou œsophagite) : en 1 perfusion d'1 h :
    - soit : 5 mg/kg/jour x 7 jours/7
    - soit : 6 mg/kg/jour x 5 jours/7.

Contre-indications :
- Hypersensiblité au ganciclovir ou à l'aciclovir
- Polynucléaires neutrophiles ≤ $500/mm^3$
- Plaquettes < 25 $000/mm^3$
- Absence de contraception (homme et femme)
- relatives : grossesse, allaitement, association à la didanosine.

Principaux effets indésirables :
- Leuconeutropénie (15%), thrombopénie (4%), anémie (2%).
- Troubles neuro-psychiques (5%).

Précautions d'emploi :
- Ne pas mélanger avec d'autres produits administrés par voie IV.
- Ne pas administrer en bolus, par voie IV rapide, en IM ou en SC.
- Doit s'accompagner d'une hydratation suffisante.
- Prudence en cas de :
  - cytopénie pré-existante (ou antécédent)
  - association avec d'autres médicaments hématotoxiques (AZT,...).
  - antécédents psychiatriques ou réactions neuro-psychiatriques à d'autres médicaments.

Surveillance : NFS-plaquettes :
- tous les 2 jours en attaque, tous les 7 jours en entretien.
- si PNN ≤ $500/mm^3$ => remplacer par foscarnet ou associer GM-CSF (voir le chapitre « Cytopénies »).

Ganciclovir (voie intravitréenne)

Classe	Inhibiteur de l'ADN polymérase du CMV.
Noms commerciaux	• Cymevan® (Roche) (hors AMM)
Présentations	- Flacon de 500 mg dans 10 ml : diluer 400 µg dans 0,05 ml • Vitrasert® (Chiron/Roche) - Implants oculaires de 4,5 mg

Indications et posologies

• Injections intravitréennes
  - Rétinite à CMV : traitement d'attaque :
    400 µg x 2 fois/semaine, jusqu'à cicatrisation ;
    en cas de rétinite menaçante, commencer par une première injection de 2 mg (2 000 µg).
  - Rétinite à CMV : traitement d'entretien :
    400 µg x 1 fois/semaine

• Implants oculaires : rétinite unilatérale à CMV :
  - alternative au traitement d'entretien par voie générale ;
  - assure une libération prolongée pendant au moins 3 mois ;
  - délai de remplacement non documenté, de l'ordre de 8 à 12 mois.

Injections intravitréennes :
- Ne prévient pas une infection à CMV de l'autre œil ou générale.
- Confort acceptable.
- Risque d'infection oculaire et de décollement de rétine.

Implants oculaires :
- Ne prévient pas une infection à CMV de l'autre œil ou générale.
- Risque de : décollement de rétine, hémorragie intravitréenne, endophtalmie, uvéite et cataracte (mais moins important que lors d'injections intravitréennes itératives).

Ganciclovir et valganciclovir

Molécules	Interactions et commentaires
Antirétroviraux	Voir chapitre « Interactions ».
Imipénème + cilastatine	*Toxicité neurologique centrale accrue :* convulsions, d'imputabilité incertaine. N'associer que si le bénéfice attendu justifie le risque.
Cidofovir	*Risque de myélotoxicité accrue par insuffisance rénale.* Ne pas associer.
Amphotéricine B, ciclosporine, cotrimoxazole, dapsone, flucytosine, mycophénolate mofétil, pentamidine, probénécide, antinéoplasiques	*Risque théorique d'addition d'effets indésirables.* Associer avec prudence.

XI - 03 Ganciclovir (voie orale)

Classe	Inhibiteur de l'ADN polymérase du CMV.
Noms commerciaux	• Cymevan® (Roche)
Présentations	- Gélules à 250 et 500 mg

Indications et posologies

(N'est plus utilisé depuis l'utilisation du valganciclovir)

- ***Rétinite à CMV : Traitement d'entretien :***
  - Rétinite stabilisée par ≥ 3 semaines par voie IV,
  - Lorsque la voie IV est contre-indiquée ou irréalisable,
  - Sauf si la rétinite est proche de la macula.
  - Au cours d'un repas ou d'une collation, en 3 prises/jour : 3 g/jour (= 3 fois 4 gélules à 250 mg ou 3 fois 2 gélules à 500 mg).
  - Adapter la posologie à la clairance de la créatinine :

(en ml/mn/1,73 m^2)	=> posologie
≥ 70	1 g x 3/jour
50-69	1 g x 2/jour
25-49	250 mg x 4/jour
10-24	250 mg x 2/jour
< 10	500 mg x 3/semaine

Contre-indications :

- Hypersensiblité au ganciclovir ou à l'aciclovir
- Polynucléaires neutrophiles ≤ 500/mm^3
- Plaquettes < 25 000/mm^3
- Absence de contraception (homme et femme)
- relatives : grossesse, allaitement, association à la didanosine.

Utilisation déconseillée si :

- Rétinite proche de la macula,
- Diarrhée (faible biodisponibilité),
- Rechute précoce sous ganciclovir oral (après un nouveau traitement d'attaque IV).

Principaux effets indésirables :

- Leuconeutropénie, thrombopénie, anémie,
- Troubles digestifs,
- Troubles neuro-psychiques.

Précautions d'emploi :

- Doit s'accompagner d'une hydratation suffisante.
- Prudence en cas de :
  - cytopénie pré-existante (ou antécédent)
  - association avec d'autres médicaments hématotoxiques (AZT,...).
  - antécédents psychiatriques ou réactions neuro-psychiatriques à d'autres médicaments.

Surveillance :

- Ophtalmologique toutes les 2 semaines.
- Créatininémie et clairance toutes les 2 à 4 semaines,
- NFS-plaquettes (1/2 semaines ou 1/semaine) : interrompre
  - si PNN < 500/mm^3 (jusqu'à récupération ≥ 750 /mm^3)
  - ou si plaquettes < 25 000/mm^3.

Valganciclovir

Classe : Ester de valine et de ganciclovir, prodrogue du ganciclovir (inhibiteur de l'ADN polymérase du CMV).

Noms commerciaux : • Rovalcyte® (Roche)

Présentations : - Comprimés pelliculés à 450 mg

Indications et posologies

• ***Rétinite à CMV :***
- traitement d'attaque : lorsqu'un traitement par ganciclovir IV ne peut être envisagé ; pendant 21 jours ;
- traitement d'entretien ;
- adapter la posologie à la clairance de la créatinine :

en ml/mn	attaque	entretien
≥ 60 ml/mn :	900 mg x 2 /jour	900 mg x 1 /jour
40 - 59 :	450 mg x 2 /jour	450 mg x 1 /jour
25 - 39 :	450 mg x 1 /jour	450 mg / 2 jours
10 - 24 :	450 mg / 2 jours	450 mg x 2 /sem.
< 10 (dialyse) :	ganciclovir IV	ganciclovir IV

Précautions d'emploi :
- A prendre avec des aliments.
- La biodisponibilité du ganciclovir obtenu à partir du valganciclovir est 10 fois supérieure à celle des gélules de ganciclovir => respecter les posologies.

Contre-indications :
- Hypersensibilité à aciclovir, valaciclovir ou ganciclovir.
- Grossesse, allaitement, non-contraception (F et H).
- Cytopénie : Hb < 8 g/dl, PNN < 500 /mm^3, plaquettes < 25.000/mm^3.
- Enfant, adolescent : non recommandé (pas de données).

Principaux effets indésirables :
- Diarrhées, nausées, vomissements, douleurs abdominales,
- Candidose orale, fièvre, fatigue, céphalées,
- Neutropénie.

Surveillance :
- NFS, plaquettes
- Créatinine et clairance

Foscarnet

Classe : Inhibiteur de l'ADN polymérase des virus Herpès
Noms commerciaux : • Foscavir® (AstraZeneca)
Présentation : - Flacons de 6 g dans 250 ml

Indications et posologies

- ***Infection à CMV :***
  - ***Traitement d'attaque :***
    180 mg/kg/j en 2 perfusions de 90-120 mn, à 12 h d'intervalle ; pendant 14 à 21 jours ou jusqu'à cicatrisation d'une rétinite.
  - ***Traitement d'entretien :***
    - Atteintes neurologiques (en évaluation) :
      180 mg/kg/j, en 2 perfusions de 90-120 mn.
    - Autres atteintes (non systématique pour une première colite ou œsophagite) : 90 à 120 mg/kg/j en 1 perfusion de 90-120 mn.

- ***Herpès chronique ulcéré et herpès résistant à l'aciclovir :***
  - Pendant 2 à 3 semaines ou jusqu'à cicatrisation :
    80 mg/kg/j en 2 perfusions d'au moins 1 heure,
  - Si réponse jugée insuffisante, on peut augmenter jusqu'à 120 mg/kg/ j, habituellement en 3 perfusions /jour.

- ***Zona résistant à l'aciclovir*** (hors AMM) :
  - Pendant 2 à 3 semaines :
    180 mg/kg/j en 2 perfusions de 90 à 120 mn.
  - L'efficacité d'un traitement d'entretien n'est pas établie.

Adapter la posologie à la fonction rénale :

Traitement d'attaque :

Clairance de créatinine (ml/kg/mn)	Créatinine sérique (µmol/l)	Dose en mg/ kg en 1 heure CMV 2 perf.	CMV 3perf.	HSV 2 ou 3 perf.
> 1,6	< 110	90	60	40
1,6 - 1,4	110 - 120	82	55	37
1,4 - 1,2	120 - 140	73	49	33
1,2 - 1,0	140 - 170	63	42	28
1,0 - 0,8	170 - 210	52	35	24
0,8 - 0,6	210 - 237	42	28	19
0,6 - 0,4	237 - 250	31	21	14
< 0,4	> 250	Traitement non recommandé		

Traitement d'entretien :

Clairance de créatinine (ml/kg/mn)	Créatinine sérique (µmol/l)	Dose en mg/ kg /jour en 2 heures CMV
> 1,4	< 120	90 - 120
1,4 - 1,2	120 - 140	78 - 104
1,2 - 1,0	140 - 170	75 - 100
1,0 - 0,8	170 - 210	71 - 94
0,8 - 0,6	210 - 240	63 - 84
0,6 - 0,4	240 - 250	57 - 76
< 0,4	> 250	Traitement non recommandé

Contre-indications :
- Absolues : hypersensibilité au foscarnet.
- Relatives : grossesse et allaitement.

Principaux effets indésirables :
- Insuffisance rénale,
- Troubles hydro-électrolytiques : hypocalcémie, hypokaliémie, hypophophorémie, hyperphosphorémie,
- Nausées, vomissements, diarrhée, pancréatite,
- Ulcérations génitales,
- Paresthésies des extrémités.

Précautions d'emploi :
- Administration uniquement par voie IV (jamais rapide) :
  - dans une veine centrale (cathéter) ou périphérique,
  - après dilution dans du NaCl 0,9% ou du glucose 5%,
- Toujours avec une hydratation suffisante : perfuser simultanément 0,5 à 1 litre de NaCl 0,9% ou de glucose 5%.
- En cas de paresthésies des extrémités ou de nausées : réduire la vitesse de perfusion.
- En cas de vomissements : prescrire des anti-émétiques.
- Après chaque miction : hygiène locale rigoureuse : lavage à l'eau courante de la verge ou de la vulve.

Surveillance :
- Créatininémie :
  - attaque : tous les 8 jours (RCP : tous les 2 jours) ;
  - entretien : tous les 15 jours (RCP : tous les 7 jours).
- Adapter la posologie à la créatininémie.
- Calcémie : régulièrement.

Molécules	Interactions et commentaires
Antirétroviraux	Voir chapitre « Interactions ».
Drogues néphro-toxiques (aminosides, cidofovir, ampho B,...)	*Néphrotoxicité potentielle.* Associations à éviter. Si indispensable : surveiller la fonction rénale 3 fois par semaine.
Pentamidine IV	*Néphrotoxicité accrue, hypocalcémie sévère.* Envisager d'abord toutes les alternatives à cette association. L'hydratation avant traitement peut réduire la néphrotoxicité.
Ciprofloxacine	*Convulsions, en l'absence de facteurs favorisants.* Surveillance particulière. Si possible association de courte durée.
Médicaments hypocalcémiants	*Risque d'aggravation de l'hypocalcémie.* Contrôler la calcémie ; respecter la durée de la perfusion.
Médicaments inhibant la secrétion tubulaire rénale	*L'élimination du foscarnet peut être modifiée.*

Aciclovir

Classe	Inhibiteur des ADN polymérases de HSV et VZV.
Noms commerciaux	• Zovirax® (Glaxo-Smithkline)
Présentations	- Comprimés à 200 et 800 mg - Suspension buvable à : 200 mg/5 ml (flacon de 125 ml) 400 mg/5 ml (flacon de 180 ml) - Flacons pour perfusions à 250 mg et 500 mg

Indications et posologies

• ***Voie orale : infections à HSV***
- Prévention : 400 x 2/jour ou 800 x 1/ jour
- Traitement : 200 mg x 5/ jour x 5 à 10 jours
  le plus tôt possible, dès l'apparition des symptomes.
- Selon la clairance de la créatinine :
  25 à 50 ml/mn => ne pas dépasser 600 mg/jour
  10 à 25 ml/mn => ne pas dépasser 400 mg/jour
  < 10 ml/mn => 200 mg/j (après la séance si hémodialyse).
- Infections ophtalmologiques : voir le RCP.

• ***Voie IV :*** perfusions IV stricte (1 heure minimum) — Durée de Tt.

	Durée de Tt.
• Indications 1 :	
- infection à HSV chez l'immunodéprimé	5 à 10 jours
- herpes formes sévères chez l'immunocompétent	5 à 10 jours
• Indications 2 :	
- toute méningo-encéphalite à HSV	15 à 21 jours
- infection à VZV chez l'immunodéprimé	8 à 10 jours
- zona grave ou varicelle compliquée chez l'immunocompétent	8 à 10 jours

• Doses selon la clairance de la créatinine :

Clairance créatinine	nombre de perfusions	Dose par perfusion Indications 1	Dose par perfusion Indications 2
> 50 ml/mn	3 /jour	5 mg/kg	10 mg/kg
25-50 ml/mn	2 /jour	5 mg/kg	10 mg/kg
10-25 ml/mn	1 /jour	5 mg/kg	10 mg/kg
0-10 ml/mn	1 /jour	2,5 mg/kg	5 mg/kg

Contre-indications :
- Hypersensbilité à l'aciclovir ou à d'autres composants du produit.

Principaux effets indésirables :
- Chez l'insuffisant rénal, des troubles neurologiques ont été rapportés, nécessitant l'arrêt du traitement.
- Troubles digestifs (notament avec la suspension buvable).

Précautions d'emploi :
- Les perfusions doivent durer une heure minimum.
- Adapter les posologies à la clairance de la créatinine.
- Surveiller les fonctions rénale et hématopoïétique.
- Si insuffisant rénal : augmenter les apports hydriques.

XI - 07 Valaciclovir

Classe	Ester de valine et d'aciclovir, prodrogue de l'aciclovir (inhibiteur des ADN polymérases de HSV et de VZV).
Nom commerciaux	• Zélitrex® (Glaxo-Smithkline)
Présentations	- Comprimés à 500 mg

Indications et posologies

- ***Herpès génital forme modérée :***
  - ***1er épisode :***
    500 mg x 2/jour pendant 10 jours
    500 mg/jour si CC* < 15 ml/mn
  - ***récurrence :***
    500 mg x 2/jour ou 1 g x 1/jour pendant 5 jours.
    500 mg/jour si CC* < 15 ml/mn

- ***Herpès génital récidivant (≥ 6 /an) : prévention*** chez l'immunocompétent : 500 mg x 1/jour ou 250 mg x 2/j. (250 mg/jour si CC* < 15 ml/mn). Réévaluer après 6 à 12 mois.

- ***AMM chez l'immunocompétent*** :
  - Zona simple : prévention des douleurs (plus de 50 ans).
  - Zona ophtalmique : prévention des complications oculaires.
    1 g x 3 prises/jour pendant 7 jours ; selon la CC* :
    15 à 30 ml/mn => 1g x 2/j. < 15 ml /mn => 1 g x 1/j.

CC* : clairance de la créatinine.

Principaux effets indésirables :
- Nausées, vomissements, diarrhées, constipation,
- Céphalées.

Précautions d'emploi :
- Si dialyse => administrer la dose quotidienne après la séance.
- Zona : débuter le traitement au plus tard à la 72e heure suivant l'apparition des premiers signes.

Aciclovir et valaviclovir	
Molécules	**Interactions et commentaires**
Antirétroviraux	Voir chapitre « Interactions ».
Interféron alpha	*Activité antirétrovirale* in vitro *accrue.* Retentissement clinique inconnu.
Probénécide	*Diminution de 30 % de la clairance de l'aciclovir.* Envisager de diminuer les doses d'aciclovir.
Atovaquone	*Légère diminution de la concentration plasmatique d'atovaquone, cliniquement non significative.*

Cidofovir par voie IV

Classe — Inhibiteur des ADN polymérases de HSV et CMV.
Noms commerciaux — • Vistide® (Pharmacia-UpJohn)
Présentations — - Flacon pour perfusion : 375 mg dans 5 ml

Indications et posologies

• ***Rétinite à CMV :***
- Si les autres traitements sont inappropriés
- Et si la fonction rénale est normale (avant chaque administration : doser la créatininémie et la protéinurie).
- En perfusion IV de 60 minutes, à J1, J7, puis 1/14 jours : 5 mg/kg dans 100 ml (NaCl à 0,9 %) + hydratation + probénécide.
- Ne pas diminuer ni dépasser la posologie.
- Interrompre si :
  - la créatininémie augmente de plus de 44 µmol/l (0,5 mg/dl) ;
  - ou si apparaît une protéinurie persistante ≥ ++ (≥ 100 mg/dl).

Contre-indications :
- Hypersensibilité au produit.
- Créatininémie > 133 µmol/l (> 1,5 mg /dl)
  ou clairance de la créatinine ≤ 0,92 ml/s (≤ 55 ml/mn)
  ou protéinurie ≥ ++ (≥ 100 mg /dl).
- Association aux médicaments néphrotoxiques (foscarnet, aminosides, amphotérine B, pentamidine par voie IV, vancomycine) : les arrêter au moins 7 jours avant la perfusion de cidofovir.
- Injection intra-oculaire directe.

Principaux effets indésirables :
- Insuffisance rénale => nécessite une hyperhydratation et la prise concomittante de probénécide.
- Neutropénie réversible.
- Baisse de la pression intra-oculaire, iritis, uvéite.
- Voir aussi plus bas les effets indésirables du probénécide.

Précautions d'emploi :
- Surveillance : dans les 48 h avant chaque perfusion : créatininémie, protéinurie, polynucléaires neutrophiles.
- Le jour de la perfusion de cidofovir :
  - perfuser 1 litre de NaCl à 0,9 % 1 heure avant le cidofovir,
  - puis un 2e litre recommandé, en 1 à 3 heures,
  - de plus : administrer du probénécide (Bénémide®, cp à 500 mg) :
    2 g (4 cp) 3 h avant la perfusion
    + 1 g (2 cp) 2 h après la fin de perfusion
    + 1 g (2 cp) 8 h après la fin de perfusion.
  - en cas de traitement par zidovudine : interrompre ou diminuer de 50 % la posologie d'AZT (clairance diminuée par le probénécide).
- Traitement / prévention des effets indésirables du probénécide :
  - Eruptions cutanées : paracétamol, antihistaminiques ;
  - Nausées, vomissements : manger avant chaque prise, antiémétiques.
- Prudence en cas de diabète (risque accru d'hypotonie oculaire).

Molécules	Interactions et commentaires
Antirétroviraux	Voir chapitre « Interactions ».
Drogues néphrotoxiques : aminosides, pentamidine, ampho B, etc.	*Néphrotoxicité accrue.* Ne pas associer.
Autres anti-CMV (ganciclovir, foscarnet)	*Néphrotoxicité ou myélotoxicité accrues.* Ne pas associer.
Probénécide et médicaments à excrétion tubulaire (paracétamol, aciclovir, IEC, acide aminosalicylique, barbituriques, benzodiazépines, bumétanide, clofibrate, méthotrexate, famotidine, furosémide, AINS, théophylline, zidovudine) : *Absence de recommandations (sauf AZT).*	

XI - 09 Cidofovir local

Classe : Inhibiteur des ADN polymérases de HSV et CMV.
Noms commerciaux : • Forvade® (Gilead-Sciences)
Présentations : - Gel à 1 %: tube de 3 g

Indications et posologies
• ***Herpès cutanéomuqueux résistant à l'aciclovir*** : ATU nominative 1 application par jour x 5 jours, sans pansement occlusif, avec un doigtier, un gant ou un écouvillon. Bien se laver les mains après application.

Contre-indications :

- Muqueuses internes, sous le prépuce,
- Sur ou dans l'oeil.

Principaux effets indésirables :

- Irritation locale (douleur, ulcération, prurit, éruption)

XI - 10 Fomivirsen

Classe : Antisens
Noms commerciaux : Vitravene® (Novartis)
Présentations : • Solution injectable intra-oculaire flacon unidose 1,65 mg / 0,25 ml

Indications et posologies
• ***Rétinite à CMV :*** - AMM en juillet 1999, retirée en juillet 2002 à la demande de la firme pour des raisons commerciales. - ATU nominative possible en provenance de Suisse. - Injections intravitréennes.

Principaux effets indésirables :

- Signes d'inflammation de la chambre antérieure.
- Elévation transitoire de la pression intraoculaire.

XI - 11 Famciclovir

Classe — Prodrogue du penciclovir (inhibiteur de l'ADN-polymérase de HSV1, HSV2 et VZV).

Noms commerciaux — Oravir® (Novartis)

Présentations — • Comprimés à 500 mg

Indications et posologies

- ***AMM*** chez l'adulte immunocompétent :
  - ***Zona simple :*** prévention des douleurs ($\geq$ 50 ans),
  - ***Zona ophtalmique :*** prévention des complications oculaires :

- pendant 7 jours : 500 mg x 3 par jour
- adapter à la clairance de la créatinine (en ml/mn/1,73m²) :

20 - 39	=> 500 mg /24 h
5 - 19	=> 500 mg /48 h
< 5 (dialyse)	=> 500 mg après la séance de dialyse.

Contre-indications :
- Hypersensibilité au famciclovir

• Précautions d'emploi :
- Doit être débuté précocément, au plus tard avant la 72e heure suivant l'apparition des premières manifestations cutanées.

Principaux effets indésirables :
- Céphalées, nausées, vomissements,
- Insuffisance rénale aigue en cas de maladie rénale sous-jacente et de posologie non adaptée.

XI - 12 Vidarabine

Classe	Analogue nucléosidique
Noms commerciaux Présentations	• Vira-MP® gel (Pierre Fabre) : Gel à 10 % : tube de 15 g • Vira-MP® IM (Sinbio) : Flacon de 1 g pour injection intramusculaire

Indications et posologies

- ***Forme gel :***
  - AMM : Herpès génital récurrent, traitement précoce des poussées,
  - hors AMM : Herpès résistant à l'aciclovir :
  - Pendant 7 jours : 4 applications /jour en fine couche sur les lésions.
- ***Forme IM :*** Hépatite B chronique active avec preuve histologique et réplication persistante (ADN plasmatique) : en 2 injections IM à 12 h d'intervalle :
  - pendant 5 jours : 10 mg/kg/jour
  - puis pendant 23 jours : 5 mg/kg/jour.

  Note des auteurs : n'est plus utilisée dans cette indication.

Contre-indications :

- Hypersensibilité à la vidarabine,
- Usage ophtalmique du gel,
- Grossesse, allaitement.

Principaux effets indésirables :

- Gel : brûlure locale.
- Solution injectable :
  - neuropathie périphérique, myalgies,
  - neutropénie, thrombopénie.

Précautions d'emploi :

- Gel : pour éviter l'auto-inoculation, appliquer avec une gaze stérile ou un gant à usage unique et bien se laver les mains après application.
- Solution injectable :
  - l'administrer seule, exclusivement par voie IM ;
  - adapter la dose à la clairance de la créatinine ;
  - surveiller l'hématopoïèse.

XI - 13 Interféron alpha

Classe: cytokine immunostimulante

Noms commerciaux / Présentations:

- Viraféron® (Schering-Plough) (alpha-2b) :
  - Flacon de solution injectable à 3 MUI/0,5 ml
  - Stylo injectable multidose à 18 MUI/1,2 ml.
- Roféron®-A (Roche) (alpha-2a) :
  - Seringues préremplies de 0,5 ml, à : 3 MUI, 4,5 MUI, 6 MUI, 9 MUI/0,5ml ;
  - Flacons de solution injectable :
    - flacon de 1 ml à 18 MUI/ml ;
    - flacon multidose de 3 ml à 18 MUI/3ml.

Indications et posologies

En pratique, les formes pegylées ont supplanté ces formes (voir pages suivantes)

- ***Hépatite B chronique active :***
  - histologiquement prouvée (inflammation active et/ou fibrose),
  - avec marqueurs de réplication (ADN VHB et/ou antigène HBe),
  - ALAT élevées, sans insuffisance hépato-cellulaire ;
- Voie SC : 3 fois/semaine, pendant 4 à 6 mois :
  - IFN alpha-2b : 5 à 10 MUI par injection
  - IFN alpha-2a : 2,5 à 5 MUI /m2 par injection
- Réduire la dose de 50 % en cas de leucopénie (< 1.500/mm^3), neutropénie (< 1.000/mm^3), thrombopénie (< 100.00/mm^3).
- Interrompre en cas de sévères leucopénie (< 1.200/mm^3), neutropénie (< 750/mm^3), thrombopénie (< 70.00/mm^3).
- Interrompre si aucune amélioration de l'ADN-VHB sérique après 3 ou 4 mois à la dose maximale tolérée.

- ***Hépatite C chronique*** :
  - avec la ribavirine : on utilise les formes pegylées (voir plus loin) ;
  - en monothérapie : par voie SC ou IM.

Contre-indications :

- Hypersensibilité au produit,
- Affection cardiaque sévère pré-existante,
- Antécédent de maladie cardiaque,
- Insuffisance rénale ou hépatique sévère,
- Epilepsie et/ou atteinte des fonctions du SNC,
- Antécédent ou état psychiatrique sévère préexistant,
- Hépatite chronique avec cirrhose décompensée,
- Hépatite chronique récemment traitée par immunosuppresseurs,
- Hépatite auto-immune, maladie auto-immune, transplantation,
- Troubles thyroïdiens préexistants non contrôlés,
- Grossesse et allaitement.

Principaux effets indésirables :
- fièvre, fatigue : réversibles dans les 72 h après l'arrêt,
- céphalées, myalgies, frissons, hypotension, arthralgies,
- anorexie, nausées, vomissements, diarrhées,
- sécheresse de la bouche, altération du gout,
- somnolence, vertiges, troubles de la concentration, confusion,
- dépression, idées suicidaires, tentative de suicide,
- irritabilité, insomnie, confusion,
- leucopénie, neutropénie, anémie, thrombopénie,
- élévation de : ASAT/ALAT, phosphatases alcalines, LDH, créatinine.

Précautions d'emploi :
- Le stylo doit être uniquement à usage individuel.
- Précautions chez les patients en mauvais état général, en cas de troubles de la coagulation, d'insuffisance médullaire.
- Maintenir une hydratation adéquate, pour prévenir une hypotension artérielle (qui peut nécessiter une réhydratation).
- Prévention de fièvre et céphalées : paracétamol : 500 mg à 1 g, 30 minutes avant l'IFN.
- Examen ophtalmologique : initial et régulier si diabète ou rétinopathie hypertensive ; en cours de traitement en cas de troubles visuels.
- Antécédents cardiaques => ECG avant et pendant le traitement.
- Antécédent de troubles auto-immuns => surveiller les symptomes évocateurs et doser les auto-anticorps.
- Psoriasis => prudence et arrêt de l'IFN en cas d'aggravation.
- Avant IFN : doser la TSH et traiter toute anomalie thyroïdienne.

Surveillance : NFS, plaquettes, électrolytes, enzymes hépatiques, protéines sériques, bilirubinémie, créatininémie.

En cas d'effets indésirables :
- Effets indésirables modérés à sévères : peuvent imposer une modification de posologie ou une interruption du traitement par IFN.
- Rash transitoire : ne nécessite pas l'arrêt de l'IFN.
- Hypersensibilité aigue (urticaire, broncho-constriction, angio-oedème, anaphylaxie) : rare => arrêt de l'IFN + traitement approprié.
- Anomalies de la fonction hépatique : suivre attentivement et si les signes progressent => arrêter l'IFN.
- Fièvre et céphalées : paracétamol : maximum = 1 g x 4 fois par jour.
- Dépression, idées suicidaires, tentative de suicide => interrompre.
- Troubles respiratoires => radiographie pulmonaire.
- Pic d'ALAT : répéter à 2 semaines d'intervalle : ALAT, TP, phosphatases alcalines, albumine, bilirubine.

Molécules	Interactions et commentaires
Antirétroviraux	Voir chapitre « Interactions ».
narcotiques, hypnotiques, sédatifs, myélosuppresseurs	Co-administration avec précautions.
Théophylline Aminophylline	*Potentielle interférence avec leur oxydation.* Contrôler les taux sériques de théophylline et adapter sa posologie si nécessaire.

XI - 14 Interféron alpha pegylé

Classe : Cytokine immunostimulante, forme retard

Noms commerciaux / Présentations :
- ViraféronPeg® (Schering-Plough) (alpha-2b pegylé)
  - poudre + solvant pour solution injectable
  - ou stylos préremplis à : 50 µg, 80 µg, 100 µg, 120 µg, 150 µg dans 0,5 ml.
- Pegasys® (Roche) (alpha-2a. pegylé)
  - seringues pré-remplies à 135 µg et 180 µg dans 0,5 ml de solution.

Indications et posologies

- ***Hépatite C chronique :***
  - chez l'adulte, y compris avec cirrhose compensée ;
  - avec transaminases élevées et ARN-VHC sérique positif.

- ***Avec ribavirine :***
  - hépattite jamais traitée, avec fibrose F2 à F4,
  - rechute après IFN-alpha en monothérapie,
  - non réponse après IFN en monothérapie.

  - par voie SC :
    - PEG-alpha-2b : 1,5 µg/ kg x 1 fois /semaine ;
    - PEG-alpha-2a : 180 µg x 1 fois /semaine
  - durée selon le génotype du VHC :
    - génotype 1 : 48 semaines (à discuter à S12) ;
    - génotypes 2 et 3 : 24 semaines ;
    - génotypes 4, 5 et 6 : envisager 48 semaines.

  - Insuffisance rénale terminale : dose initiale de :
    - PEG-alpha-2a : 135 µg x 1 /semaine ;
    - PEG-alpha-2b : ne pas administrer si la clairance de la créatinine ≤ 50 ml/mn.

- ***En monothérapie :***
  - Intolérance ou contre-indication à la ribavirine : pendant 24 semaines puis, si perte de l'ARN VHC : 24 autres semaines.
  - par voie SC :
    - PEG-alpha-2b : 0,5 ou 1 µg/ kg /semaine ;
    - PEG-alpha-2a : 180 µg /semaine.

Contre-indications :
- Voir interférons non pegylés (pages précédentes).

Interactions :
- Voir interférons non pegylés (pages précédentes).

Principaux effets indésirables :
- Qualitativement et quantitativement similaires à ceux observés avec les interférons non pegylés (voir pages précédentes).
- Réaction locale au point d'injection : plus importante avec les formes pegylées.

Posologies en cas d'effets indésirables			
Effet indésirable	Réduction de posologie(*) si :	Arrêt PEG-IFN si :	Arrêt ribavirine si :
Peg-IFN utilisé seul ou avec ribavirine			
Polynucléaires neutrophiles	< 750 /mm^3	< 500 /mm^3	-
Plaquettes	< 50.000 /mm^3	< 25.000 /mm^3	-
Peg-IFN utilisé avec ribavirine			
Leucocytes	< 1.500 /mm^3	< 1.000 /mm^3	< 1.000 /mm^3
Hémoglobine	-	< 8,5 g/dl	< 8,5 g/dl
Bilirubine directe	-	≥ 2,5 N(**)	≥ 2,5 N(**)
Bilirubine indirecte	-	> 4 mg/dl ≥ 4 semaines	> 4 mg/dl ≥ 4 semaines
Créatinine	-	> 2,0 mg/dl	> 2,0 mg/dl
ALAT : - alpha-2b - alpha-2a	 - (2)	 (1) (3)	 (1) (3)

(1) Deux fois les valeurs initiales et > 10 N*.
(2) Elévation progressive et persistante
(3) Elévation se poursuivant malgré la réduction de posologie ou avec élévation de bilirubine ou signes de décompensation hépatique.
(**) N = limite normale supérieure.
(*) Réductions de posologie :
- PEG-alpha-2b : diminuer la dose de moitié.
- PEG-alpha-2a : 135 µg voir 90 ou 45 µg x 1 /semaine.

Précautions d'emploi :
- Voir interférons non pegylés (pages précédentes).
- Au moindre signe de détérioration cardiovasculaire => interrompre ou arrêter le traitement.

Surveillance : à S2, S4 puis périodiquement selon l'état clinique :
- clinique, psychologique (humeur),
- NFS, plaquettes,
- transaminases, protides, bilirubine, créatinine,
- TSH et T4 si des symptomes évoquent une atteinte thyroïdienne.

Conduite et utilisation de machines :
- A éviter en cas de : fatigue, somnolence, confusion, vertiges.

Ribavirine

Classe — Analogue nucléosidique

Noms commerciaux / Présentations
- Rebetol® (Schering-Plough) : gélules à 200 mg
- Copegus® (Roche) : comprimés à 200 mg

Indications et posologies

• ***Hépatite C chronique*** :
- histologiquement prouvée ;
- jamais traitée : sans décompensation hépatique, avec ALAT élevées, ARN-VHC positif, fibrose ou activité inflammatoire élevée (si la fibrose est seulement portale, il faut un score d'inflammation élevé).
- rechute après succès (ALAT normalisées) sous interféron alpha en monothérapie.

• Toujours associée au PEG-interféron : en 2 prises par jour, au moment des repas (matin et soir) :

• Rebetol®
- associé au PEG-interféron alpha-2b (AMM) ;
- dose selon le poids :
  - < 65 kg : 400 mg x 2 /jour
  - 65 - 85 kg : (400 + 600 mg) /jour
  - > 85 kg : 600 mg x 2 /jour
- durée selon le génotype :
  - génotype 1 : 6 mois + 6 mois si l'ARN VHC est négatif ;
  - génotypes non-1 : 6 mois + 6 mois si l'ARN VHC est négatif et en tenant compte d'autres facteurs (*).

• Copegus®
- associé au PEG-interféron alpha-2a (AMM) ;
- dose et durée selon le poids et le génotype :
  - génotype 1 : < 75 kg : 400 + 600 mg /j pendant 48 semaines
    ≥ 75 kg : 600 mg x 2 /j pendant 48 semaines
  - génotypes 2 et 3 : 400 mg x 2 /j pendant 24 semaines
  - génotypes 4, 5 et 6 : envisager la même posologie et durée que pour le génotype 1, en tenant compte d'autres facteurs(*).

(*) âge > 40 ans, sexe masculin, présence d'une fibrose septale.

Contre-indications :
- Hypersensibilité au produit,
- Grossesse, allaitement,
- Pathologie cardiaque sévère, instable ou non contrôlée,
- Hémoglobinopathies (thalassémie, drépanocytose,...),
- Insuffisance hépatique sévère, cirrhose décompensée,
- Clairance de la créatinine < 50 ml /mn :
  - Rébétol® : contre-indiqué
  - Copegus® : utiliser avec prudence, si le traitement est considéré comme indispensable.
- Contre-indications du PEG-IFN (toujours associé à la ribavirine) : voir ce chapitre en pages précédentes.

Posologies en cas d'effets indésirables
• Hémoglobine (patient sans maladie cardiaque) : - Hb < 10 g/dl => Réduire la posologie à (200 + 400) mg /jour. - Hb < 8,5 g/dl => Arrêter le traitement (ribavirine et PEG-IFN) ; si normalisation : on peut reprendre à 600 mg /jour puis éventuellement à 800 mg /jour.
• Hémoglobine (si antécédent de maladie cardiaque stable) : - Hb diminuée de ≥ 2 g/dl en 4 semaines => Réduction définitive de la posologie à (200 + 400) mg /jour. - Hb < 12 g /dl après 4 semaines de dose réduite => Arrêter le traitement (ribavirine et PEG-IFN) ; si normalisation : on peut reprendre à 600 mg /j.
• Bilirubine indirecte : > 5mg /dl => Réduire la posologie à (200 + 400) mg /jour.
• Créatininémie : si elle devient > 2 mg /dl => interrompre le traitement (PEG-IFN + ribavirine).

Précautions d'emploi :

- Surveiller : NFS, plaquettes, ionogramme, créatinine, enzymes hépatiques, uricémie : avant traitement, à S2, S4, puis régulièrement.
- Débuter le traitement seulement si : Hb ≥ 12 g/dl (F), ≥ 13 g/dl (H), plaquettes ≥ 100.000 /mm³, PNN ≥ 1.500/mm³.
- Si maladie cardiaque : prudence et surveillance ; évaluer l'état cardiaque (+ ECG) avant et durant le traitement ; si une altération survient => interrompre.
- Hypersensibilité => interrompre (sauf si rash transitoire).
- Fonction hépatique : surveiller ; si allongement des marqueurs de la coagulation => interrompre.
- Associer une contraception, poursuivie 7 mois après (H et F).

Principaux effets indésirables :

- Anémie hémolytique, avec possibles hyperbilirubinémie indirecte et hyperuricémie => adapter les doses (voir ci-dessus).
- Neutropéne, thrombopénie.
- Effets indésirables du PEG-IFN associé : voir pages précédentes.

Molécules	Interactions et commentaires
Antirétroviraux	Voir chapitre « Interactions ».
Anti-acides	*Diminution de la biodisponibilité de la ribavirine (baisse de son aire sous la courbe de 14 %) par des anti-acides contenant du magnésium, de l'aluminium et de la siméticone.* N'est pas considérée comme significative cliniquement.
Médicaments agissant sur le cytochrome P450	Aucune interaction à ce niveau.

Adéfovir

Classe	Analogue nucléotidique de l'adénosine, inhibiteur de l'ADN polymérase du VHB (y compris si résistante à la lamivudine).
Noms commerciaux	Hepsera® (Gilead)
Présentations	• Comprimés à 10 mg

Indications et posologies

- ***Hépatite B chronique :***
  - soit avec maladie hépatique décompensée ;
  - soit avec maladie hépatique compensée et :
    - réplication virale active, élévation persistante des ALAT,
    - inflammation active et fibrose histologiquement prouvées.
  - Si co-infection VIH-VHB : réserver dans la mesure du possible le traitement par adéfovir aux cas où l'ARN VIH est contrôlé.
  - Prise pendant ou en dehors d'un repas : 1 comprimé x 1/jour.
  - Durée optimale non connue ; traiter au moins :
    - soit jusqu'à la perte d'efficacité démontrée : retour des valeurs pré-thérapeutiques d'ALAT ou d'ADN VHB ; détérioration histologique ; autres signes d'hépatite ;
    - soit jusqu'à la séroconversion AgHBs, que l'AgHBe ait été au départ positif ou négatif (mutants pré-core) ;
    - soit, si AgHBe(+), jusqu'à la séroconversion AgHBe : disparition de l'AgHBe et de l'ADN viral, avec détection des Ac anti-HBe sur 2 prélèvements espacés d'au moins 3 mois.
  - Si maladie hépatique décompensée ou cirrhose : il n'est pas recommandé d'interrompre le traitement.
  - Si insuffisance rénale : espacer les prises et surveiller +++ :

Clairance de la créatinine (ml/mn)	=> Intervalle entre prises
20-49	48 heures
10-19	72 heures
hémodialyse	voir le RCP

Contre-indications :

- Hypersensibilité au produit.
- Grossesse : n'utiliser que si le bénéfice potentiel justifie le risque potentiel pour le foetus ; contraception efficace.
- Allaitement.

Principaux effets indésirables :

- Elévation fréquente de la créatininémie, insuffisance rénale.
- Nausées, dyspepsie, douleurs abdominales, flatulences, diarrhées.
- Elévation des ALAT (avec baisse de l'ADN VHB), généralement sans élévation de la bilirubinémie ni décompensation hépatique.
- Risque d'acidose lactique.

Surveillance :

- Tous les 6 mois : marqueurs biochimiques, virologiques et sérologiques de l'hépatite B.
- Tous les 3 mois : créatininémie (et calcul de la clairance).

Précautions d'emploi :

- Eviter d'associer d'autres médicaments néphrotoxiques.
- Prudence particulière en cas d'insuffisance rénale préexistante.
- Cirrhose préexistante, élévation des ALAT => surveillance étroite.
- Surveiller les fonctions hépatiques plusieurs mois après l'arrêt du traitement (risque d'exacerbation de l'hépatite).
- Surveiller l'apparition de signes cliniques d'acidose lactique, en particulier en cas d'association avec des antirétroviraux nucléosidiques et en particulier chez la femme obèse.

Molécules	Interactions et commentaires
Antirétroviraux	Voir chapitre « Interactions ».
Ibuprofen	*Elévation de 33 % de la Cmax et de 23 % de l'aire sous la courbe de l'adéfovir.* Probablement par augmentation de sa biodisponibilité (et non réduction de sa clairance). Signification clinique inconnue.
Médicaments néphrotoxiques et médicaments éliminés par sécrétion tubulaire active	*Leur administration concomitante pourrait faire augmenter les concentrations de l'adéfovir ou de ces médicaments.* => Surveillance rapprochée.
Médicaments agissant sur le cytochrome P450	L'adéfovir n'est pas inhibiteur ni substrat du CYP450. Son potentiel inducteur n'est pas connu.

Lamivudine

Classe	Analogue nucléosidique de la cytidine (3TC), inhibiteur de l'ADN polymérase du VHB.
Noms commerciaux	Zeffix® (Glaxo-Smithkline)
Présentations	• Comprimés pelliculés à 100 mg • Solution buvable à 5 mg/ml

Indications et posologies

• ***Hépatite B chronique***

- Avec mise en évidence d'une réplication virale :
  - soit atteinte hépatique décompensée ;
  - soit inflammation hépatique active histologiquement documentée et/ou une fibrose.
- Prise pendant ou en dehors d'un repas : 100 mg x 1/jour.
- Durée optimale non connue ; traiter au moins :
  - soit jusqu'à la perte d'efficacité démontrée : retour des valeurs pré-thérapeutiques d'ALAT ou d'ADN VHB ; détérioration histologique ; autres signes d'hépatite ;
  - soit jusqu'à la séroconversion AgHBs, que l'AgHBe ait été au départ positif ou négatif (mutants pré-core) ;
  - soit, si AgHBe(+), jusqu'à la séroconversion AgHBe : disparition de l'AgHBe et de l'ADN viral, avec détection des Ac anti-HBe sur 2 prélèvements consécutifs.
- Si développement d'un mutant YMDD : envisager l'arrêt si perte d'efficacité ou séroconversion AgHBe.
- Si maladie hépatique décompensée ou cirrhose : il n'est pas recommandé d'interrompre le traitement.
- Insuffisance rénale : adapter la posologie avec la solution buvable :

Clairance de la créatinine (ml/mn)	Dose initiale	Dose d'entretien (prise quotidienne)
$30 \leq Cl < 50$	100 mg (20 ml)	50 mg (10 ml)
$15 \leq Cl < 30$	100 mg (20 ml)	25 mg (5 ml)
$5 \leq Cl < 15$	35 mg (7 ml)	15 mg (3 ml)
$Cl < 5$	35 mg (7 ml)	10 mg (2 ml)

Contre-indications :

- Hypersensibilité au produit.
- Premier trimestre de grossesse, allaitement.

Principaux effets indésirables :

- Cytolyse, aggravation de l'hépatite à l'arrêt.
- Incidence élevée de résistance après 18 mois.

Précautions d'emploi :

- Doser : ALAT (≥ / 3 mois) ; ADN VHB et AgHBe (tous les 6 mois) ; bilirubine, albumine, urée, créatinine.
- Atteinte hépatique sévère ou transplantation : suivi ≥ 1 fois /mois.
- Surveiller les fonctions hépatiques au moins 4 mois après l'arrêt du traitement (risque de réactivation de l'hépatite.
- Co-infection VIH-VHB : l'utilisation de lamivudine seule contre le VHB => sélection de mutations de résistance du VIH.

Interactions : voir celles de la lamivudine en tant qu'antirétroviral.

XII
Traitements antiparasitaires

XII - A – *Pneumocystis carinii hominis*

	Indications
Traitement	Toute pneumocystose prouvée ou fortement suspectée. Durée du traitement : 3 semaines.
Prophylaxie secondaire	Décours de toute pneumocystose, pour tout déficit immunitaire.
Prophylaxie primaire	- CD4 < 200/mm^3 ou < 15-20 % ; - plus tôt si baisse rapide des CD4 ou si : chimiothérapie (lymphome, Kaposi), autre infection opportuniste, signes généraux.
Interruption des prophylaxies 1^{aire} et 2^{aire}	Après amélioration sous antirétroviraux si : - CD4 > 200 /mm^3 de façon durable (6 mois) - et ARN VIH plasmatique < 1 000 cop./ml

XII - B – *Toxoplasma gondii*

	Indications	1re intention
Traitement	Toxoplasmose (le plus souvent cérébrale, également oculaire ou disséminée). Traitement de 4 à 6 semaines ou jusqu'à réponses optimales.	Sulfadiazine + pyriméthamine + AF* ± anti-convulsivants ± stéroïdes (si œdème important)
Prophylaxie secondaire	Toute toxoplasmose traitée et stabilisée.	Sulfadiazine + pyriméthamine + AF*
Prophylaxie primaire	CD4 < 200 /mm^3 et sérologie toxoplasmique +.	Cotrimoxazole
Interruption des prophylaxies	Après restauration immunitaire sous antirétroviraux si : - CD4 > 200 /mm^3 de façon durable (6 mois) - et ARN VIH plasmatique < 1 000 copies/ml.	

1re intention	Alternatives	A l'étude
Cotrimoxazole ± corticoïdes (Si Pa O_2 < 65 mmHg)	• Pentamidine IV • Dapsone + triméthoprime • Clindamycine + primaquine • Atovaquone • Trimétrexate IV	
Cotrimoxazole	• Pentamidine aérosols • Dapsone • Dapsone + pyriméthamine	Atovaquone
Cotrimoxazole	• Pentamidine aérosols • Dapsone • Dapsone + pyriméthamine	Atovaquone
Reprise de la prophylaxie si : CD4 < 200 /mm³.		

Alternatives	A l'étude
• Clindamycine + pyriméthamine (+ AF*) ± stéroïdes ± anti-convulsivants • Cotrimoxazole IV • Pyriméthamine + azithromycine	• Pyriméthamine + clarithromycine • Pyriméthamine + dapsone
• Clindamycine + pyriméthamine (+ AF*) • Pyriméthamine seule (+ AF*)	
• Dapsone + pyriméthamine (+ AF*) • Pyriméthamine seule (+ AF*)	
Reprise de la prophylaxie si : CD4 < 200 /mm³	(* AF = acide folinique)

XII - C – Parasites digestifs

	Indications	1re intention
Cryptosporidies	Traitement	Traitement antirétroviral optimal
Microsporidies	Traitement	• *E. intestinalis :* Albendazole • Autres : Traitement antirétroviral optimal
Cyclospora	Traitement	Cotrimoxazole
Isospora belli	Traitement	Cotrimoxazole
	Prophylaxie secondaire	Cotrimoxazole
Giardia intestinalis	Traitement	Métronidazole, secnidazole, tinidazole, ornidazole

XII - D – *Leishmania*

	Indications	1re intention
Leishmania (*donovani, infantum* et autres)	Traitement	• Amphotéricine B • Antimoniate de méglumine
	Prophylaxie secondaire	• Pentamidine IV (selon efficacité du traitement initial) • Amphotéricine B

Alternatives	A l'étude
	Nitazoxanide
• *E. bieneusi* : Fumagilline (ATU nominative)	Nitazoxanide
Pyriméthamine	
Pyriméthamine + sulfadoxine Pyriméthamine seule Métronidazole	
Albendazole Nitazoxanide	

Alternatives	A l'étude
• Pentamidine IV • Amphotéricine B formes complexées	kétoconazole, itraconazole, allopurinol, interféron gamma

XII - 01 Cotrimoxazole

Classe : association de triméthoprime (TMP) + sulfamethoxazole (SMX)

Noms commerciaux : Bactrim® (Roche), Eusaprim® (GSK),

Présentations :
- Comprimés :
  - Formes forte : TMP : 160 mg + SMX : 800 mg
  - Formes simple : TMP : 80 mg+ SMX : 400 mg
- Ampoules IV : Bactrim® perfusion :
  5 ml contenant : TMP : 80 mg + SMX : 400 mg
  à diluer impérativement : 3 ampoules dans 500 ml de G5 ou NaCl à 0,9 %

Indications et posologies

- ***Pneumocystose :***
  - ***Traitement :***
    - TMP : 15 mg/kg/j + SMX : 75 mg/kg/j, sans dépasser :
      - forme simple : 3 comprimés x 4 fois/jour ;
      - ou 3 amp. en perfusion IV d'1 h. toutes les 6 h (= 12 amp./j.).
    - Ajout d'acide folinique (Osfolate® ou Lederfoline®) : en cas de cytopénie uniquement : 50 mg/semaine environ.
  - ***Prophylaxies (primaire et secondaire) :***
    - 1 comprimé forte par jour
    - ou 1 comprimé simple par jour
    - ou 1 comprimé forte 3 jours par semaine
    - Ajout d'acide folinique (Osfolate® ou Lederfoline®) :
      - n'est pas nécessaire à ces doses ;
      - si anémie ou leucopénie : de l'ordre de 25 mg/semaine.

- ***Toxoplasmose :***
  - ***Traitement :***
    - 3 amp. diluées, en perfusion IV d'1h toutes les 6 h (= 12 amp./j.).
    - surveiller la NFS ; en cas d'anémie ou de leucopénie sans autre cause : donner de l'ordre de 25 mg/semaine d'acide folinique.
  - ***Prophylaxie primaire :***
    - Forme Forte : 1 comprimé par jour
    - Pas de supplémentation systématique en acide folinique.

- ***Isosporose :***
  - ***Traitement :*** Forme Forte : 2 - 4 comprimés/j pendant 14 jours
  - ***Prophylaxie 2aire :*** Forme Forte : 1 comprimé/jour

- ***Cyclospora : traitement :***
  - Forme Forte : 2 - 4 comprimés/j pendant environ 14 jours.

Contre-indications :
- Antécédent de réaction anaphylactique ;
- Déficit complet en G6PD.

Surveillance : • NFS.

Principaux effets indésirables :

- Eruption cutanée prurigineuse, voire décollement (Lyell, S.-Johnson),
- Fièvre, nausées, vomissements, épigastralgies,
- Hépatite, élévation des transaminases, colite pseudo-membraneuse,
- Insuffisance rénale, hyperkaliémie,
- Anémie, neutropénie, thrombopénie.

- Intolérance mineure ou modérée : généralement transitoire, n'empêche habituellement pas la poursuite du traitement.

Précautions d'emploi :

- L'augmentation progressive des doses sur 14 jours apporte une meilleure tolérance.
- Si antécédent d'intolérance sévère :
  - traitement d'attaque contre-indiqué ;
  - réintroduction en prophylaxie : prudence ++

Molécules et interactions	Commentaires
Antirétroviraux	Voir chapitre « Interactions ».
Méthotrexate *Toxicité hématologique*	Inhibition additive de la dihydrofolate réductase. Association contre-indiquée.
Pyriméthamine *Anémie mégaloblastique*	Inhibition additive de la dihydrofolate réductase. Utiliser ensemble à faibles doses. Surveiller le fer sérique. Donner de l'acide folinique avec la pyriméthamine.
Sulfamides hypoglycémiants *Hypoglycémie sévère* **Anticoagulants oraux** *Risque hémorragique*	Par déplacement des liaisons protéiques. Sous cotrimoxazole et après son arrêt : renforcer la surveillance (glycémie ou TP et INR) et adapter la posologie des hypoglycémiants ou des anticoagulants oraux.
Phénytoïne *Elévation de la phénytoïnémie jusqu'à des valeurs toxiques*	Par inhibition du métabolisme de la phénytoïne => surveillance clinique étroite, dosage de phénytoïnémie, et adaptation de la posologie.
Procaïnamide *Elévation de la procaïnamidémie*	Par diminution de la clairance du procaïnamide. Surveiller la procaïnamidémie.
Ganciclovir *Mêmes effets indésirables*	Associer avec prudence.
Médicaments hyperkaliémiants	Risque d'hyperkaliémie majoré avec la triméthoprime (voir ci-dessous).
Ciclosporine	Voir ci-dessous (triméthoprime).
Rifabutine	*Diminution de l'aire sous la courbe du cotrimoxazole*, sans conséquence clinique.

XII - 02 Dapsone

Noms commerciaux	Disulone® (Aventis)
Présentations	• Comprimés à 100 mg (+ protoxalate de fer)

Indications et posologies
• ***Pneumocystose :*** • ***Traitement :*** - formes peu sévères, en association avec la triméthoprime - per os : 100 mg/j (+ triméthoprime 20 mg/kg/j) • ***Prophylaxies (primaire et secondaire) :*** - per os : 100 mg par jour - si avec pyriméthamine (50 mg/semaine, + acide folinique : 25 mg/semaine) : est aussi une prophylaxie de la toxoplasmose.
• ***Toxoplasmose : Prophylaxie primaire :*** 50 mg/j + pyriméthamine (50 mg/semaine) + acide folinique (25 mg/semaine)

Principaux effets indésirables :

- Anémie hémolytique, méthémoglobinémie, neutropénie,
- Intolérance cutanée, fièvre,
- Nausées, vomissements, anorexie,
- Neuropathie périphérique.

Contre-indications :

- Déficit en G6PD.

Molécules	Interactions et commentaires
Antirétroviraux	Voir chapitre « Interactions ».
Probénécide	*Pourrait diminuer la clairance de la dapsone.* Le retentissement clinique devrait être faible, car 5-15 % seulement de la dapsone sont excrétés dans les urines.
Pyriméthamine **Primaquine**	*Risque accru d'hémolyse.* Surveiller la NFS.
Rifampicine	*Augmentation de la clairance de la dapsone.* Il peut être nécessaire d'augmenter la dose de dapsone.
Triméthoprime	*Diminution de la clairance de la triméthoprime.* La concentration plasmatique des 2 drogues augmente. Réduire la dose de triméthoprime en cas d'anémie (initiale ou apparaissant).
Ganciclovir	*Risque d'addition d'effets indésirables.* Associer avec prudence.

Pentamidine

Noms commerciaux Pentacarinat® (Aventis)
Présentations • Ampoule de 300 mg (iséthionate)

Indications et posologies
• ***Pneumocystose :*** • ***Traitement :*** - voie IV : 3 mg/kg/j en 3-4 heures, sous surveillance médicale ; - aérosol : 300-600 mg/j (uniquement en relais après amélioration ou si intolérance aux autres traitements). • ***Prophylaxies (primaire et secondaire) :*** - aérosol : 300 mg/mois - précautions d'administation - n'évitent pas les formes non pulmonaires de l'infection.
• ***Leishmaniose :*** sous surveillance médicale : • ***Traitement :*** 1 perfusion : 3-4 mg/kg x 1 j/2 x 10 j ; deuxième cure éventuelle • ***Prophylaxie 2[aire] :*** 3-4 mg/kg x 1/15 j (pas de consensus).

Principaux effets indésirables :
- Voie IV : hypotension, choc, torsades de pointe, insuffisance rénale, pancréatite aiguë, diabète.
- Aérosol : toux, bronchospasme (prévention : bronchodilatateur avant l'aérosol).

Contre-indications :
- Aérosol :
  - tuberculose ;
  - non recommandé en cas de maladie de Kaposi pulmonaire.

Molécules	Interactions et commentaires
Antirétroviraux	Voir chapitre « Interactions ».
Foscarnet	*Hypocalcémie sévère. Pourrait accroître le risque néphrotoxique.* Envisager d'abord toutes les alternatives à cette association. Une vigoureuse hydratation avant le traitement peut réduire la néphrotoxicité.
Cidofovir	*Néphrotoxicité accrue.* Ne pas associer.
Autres néphrotoxiques (amphotéricine B, aminosides, etc.)	*Néphrotoxicité accrue.* L'hydratation avant le traitement peut réduire la néphrotoxicité.
Ganciclovir	*Risque d'addition d'effets indésirables.* Associer avec prudence.

XII - 04 Sulfadiazine

Noms commerciaux	Adiazine® (Théraplix)
Présentations	• Comprimés à 500 mg

Indications et posologies
• ***Toxoplasmose :*** • ***Traitement d'attaque*** de référence : 4 à 6 g/j en 3-4 prises/j + pyriméthamine (+ acide folinique) • ***Prophylaxie secondaire*** : 2 g/j + pyriméthamine (+ acide folinique).

Principaux effets indésirables de l'association pyriméthamine + sulfadiazine :

- Dans 40-50 % des cas, et nécessitent l'interruption de la sulfadiazine ou des deux dans 20 à 30 % des cas.
- Leuconeutropénie, thrombopénie, anémie (+ rare) ;
- Eruption cutanée ± intense ± fièvre ;
- Cristallurie, colique néphrétique, insuffisance rénale (précipitation de sulfadiazine, prévenue par une hydratation suffisante et l'alcalinisation des urines) ;
- Troubles digestifs ;
- Cytolyse hépatique.

Molécules	Interactions et commentaires
Antirétroviraux	Voir chapitre « Interactions ».
Sulfonylurées (Hypoglycémiants oraux) *Aggravation de l'hypoglycémie*	Les sulfonamides peuvent potentialiser l'effet hypoglycémiant des sulfonylurées en les déplaçant de leurs sites de liaison protéique. Surveiller la glycémie.

XII - 05 Clindamycine

Noms commerciaux — Dalacine® (Pharmacia-Upjohn)

Présentations
- Gélules à 150 mg
- Ampoules IV à 600 mg

Indications et posologies
• ***Pneumocystose :*** - Traitement des formes peu sévères (associée à la primaquine) - IV : 600 mg/6 h ou *per os* 900 mg/8 h • ***Toxoplasmose :*** • ***Traitement d'attaque*** alternatif : 2,4 à 3,6 g/j en 4 prises/j + pyriméthamine (+ acide folinique) • ***Prophylaxie secondaire*** : 1,2 g/j + pyriméthamine (+ acide folinique).

Principaux effets indésirables de l'association pyriméthamine + clindamycine :

- Rash cutané (n'oblige pas toujours à interrompre la clindamycine) ;
- Fièvre ;
- Nausées, vomissements, douleurs abdominales, diarrhées, colite pseudo-membraneuse ;
- Leucopénie, thrombopénie.

Molécules	Interactions et commentaires
Antirétroviraux	Voir chapitre « Interactions ».
Kaolin-Pectine	*Diminution d'absorption de la clindamycine.* Prendre Kaolin-Pectine 2 heures avant la clindamycine. Ne pas prescrire d'anti-diarrhéiques avec la clindamycine avant d'avoir éliminé *Clostridium difficile* comme cause.
Erythromycine	*Antagonisme possible* Ne pas associer ces 2 molécules.
Bloquants neuro-musculaires	*Effet additif de blocage neuro-musculaire.* Faiblesse musculaire. Co-administration prudente.

XII - 06 Primaquine

Noms commerciaux n'a pas d'AMM (Bayer)
Présentations • Comprimés à 15 mg

Indications et posologies

• ***Pneumocystose :***
  • ***Traitement :***
    - formes peu sévères, en association avec la clindamycine
    - per os : 15-30 mg/j (+ clindamycine).

Principaux effets indésirables :
• Troubles digestifs,
• Rash,
• Méthémoglobinémie

XII - 07 Antimoniate de méglumine

Noms commerciaux Glucantime® (Aventis)
Présentations • Ampoule injectable (voie IM uniquement) : 1,5 g/5 ml

Indications et posologies

• ***Leishmaniose : traitement :*** par voie IM ou SC

J1 : 15 mg/kg	J2 : 30 mg/kg
J3 : 45 mg/kg	J4 à J15 : 60 mg/kg/j

- Réduire la dose si insuffisance rénale.
- Deuxième cure après 4 semaines.

Principaux effets indésirables :
• Fièvre, toux quinteuse, myalgies, vomissements,
• En fin de cure : atteinte hépato-rénale, myocardite, troubles du rythme, pancréatite, diabète, polynévrite.

Contre-indications :
• Tuberculose,
• Insuffisances hépatique, rénale, cardiaque graves.

Précautions d'emploi :
• Surveiller : créatinine, protéinurie, ECG.
• Arrêt si intolérance.

XII - 08 Atovaquone

Noms commerciaux	Wellvone® (Glaxo-SmithKline)
Présentations	• Suspension buvable à 750 mg par cuillère-mesure de 5 ml : flacon de 226 ml

Indications et posologies
• ***Pneumocystose :*** • ***Traitement :*** - formes peu sévères en cas de contre-indication ou d'intolérance au cotrimoxazole - per os : 750 mg (= 1 cuill.-mesure) 2 fois par jour x 21 jours, pendant les repas • ***Prophylaxie :*** - si contre-indication ou intolérance au cotrimoxazole (hors AMM) - per os : 1 500 mg (= 2 cuillères-mesure) 1 fois par jour pendant les repas

Principaux effets indésirables :

- Eruptions cutanées,
- Nausées, diarrhée.

Précautions d'emploi :

- En cas de diarrhée (absorption digestive diminuée) : d'autres traitements devront être envisagés.
- Bien surveiller l'administration chez le sujet âgé, l'insuffisant rénal ou hépatique.

Molécules	Interactions et commentaires
Antirétroviraux	Voir chapitre « Interactions ».
Rifampicine **Métoclopramide** **Rifabutine**	*Diminution de la concentration plasmatique d'atovaquone.* Baisse d'activité de l'atovaquone. Surveiller et envisager une augmentation de posologie.
Paracétamol **Aciclovir** **Benzodiazépines, opiacés, céphalosporines, antidiarrhéiques, laxatifs**	De légères diminutions de concentration plasmatique d'atovaquone ont été observées en association avec ces molécules, de cause inconnue.

Pyriméthamine

Noms commerciaux — Malocide® (Aventis)
Présentations — • Comprimés à 50 mg

Indications et posologies
• ***Pneumocystose : Prophylaxies (secondaire et primaire) :*** - un comprimé (50 mg) /semaine - associée à la dapsone : 100 mg/j - et à de l'acide folinique : 25 mg/semaine - est ainsi également prophylaxie de la toxoplasmose.
• ***Toxoplasmose*** • ***Traitement d'attaque :*** - référence = + sulfadiazine ; alternatif = + clindamycine - Charge : 100 mg pendant 24 h - Puis 1 mg/kg/j en 1 prise (= 50-75 mg /j) - Toujours + acide folinique (20-25 mg/j) • ***Prophylaxie secondaire :*** - avec sulfadiazine ou clindamycine : 25 mg/j ou 50 mg/2 j + acide folinique (50 mg/semaine) - si seule : 100 mg/j. • ***Prophylaxie primaire :*** - avec dapsone (50 mg/j) : 50 à 150 mg/semaine + acide folinique (25 mg/semaine) - si seule : 100 mg/j.
• ***Isosporose :*** • ***Traitement*** (alternative) : 2 comprimés/j pendant 14 j • ***Prophylaxie secondaire*** : 2 comprimés/j

Molécules	Interactions et commentaires
Antirétroviraux	Voir chapitre « Interactions ».
Cotrimoxazole **Triméthoprime**	*Inhibition additive de la dihydrofolate réductase.* Anémie mégaloblastique. Les utiliser ensemble à faibles doses. Surveiller le fer sérique. Acide folinique avec la pyriméthamine.

Principaux effets indésirables :

- ***Pyriméthamine seule (en l'absence d'acide folinique) :***
  - anémie mégaloblastique, méthémoglobinémie,
  - leuconeutropénie, thrombopénie
  - glossite, ulcération buccale,
  - rash cutané,
  - neuropathie périphérique.

- ***Pyriméthamine + sulfadiazine :***
  (dans 40-50 % des cas, et nécessitent l'interruption de la sulfadiazine ou des deux dans 20 à 30 % des cas) :
  - leuconeutropénie, thrombopénie, anémie (+ rare) ;
  - éruption cutanée ± intense ± fièvre ;
  - cristallurie, colique néphrétique, insuffisance rénale (précipitation de sulfadiazine, prévenue par une hydratation suffisante et l'alcalinisation des urines) ;
  - troubles digestifs ;
  - cytolyse hépatique.

- ***Pyriméthamine + clindamycine :***
  - rash cutané (n'oblige pas toujours à interrompre la clindamycine) ;
  - fièvre ;
  - troubles digestifs, colite pseudo-membraneuse ;
  - leucopénie, thrombopénie

En cas de cytopénie :

1) augmenter l'acide folinique jusqu'à 50 mg/jour
2) si non corrigée : sulfadiazine –> clindamycine
3) si non corrigée : arrêt pyriméthamine,
   puis essai de réintroduction ou autres traitements non validés.

En cas de neutropénie isolée :
on peut aussi utiliser le G-CSF
(voir le chapitre « Cytopénies »).

XII - 10 Triméthoprime

Noms commerciaux Wellcoprim® (Glaxo-SmithKline)
Présentations • Comprimés à 300 mg

Indications et posologies

• ***Pneumocystose :***
  • ***Traitement :***
    - formes peu sévères, en association avec la dapsone
    - per os : 20 mg/kg/j (+ dapsone 100 mg/j).

Principaux effets indésirables :
- Nausées, vomissements, gastralgies,
- Prurit, érythème cutané,
- Leucopénie, thrombopénie.

Contre-indications : • Déficit complet en G6PD.

Molécules	Interactions et commentaires
Antirétroviraux	Voir chapitre « Interactions ».
Dapsone	*Diminution de clairance de la triméthoprime.* La concentration plasmatique des 2 drogues augmente. Réduire la dose de triméthoprime en cas anémie (initiale ou apparaissant).
Rifampicine	*Elévation de clairance et baisse de la 1/2 vie de la triméthoprime.* Pas de recommandation.
Pyriméthamine	*Inhibition additive de la dihydrofolate réductase. Anémie mégaloblastique.* Les utiliser ensemble à faibles doses. Surveiller le fer sérique. Acide folinique avec la pyriméthamine.
Ciclosporine	*Augmentation de la créatininémie et diminution de la ciclosporinémie.* Possible disparition de l'effet immunosuppresseur.
Médicaments hyperkaliémiants	*Risque majoré.* Associations déconseillées : sels de K, diurétiques hyperkaliémiants, AINS, IEC, inhib. d'angiotensine II, héparines (BPM ou non fractionnées), ciclosporine, tacrolimus.

XII - 11 Trimétrexate

Noms commerciaux — Neutrexin® (Ipsen)

Présentations — • Ampoules IV à 25 mg

Indications et posologies

- ***Pneumocystose :***
  - Traitement des formes sévères en cas d'échec ou de contre-indication au cotrimoxazole (uniquement en relais)
  - voie IV : 45 mg/m^2/j en 60 à 90 mn + acide folinique IV (20 mg/m2/6 h)

Principaux effets indésirables :

- Neutropénie, thrombopénie,
- Insuffisance rénale,
- Elévation des transaminases.

XII - 12 Amphotéricine B

Indication : Leishmaniose :

Voir le chapitre «Traitements antifungiques».

DCI	Nom commercial Laboratoire Conditionnement	Indications
Métronidazole	Flagyl® (Aventis) Comprimés à 250 mg	**Isosporose :** prophylaxie secondaire **Giardiase** (lambliase) : traitement **Microsporidiose :** traitement
Tinidazole	Fasigyne 500® (Pfizer) Cp. à 500 mg	**Giardiase** (lambliase) : traitement
Secnidazole	Flagentyl® (Specia) Cp. à 500 mg	**Giardiase** : traitement
Ornidazole	Tibéral® (Roche) Cp à 500 mg Amp. inj. : 0,5 & 1 g	**Giardiase** : traitement
Albendazole	Zentel® (Glaxo-SmithKline) Comprimés à 400 mg	**Microsporidiose** *(Encephalitozoon intestinalis)*. **:** traitement **Giardiase** rebelle : traitement
Fumagilline	Pas de nom (Sanofi) Cp. à 20 mg	**Microsporidiose** *(Enterocytozoon bienusi)* **:** traitement
Nitazoxanide	Cryptaz® (Romark) Cp. à 500 mg	**Cryptosporidiose :** traitement **Microsporidiose :** traitement **Giardiase** résistante aux imidazolés : traitement
Pyriméthamine + sulfadoxine	Fansidar® (Roche) Cp. à 25 mg de pyriméthamine + 500 mg de sulfadoxine	**Isosporose :** prophylaxie secondaire

Posologies	Précautions d'emploi
2 comprimés /jour	***Contre-indication :*** hypersensibilité aux imidazolés. Eviter l'alcool (effet antabuse). Interrompre si : ataxie, vertiges, confusion mentale. Attention au risque d'aggravation d'une atteinte neurologique sévère (centrale ou périphérique). ***Principaux effets indésirables :*** Troubles digestifs, leucopénie, céphalées, vertiges, neuropathie sensitive périphérique.
0,750 à 1 g par jour, pendant 5 jours consécutifs	
1 g (= 4 cp)/j (durée non précisément déterminée) + traitement symptomatique	
2 g en 1 seule prise, de préférence en dehors des repas ; à répéter 15 jours plus tard.	Prudence chez les conducteurs. ***Contre-indication :*** hypersensibilité aux imidazolés.
4 cp en 1 prise, au début d'1 repas	Eventuellement une deuxième cure, 2 à 3 semaines plus tard.
4 comprimés en 1 prise	Eventuellement une deuxième cure, 2 à 3 semaines plus tard.
800 mg/j. durée non précisément déterminée + traitement symptom.	Contre les microsporidies, n'est efficace que sur *Encephalitozoon intestinalis.* ***Principaux effets indésirables :*** troubles gastro-intestinaux, vertiges, céphalées.
400 mg/j. pendant 3 à 5 jours	
20 mg x 3/j., à jeûn, pendant 3 semaines	***Principal effet indésirable*** : thrombopénie.
500 mg matin et soir pendant 30 à 45 jours (ATU nominative)	***Principaux effets indésirables :*** troubles gastro-intestinaux, vertiges, céphalées ; cas de rash, thrombopénie, AST/ALAT élevées.
1 comprimé par semaine.	***Principaux effets indésirables :*** - Réactions cutanéo-muqueuses (intolérance aux sulfamides, jusqu'au Lyell ou Stevens-Johnson) ; - Anémie mégaloblastique, leucopénie, thrombopénie.

XIII
Traitements antifongiques

Sensibilité des espèces	
Antifongiques	Candida
Amphotéricine B	++
Flucytosine (en association)	+
Fluconazole	+++
Itraconazole	+
Voriconazole	+++
Caspofungine	+++

XIII - A – *Candida albicans*

	Indications	1re intention
Candidose oropharyngée	Traitement des premiers épisodes	Topiques antifongiques : • Amphotéricine B, • Nystatine, • Miconazole
	Traitement des rechutes fréquentes ou formes sévères	• Fluconazole : 50-100 mg/j • Kétoconazole : 200-400 mg/j • Itraconazole solution orale
	Prophylaxie secondaire	Topiques antifongiques
Candidose œsophagienne	Traitement	• Fluconazole : 100-200 mg/j • Kétoconazole : 400 mg/j • Itraconazole solution orale
	Prophylaxie secondaire	Topiques antifongiques
	Prophylaxie primaire (si antécédent de candidose orale)	Topiques antifongiques
Candidose vaginale	Traitement (voir pages suivantes)	Antifongiques locaux : nystatine, econazole, miconazole, butoconazole, isoconazole, tioconazole, fenticonazole

de champignons opportunistes	
Cryptococcus	Aspergillus
++	++
+	+
+++	-
+ / -	+++
-	+++
-	+++

Alternatives	A l'étude
• Kétoconazole : 200 mg/j • Fluconazole : 50 mg/j • Fluconazole : 150 mg x 1 prise	
• Voriconazole	• Fluconazole : 200 mg/j • Itraconazole : 200-400 mg/j • Posaconazole
• Fluconazole : 150-350 mg/sem.(*) • Kétoconazole : 200 mg/j (*)	
• Fluconazole : 400 mg/j (si non-réponse aux doses usuelles) • Amphotéricine B voie IV • Voriconazole	• Amphotéricine B liposomale • Posaconazole
• Fluconazole : 50 mg/j (*)	• Itraconazole solution orale • Ampho B voie IV : 1/semaine

(*) Les azoles antifongiques au long cours exposent à l'émergence de résistances.

DCI	Nom commercial Laboratoire Conditionnement	Indications
Nystatine	Mycostatine® (Bristol-Myers-Squibb) Comprimés gynécologiques à 100 000 U	Candidose vaginale
Miconazole	Gyno-Daktarin® (Janssen-Cilag) Ovules à 100 et 400 mg Gel vaginal à 100 mg/dose	Candidose vaginale
Econazole	Gynopévaryl® 150 (Janssen-Cilag) Ovules à 150 mg	Candidose vaginale
	Gynopévaryl® LP (Janssen-Cilag) Ovules à 150 mg	Candidoses vulvo-vaginales récidivantes
Buto-conazole	Gynomyk® (Cassenne) Ovules à 100 mg	Candidose vaginale
Iso-conazole	Fazol G® (Schering-Plough) Ovules à 300 mg	Candidose vaginale
Tio-conazole	Gyno-Trosyd® (Pfizer) Ovules à 300 mg	Candidose vaginale
		Candidoses vulvo-vaginales récidivantes
Fenti-conazole	Lomexin® (Effik) Capsules vaginales à 600 mg	Candidose vaginale
		Candidoses vulvo-vaginales récidivantes
Omo-conazole	Fongarex® (Besins-Iscovesco) Ovule à 900 mg	Candidose vaginale
Serta-conazole	Monazol® (Theramex) Ovule à 300 mg	Candidose vaginale

<table>
<tr><th>Posologies</th><th>Propriétés et conseils d'utilisation</th></tr>
<tr><td>1 à 2 cp le soir,
pendant 3 semaines
dans le vagin</td><td rowspan="12">Propriétés
Ont une action antifongique et antibactérienne (G+).
Ne sont pas résorbés par la muqueuse vaginale.

Effets indésirables
Possibilité de réactions allergiques locales, à type de brûlure, surtout le premier jour.

Précautions d'emploi
Bien mettre les ovules au fond du vagin et rester allongée pendant un quart d'heure.

Pendant la durée du traitement :
– éviter : rapports sexuels, injections vaginales et l'utilisation d'autres antiseptiques ;
– ne pas mettre de tampons.

Ne pas interrompre le traitement pendant les règles.

Traitements à associer :

1) Associer au traitement vaginal un traitement vulvaire : 1 application sur la vulve et l'anus matin et soir pendant 6 jours de l'un de ces produits :

• Mycolog® pommade (triamcinolone + néomycine + nystatine)

• Pévaryl® lait (econazole)

• Myk® crème (sulconazole)

• Daktarin® crème (miconazole)

2) Traiter simultanément un foyer de candidose digestive associé, avec un antifongique per os (voir pages précédentes).</td></tr>
<tr><td>• soit 1 ovule à 100 mg matin et soir, pendant 7 jours
• soit 1 ovule à 400 mg le soir pendant 6 jours
• soit 1 dose de gel matin et soir, pendant 7 jours</td></tr>
<tr><td>• soit 1 ovule le soir, pendant 6 jours
• soit 1 ovule 2 fois, à 3 jours d'intervalle</td></tr>
<tr><td>• soit 1 ovule avant les règles 3 mois de suite ;
• soit 1 fois par semaine pendant 1 ou 2 mois.</td></tr>
<tr><td>1 ovule le soir,
pendant 6 jours</td></tr>
<tr><td>1 ovule le soir,
pendant 6 jours</td></tr>
<tr><td>1 ovule le soir, 2 fois,
à 3 jours d'intervalle</td></tr>
<tr><td>• soit 1 ovule avant les règles 3 mois de suite ;
• soit 1 fois par semaine pendant 1 ou 2 mois.</td></tr>
<tr><td>1 capsule le soir, 2 fois,
à 3 jours d'intervalle.</td></tr>
<tr><td>• soit 1 capsule avant les règles 3 mois de suite ;
• soit 1 fois par semaine pendant 1 ou 2 mois.</td></tr>
<tr><td>1 ovule le soir,
(prise unique)</td></tr>
<tr><td>1 ovule le soir,
(prise unique)</td></tr>
</table>

XIII - B – *Cryptococcus neoformans*

	Indications	1re intention
Traitement	Formes graves	Amphotéricine B (± flucytosine) puis fluconazole 400 mg/j
	Formes sans critère de gravité	Amphotéricine B ou fluconazole 400 mg/j
Prophylaxie secondaire	Toute cryptoccocose traitée. Interruption si CD4 > 100/mm^3 pendant 6 mois.	Fluconazole 200 mg/j
Prophyl. 1aire	En cours d'évaluation	

XIII - C – Autres mycoses profondes

	Indications	1re intention
Aspergilloses	Traitement	Amphotéricine B (± liposomale)
	Prophylaxie secondaire	Itraconazole
Histoplasmose	Traitement	Amphotéricine B
	Prophylaxie secondaire	Itraconazole
Coccidioïdomycose	Traitement	Amphotéricine B
	Prophylaxie secondaire	Itraconazole
Pénicilliose	Traitement	Amphotéricine B (forme disséminée)

Alternatives	A l'étude
Amphotéricine B forme liposomale	Fluconazole 800 mg/j Itraconazole 400 mg/j (± flucytosine)
Amphotéricine B (1 mg/kg/semaine)	Itraconazole suspension (200 mg/j)
	Fluconazole (50-100 mg/j)

Alternatives	A l'étude
Itraconazole Voriconazole, Caspofungine	
Itraconazole, amphotéricine B liposomale	
Fluconazole	
Itraconazole, fluconazole, amphotéricine B liposomale	
Kétoconazole, itraconazole (formes moyennement sévères)	

XIII - 01 Fluconazole

Classe	Azolés
Noms commerciaux	Triflucan® (Pfizer)
Présentations	• Gélules à : 50 mg, 100 mg, 200 mg • Poudre pour suspension buvable : 50 mg/5 ml • Soluté injectable flacons à : 100 mg/50 ml, 200 mg/100 ml

Indications et posologies
• Candidose oropharyngée : premiers épisodes, alternative aux topiques : - soit 50 mg/j x 7 à 14 jours - soit 1 fois 150 mg (traitement minute) • Candidose oropharyngée : rechutes fréquentes ou formes sévères : - première intention : 50-100 mg/j x 7 à 14 j. - prophylaxie secondaire : 50 mg/j • Candidose œsophagienne : - première intention : 100-200 mg/j x 14 - 21 j - alternative : 400 mg/j x 14 jours - prophylaxie secondaire : 50 mg/j
• Cryptococcose : traitement d'attaque des formes sans critères de gravité : 400 mg/j x 6-10 semaines • Cryptococcose : traitement d'entretien, après 2 semaines d'ampho B : 400 mg/j x 4-8 semaines • Cryptococcose : prophylaxie 2aire : 200 mg/j
• Coccidioïdomycose : traitement : 400 mg /jour (hors AMM)

Contre-indications :
- Hypersensibilité aux dérivés azolés ;
- Grossesse (effet tératogène chez l'humain).

Précautions d'emploi :
- Adapter la posologie selon la clairance de la créatinine.
- Tests hépatiques anormaux => surveiller.
- Rash paraissant imputable => ne pas réintroduire.

Principaux effets indésirables :
- généralement bien toléré.
- nausées, diarrhées, flatulences, douleurs abdominales
- rash, réactions anaphylactiques ;
- cholestase ou cytolyse.

Molécules	Interactions et commentaires
Antirétroviraux	Voir chapitre « Interactions ».
Rifampicine	*Diminution de la concentration plasmatique des 2 molécules.* Pourrait expliquer un échec apparent du fluconazole. Espacer les prises des 2 molécules, surveiller la fluconazolémie et adapter éventuellement sa posologie.
Hydrochlorothiazide	*Diminution de la clairance rénale du fluconazole.* Augmentation de sa concentration plasmatique. Retentissement clinique inconnu.
Sulfonylurées (hypoglycémiants oraux)	*Elévation de leur concentration plasmatique.* Aggravation de l'hypoglycémie. Surveiller la glycémie, adapter la dose des sulfonylurées.
Phénytoïne	*Elévation de la phénytoïnémie.* La surveiller et prévoir une diminution de posologie.
Ciclosporine	*Accumulation de ciclosporine.* Surveiller la ciclosporinémie.
Rifabutine	*Elévation de la concentration plasmatique de la rifabutine à l'origine d'uvéites réversibles.* Ne pas dépasser 450 mg de rifabutine.
Cisapride	*Inhibition du métabolisme hépatique du cisapride.* Risque d'arythmie (torsade de pointe). Association contre-indiquée.
Théophylline	*Elévation de la théophyllinémie.* Surveiller la théophyllinémie.
Clarithromycine	*Elévation de la concentration plasmatique de la clarithromycine.* Signification clinique inconnue.

Itraconazole

Classe	Azolés
Noms commerciaux	Sporanox® (Janssen-Cilag)
Présentations	• Solution orale à 10 mg/ml : flacon de 150 ml • Gélules à 100 mg (faible bio-disponibilité)

Indications et posologies

• Candidose oropharyngée ou œsophagienne :
- traitement : 200 mg (2 mesurettes) en 1 ou 2vprises/j x 7 j.
- si non réponse après 1 semaine => poursuivre pendant 1 semaine supplémentaire.

• Candidose oropharyngée ou œsophagienne ***résistante au fluconazole*** :
- traitement : 200 à 400 mg (2 à 4 mesurettes) en 1 ou 2 prises/j pendant 2 semaines.
- si non réponse après 2 semaines => poursuivre pendant 2 semaines supplémentaires.

• Candidose œsophagienne : prophylaxie 2aire : en évaluation : 200 à 400 mg/j

• Cryptococcose : en évaluation : 200 à 400 mg/j (± flucytosine)

• Aspergillose :
- traitement : 400-600 mg/j en relais de l'amphotéricine B IV.
- prophylaxie 2aire : 200-400 mg/j

• Histoplasmose : traitement et prophylaxie 2aire : 400 mg/j, en relais de l'amphotéricine B IV.

• Coccidioïdomycose : traitement et prophylaxie 2aire : 400 mg/j, en relais de l'amphotéricine B IV.

• Pénicilliose : traitement : 400-600 mg/j en relais de l'amphotéricine B IV.

Contre-indications :

- Hypersensibilité connue aux azolés ;
- Grossesse, sauf si le pronostic vital est en jeu et si le bénéfice attendu l'emporte sur les risques potentiels sur le foetus.
- Association à : astémizole terfénadine, ébastine, cisapride, triazolam.

Principaux effets indésirables :

- Diarrhée, nausées, vomissements, douleurs abdominales,
- Céphalées, vertiges,
- Réactions allergiques, hépatite,
- Hypokaliémie, hypocalcémie, oedèmes périphériques.

Précautions d'emploi :

- A prendre en dehors des repas.
- Agiter la solution quelques instants dans la bouche avant de l'avaler.
- Ne pas rincer la bouche après avoir avalé.
- Femme en âge de procréer : contraception efficace jusqu'au cycle suivant l'arrêt du traitement.
- Enfant et sujet âgé : données limitées => n'utiliser que si le bénéfice attendu l'emporte sur le risque potentiel.
- Ezymes hépatiques élevées, maladie hépatique active ou antécédent d'hépatotoxicité médicamenteuse : n'utiliser que si l'avantage escompté l'emporte sur le risque hépatique.
- Traitement supérieur à 1 mois :
  - surveiller la fonction hépatique ;
  - interrompre très rapidement en cas de signes (cliniques ou biologiques) d'atteinte hépatique.
- Cirrhose ou insuffisance rénale : contrôler les taux plasmatiques et adapter la posologie.
- Neuropathie : interrompre le traitement.

Molécules	Interactions et commentaires
Antirétroviraux	Voir chapitre « Interactions ».
	Toutes les molécules ci-dessous subissent une inhibition de leur métabolisme hépatique
Cisapride **Ebastine**	Risque d'arythmie (torsade de pointe). => Associations contre-indiquées.
Triazolam **Midazolam**	Risque de sédation prolongée ou de dépression respiratoire => Triazolam : association contre-indiquée. Midazolam : association déconseillée.
Inhibiteurs calciques dihydropyridines	Risque majoré d'oedème => Surveillance clinique et réduction éventuelle de la posologie de l'inhibiteur calcique.
Anticoagulants oraux (décrit pour la **warfarine**)	Risque majoré d'hémorragie => - Contrôle plus fréquent du TP et surveillance de l'INR ; - Adapter la posologie de l'anticoagulant pendant le traitement par itraconazole et après son arrêt.
Ciclosporine	Risque d'augmentation de sa concentration plasmatique et de la créatiniminémie => - Contrôle strict de la fonction rénale, - Dosage des ciclosporinémies, - Adaption éventuelle de la posologie.
Digoxine	Augmentation de la digoxinémie, avec nausées, vomissements, troubles du rythme => Surveillance clinique et s'il y a lieu de l'ECG et de la digoxinémie ; adaptation de la posologie de la digoxine pendant le traitement par itraconazole et après son arrêt.
Quinidine **Hydroquinidine**	Risque d'acouphènes et/ou de diminution de l'acuité auditive, possiblement lié à un cinchonisme => Doser les concentrations plasmatiques en quinidiniques et diminuer leur posologie si nécessaire.

Molécules	Interactions et commentaires
Antiacides	*Diminution de l'absorption de l'itraconazole par un pH gastrique basique.* Prendre l'itraconazole 2 h avant et 6 h après un antiacide.
Rifabutine	*Diminution de la concentration plasmatique d'itraconazole.* Eviter cette association. Adapter la posologie selon l'itraconazolémie.
Rifampicine	*Diminution de la concentration plasmatique des deux molécules.* Espacer les prises des deux molécules, surveiller l'itraconazolémie et adapter éventuellement sa posologie.
Carbamazépine **Phénobarbital** **Phénytoïne** **Primidone**	*Diminution de la concentration plasmatique de l'itraconazole.* Surveillance clinique, si besoin dosage de l'itraconazole plasmatique et adaptation éventuelle de sa posologie.

XIII - 03 Kétoconazole

Classe	Azolés
Noms commerciaux	Nizoral® (Janssen Cilag)
Présentations	• Comprimés à 200 mg • Suspension buvable : 1 cuill. à café = 100 gouttes = 100 mg

Indications et posologies

- Candidose oropharyngée : 1ers épisodes :
  traitement alternatif aux topiques : 200 mg/j x 7 à 14 j.
- Candidose oropharyngée :
  rechutes fréquentes ou formes sévères :
  - Première intention : 200-400 mg/j x 7 à 14 j.
  - Prophylaxie secondaire : 200 mg/j
- Candidose œsophagienne : première intention :
  400 mg/j x 14 à 21 jours
- Pénicilliose : traitement : 200-400 mg/j (hors AMM).

Contre-indications :

- Allergie aux azolés
- Grossesse

Principal effet indésirable :

- Hépatotoxicité : symptomatique ou non,
  - parfois cholestatique, le plus souvent cytolytique,
  - apparaissant après quelques jours à 24 semaines,
  - le plus souvent régressive à l'arrêt (en moins de 2 mois),
  - mais a pu être mortelle.

Précautions d'emploi :

- En une seule prise, au milieu d'un repas
- Rechercher des antécédents et des prises d'autres médicaments hépatotoxiques ;
- Doser les transaminases avant, et surveiller régulièrement les transaminases et phosphatases alcalines ;
- Arrêt immédiat en cas de : fièvre, prurit, asthénie importante, nausées, vomissements, douleurs abdominales, ictère, urines foncées, selles décolorées.

Molécules	Interactions et commentaires
Antirétroviraux	Voir chapitre « Interactions ».
Anti-acides **Anti-H2**	*Diminution de l'absorption du kétoconazole par un pH gastrique basique, donc diminution de sa biodisponibilité.* Prendre le kétoconazole 2 heures avant ces molécules.
Isoniazide	*Métabolisme du kétoconazole accru.* Des doses plus élevées de kétoconazole peuvent être nécessaires.
Rifampicine	*Diminution de la concentration plasmatique des deux molécules.* Pourrait expliquer un apparent échec du kétoconazole. Espacer les prises des 2 molécules d'au moins 12 heures. Surveiller la kétoconazolémie et adapter éventuellement sa posologie.
Terfénadine **Cisapride**	*Inhibition du métabolisme hépatique de la terfénadine et du cisapride.* Risque d'élévation de leurs concentrations plasmatiques, avec risque de troubles du rythme. Associations contre-indiquées.
Phénytoïne	*Altération du métabolisme des deux molécules.* Surveiller la phénytoïnémie.
Ciclosporine	*Elévation de la ciclosporinémie, par augmentation de sa 1/2 vie, avec augmentation de la créatininémie.* Diminuer les doses de ciclosporine de 50 %, doser son taux plasmatique et adapter la posologie. Contrôler la fonction rénale.
Antivitamine K	*Potentialisation de leur effet anticoagulant.* Ce risque ne peut être exclu.

XIII - 04 Voriconazole

Classe	Azolés
Noms commerciaux	Vfend® (Pfizer)
Présentations	• Comprimés pelliculés à 50 mg • Comprimés pelliculés à 200 mg • Poudre pour solution pour perfusion : ampoules à 200 mg

Indications et posologies

• Infections invasives graves à Candida (y compris C. krusei) résistant au fluconazole :

• Aspergillose invasive :

Dose de charge (24 premières heures) :
- perfusion : 6 mg/kg /12 h
- PO poids ≥ 40 kg : 400 mg /12h

Dose d'entretien :
- perfusion : 4 mg/kg x 2/j
- PO poids ≥ 40 kg : 200 mg x 2/j

Principaux effets indésirables :
- Visuels,
- Cutanés,
- Hépatiques.

Précautions d'emploi :
- Prendre les comprimés au moins 1 h avant ou après un repas.
- Cirrhose légère à modérée => baisser la dose d'entretien de 50 %.
- Nombreuses interactions (voir ci-contre), justifiant des contre-indications ou précautions d'emploi, avec les substrats et inducteurs des CYP3A4, 2C19 et 2C9, y compris les inhibiteurs de protéase et les IRT non nucléosidiques.

Molécules	Interactions et commentaires
Antirétroviraux	*Le voriconazole est métabolisé par les cytochromes CYP2C19, 2C9 et 3A4, dont il est inhibiteur.* Absence de données cliniques avec les inhibiteurs de protéase et les inhibiteurs de reverse transcriptase non nucléosidiques => Surveillance étroite (et dosage plasmatique de ces antirétroviraux) pour détecter toute toxicité ou perte d'efficacité.
Terfénadine **Cisapride** **Pimozide** **Quinidine** **Ergotamine** **Dihydroergotamine** **Sirolimus**	*Risque d'élévation des concentrations plasmatiques de ces médicaments, avec risque accru d'effets indésirables* => Associations contre-indiquées.
Rifampicine **Carbamazépine** **Phénobarbital**	*Risque de baisse significative des concentrations plasmatiques de voriconazole* => Associations contre-indiquées.
Oméprazole **autres inhib.de la pompe à protons**	*Forte élévation des concentrations d'oméprazole* => Diminuer de moitié la posologie d'oméprazole. Autres => Surveiller.
Phénytoïne	Association à éviter, possible en doublant la posologie d'entretien du voriconazole. Surveiller la phénytoïnémie.
Rifabutine	Association à éviter, possible en augmentant la posologie d'entretien du voriconazole : 350 mg x 2/j (ou 200 mg x 2/j si < 40 kg). Et surveillance étroite de la NFS et des effets indésirables de la rifabtine (uvéite).
Ciclosporine **Tacrolimus**	Diviser par 2 la posologie de ciclosporine, par 3 celle du tacrolimus et surveiller étroitement leurs concentrations.
Warfarine **coumariniques**	Risque accru d'hémorragie => Surveiller étroitement le TP.
Sulfonylurées	Risque accru d'hypoglycémie => Surveiller étroitement la glycémie.
Statines **Benzodiazépines** **Alcaloïdes de pervenche**	Risque accru d'effets indésirables => - une adaptation de posologie de ces médicaments pourrait être nécessaire ; - utiliser plutôt la pravastatine.

XIII - 05 Miconazole

Classe	Fluoro-pyrimidine
Noms commerciaux	Daktarin® (Janssen - Cilag)
Présentations	• Gel buccal à 2 % tube de 40 g

Indications et posologies

• Candidose oropharyngée :
2 cuillères-mesures, 4 fois par jour, en applications

Précautions d'emploi :

• Conserver 2-3 minutes dans la bouche avant d'avaler.
• Prendre à distance des repas (au moins 10 mn après)

Molécules	Interactions par voie IV et commentaires
Antirétroviraux	Voir chapitre « Interactions ».
Anticoagulants oraux	*Augmentation de l'effet anticoagulant.* Hémorragies imprévisibles. Association contre-indiquée.
Phénytoïne	*Elévation de la concentration plasmatique de phénytoïne.* Surveillance clinique étroite. Doser les taux plasmatiques de phénytoïne et adapter éventuellement sa posologie.
Sulfamides hypoglycémiants	*Augmentation de l'effet hypoglycémiant.* Hypoglycémies, voire coma. Association contre-indiquée.
Cisapride	*Inhibition du métabolisme hépatique du cisapride.* Risque d'arythmie (torsade de pointe). Association contre-indiquée.

XIII - 06 Flucytosine

Classe	Fluoro-pyrimidine
Noms commerciaux	Ancotil® (Roche)
Présentations	• Préparation injectable : 2,5 g dans 250 ml

Indications et posologies

• Cryptococcose : traitement d'attaque :
75-150 mg/kg/j, en association à l'amphotéricine B

Principaux effets indésirables :

- Troubles hématologiques
- Troubles hépatiques.

Précautions d'emploi :

- En milieu hospitalier,
- Adapter la posologie à la créatinine,
- Contrôler : NFS, transaminases, taux sérique.

Molécules	Interactions et commentaires
Antirétroviraux	Voir chapitre « Interactions ».
Amphotéricine B **Ganciclovir**	*Myélotoxicité accrue.* Surveiller la concentration sérique de flucytosine chaque semaine. Surveiller la NFS.
Anti-acides	*Diminution de l'absorption de la flucytosine.* Les anti-acides doivent être pris au moins 2 heures avant la flucytosine.

Amphotéricine B

Classe	Polyènes
Noms commerciaux Présentations	• Forme simple (Fungizone®, BMS) - suspension orale à 100 mg/ml : flacon de 40 ml (soit 4 g), à diluer dans 500 ml de bicarbonate à 14 ‰ - poudre pour préparation inj. : 50 mg/flacon • Forme liposomale (Ambisome®, Gilead) - poudre pour inj. 50 mg/flacon • Complexes lipidiques : - Amphocil® (Liposome Technology) : poudre pour injection : 100 mg/flacon - Abelcet® (Wyeth-Lederle) : suspension pour perfusion : 100 mg/flacon

Indications et posologies

Candidose

- ***Oropharyngée :*** 4 à 8 bains de bouche/jour, en dehors des repas.
- ***Oesophagienne ou bronchique résistante aux azolés :***
  - cas général : 0,5-1 mg/kg/jour, en perfusion lente (8-10 h), à doses progressives (0,1 à 1 mg/kg)
  - si insuffisance rénale : formes liposomale ou complexées : 1 à 3 mg/kg/jour (hors AMM).

Cryptococcose

- ***Traitement d'attaque :*** pendant 2 semaines :
  - forme simple : 0,5-1 mg/kg/j
  - forme complexée : hors AMM, posologie non déterminée.
- ***Prophylaxie secondaire :***
  - forme simple : 1 mg/kg/semaine
  - forme complexée : hors AMM, posologie non déterminée.

Histoplasmose

- ***Traitement :*** forme simple : 0,5-1 mg/kg/j
- ***Prophylaxie 2aire :*** forme simple : 1 mg/kg/sem.

Autres mycoses

- ***Aspergillose : traitement :*** forme simple : 0,7-1 mg/kg/j
- ***Coccidioïdomycose : traitement :*** forme simple : 0,5-1 mg/kg/j
- ***Pénicilliose : traitement :*** forme simple : 0,5-1 mg/kg/jour.

Leishmaniose

- ***Traitement*** (hors AMM) :
  - forme simple : 0,7 à 1 mg/kg toutes les 24 ou 48 h x 2 à 8 sem.
  - forme complexée : si résistance ou intolérance à l'amphotéricine B (hors AMM) : 3 mg/kg/j pendant 15 jours.
- ***Prophylaxie secondaire*** (hors AMM) :
  - forme simple : 1 cure de 2 à 4 semaines tous les 3 mois
  - forme complexée : posologie non établie.

Précautions d'emploi :

- Suspension orale : non absorbée par l'intestin,
  => n'a pas de toxicité générale
  => on peut augmenter la dose.

- Poudre pour préparation injectable :
  - en milieu hospitalier, + bonne hydratation
  - et ± antihistaminiques, antipyrétiques, hydrocortisone
  - adapter la dose à la fonction rénale.
  - surveillance : hématologique, hépatique, rénale.

Principaux effets indésirables :

- Réactions en cours de perfusion,
- Toxicité hématologique (neutropénie),
- Toxicité rénale,
- Thrombophlébite au point d'injection.
- NB : les formes complexées ont moins d'effets indésirables mais n'en sont pas dépourvus et ont un coût très élevé.

Molécules	Interactions et commentaires
Antirétroviraux	Voir chapitre « Interactions ».
Flucytosine	*Activité antifungique et myélotoxicité accrues.* Si association pour cryptococcose méningée, surveiller la flucytosinémie chaque semaine. Surveiller la NFS.
Aminosides **Ciclosporine** **Cidofovir** **Foscarnet** **Pentamidine**	*Même effet indésirable.* Néphrotoxicité accrue. L'hydratation avant le traitement peut réduire la néphrotoxicité. Ne pas associer le cidofovir.
Drogues hypokaliémiantes : carbénicilline, ticarcilline, digitaliques, diurétiques, corticoïdes, tétracosactide, etc.	*Potentialisation de l'effet hypokaliémiant.* Favorise les troubles du rythme. Surveiller la kaliémie et l'ECG et corriger si besoin.
Ganciclovir	*Myélotoxicité accrue.* Surveiller attentivement la numération.

XIII - 08 Nystatine

Noms commerciaux	Mycostatine® (Bristol-Myers-Squibb)
Présentations	• Suspension à 100 000 U/ml : flacon de 24 ml • Comprimés dragéifiés : à 500 000 U • Comprimés gynécologiques à 100 000 U

Indications et posologies

• Candidose oropharyngée : en 3 ou 4 prises par jour :
  - soit suspension : 10 à 40 ml/j
  - soit cp dragéifiés : 8 à 12 dragées écrasées/j
  - soit cp gynécologiques : 4-5 cp/j à sucer lentement

Pendant au moins 3 semaines.
On peut augmenter les doses et renouveler les traitements.

Précautions d'emploi :

• A prendre à distance des repas.

XIII - 09 Caspofungine

Classe	Echinocandines
Noms commerciaux	Caspofungine Merck® (Merck-Sharp-Dohme)
Présentations	• Poudre pour solution pour perfusion IV : flacons de 50 mg et de 70 mg

Indications et posologies

• Aspergillose invasive,
  si ***échec ou intolérance à l'amphotéricine B et/ou l'itraconazole***
• Candidoses invasives chez l'adulte non neutropénique.

• Posologies : en perfusion IV lente d'1 h environ :
  - dose de charge unique le 1er jour : 70 mg
  - dose d'entretien à partir du 2e jour :
    50 mg /jour (poids < 80 kg) ou 70 mg /jour (poids > 80 kg).
• Si insuffisance hépatique :
  - légère (score de Child-Pugh de 5 à 6) : posologie habituelle ;
  - modérée (score de Child-Pugh de 7 à 9) :
    dose de charge identique, puis 35 mg/jour à partir du 2e jour ;
  - grave (score de Child-Pugh > 9) : pas d'expérience clinique.

• Durée du traitement : selon chaque cas,
  en général au moins 7 jours après résolution des symptomes.

Précautions d'emploi :

- Surveiller les fonctions hépatiques ;

Interactions médicamenteuses : (peu connues)
- ciclosporine : association déconseillée ;
- tacrolimus : surveiller les taux plasmatiques ;
- inducteurs (rifampicine,...) : dose d'entretien : 70 mg/jour.

XIV
Traitements anti-mycobactériens

XIV - A – *Mycobacterium tuberculosis*

	Indications
Traitement	• Tuberculose documentée ; • Méningite lymphocytaire hypoglycorachique sans autre cause ; • Infiltrats pulmonaires évocateurs ; • Fièvre inexpliquée évocatrice. En raison du risque de réaction inflammatoire sous traitement antirétroviral hautement actif (syndrome de reconstitution immunitaire), la plupart des équipes préfèrent différer le traitement antirétroviral, le temps (2 mois) de la quadrithérapie antituberculeuse.
Prophylaxie primaire	Situations à risque d'exposition

XIV - B – *Mycobacterium avium* complex

	Indications
Traitement	• Toute hémoculture ou culture tissulaire *Mycobacterium avium* complex positive • Suspicion clinique
Prophylaxie primaire	CD4 < 75 - 100 /mm^3
Interruption de la prophyl. 1aire	Après amélioration sous antirétroviraux si : • CD4 > 100 /mm^3 de façon durable (6 mois) • et ARN VIH plasmatique < 1 000 cop./ml • et traitement depuis plus d'un an.
Interruption de la prophyl. 2aire	Peu de données : il a été proposé : • CD4 > 100 /mm^3 de façon durable (6 mois) • et traitement depuis plus d'un an.

1re intention	Alternatives
Quadrithérapie (2 mois) : isoniazide + rifampicine* + pyrazinamide ± éthambutol (si suspicion de résistance) Puis bithérapie (7 à 10 mois, voire plus) : Isoniazide + rifampicine*	En cas de résistance : ciprofloxacine** ou moxifloxacine**, amikacine**, cyclosérine, ethionamide, prothionamide, streptomycine, capréomycine, kanamycine, PAS, rifabutine. (**) fluoroquinolones et amikacine sont les plus souvent utilisés.
Isoniazide seul Rifampicine + pyrazinamide	(*) En cas de traitement concomitant par un inhibiteur de protéase ou par un inhibiteur de reverse transcriptase non nucléosidique, remplacer la rifampicine par la rifabutine.

1re intention	Alternatives	A l'étude
Clarithromycine + éthambutol + rifabutine	Associations comportant : ciprofloxacine azithromycine clofazimine	Quinolones Amikacine
Clarithromycine Azithromycine	Rifabutine Clarithromycine + Rifabutine	
Reprise de la prophylaxie si : CD4 < 75 - 100 /mm³.		

XIV - 01 Isoniazide

Noms commerciaux	• Rimifon® (Laphal)
Présentations	• Comprimés à 50 mg
	• Comprimés à 150 mg
	• Ampoules injectables à 500 mg

Indications et posologies

- ***Tuberculose :***
  - Traitement : 3-5 mg/kg/j
  - Prophylaxie primaire : 300 mg/j x 12 mois
  - En 1 prise/jour
  - Diminuer la dose si insuffisance rénale.

Principaux effets indésirables :

- Hépatotoxicité,
- Neuropathie périphérique,
- Convulsions.

Précautions d'emploi :

- Supplémentation en Vitamine B6 : 1 à 2 cp/j.
- Ne pas associer : disulfirame, probénécide, perhexiline, niridazole.

isoniazide + rifampicine

- Rifinah® (Aventis) : Comprimés à :
  isoniazide : 150 mg + rifampicine : 300 mg

- Indication : tuberculose : traitement :
  2 cp/jour en 1 seule prise x 2 mois puis 7 à 10 mois.

isoniazide + rifampicine + pyrazinamide

- Rifater® (Aventis) : Comprimés à :
  isoniazide : 50 mg + rifampicine : 120 mg + pyrazinamide : 300 mg

- Indication : tuberculose : traitement :
  3 à 6 cp/jour (selon poids) en 1 seule prise x 2 mois.

Molécules	Interactions et commentaires
Antirétroviraux	Voir chapitre « Interactions ».
Paracétamol **Carbamazépine** **Phénytoïne** **Coumariniques** **Benzodiazépines** **Théophylline**	*L'isoniazide inhibe les enzymes microsomiales, donc le métabolisme de ces molécules.* Augmentation de leurs concentrations plasmatiques. Surveiller les concentrations plasmatiques (carbamazépine, phénytoïne, théophylline) ou le TP.
Sels d'aluminium	*Absorption de l'INH diminuée.* L'INH doit être pris une heure avant un antiacide contenant des sels d'aluminium.
Corticostéroïdes	*Métabolisme de l'INH augmenté.* Des doses plus élevées d'INH peuvent être nécessaires.
Cyclosérine	*Toxicité neurologique centrale accrue.* Utiliser la cyclosérine avec précautions chez les patients sous isoniazide.
Ethionamide	*Concentration plasmatique de l'INH accrue et de nicotinamide abaissée.* Risque d'encéphalopathie augmenté avec cette association. Prescrire de la vitamine B6.
Rifampicine	*Accélération de la formation de métabolites toxiques de l'INH.* Augmentation de l'hépatotoxicité de l'INH. Surveiller la fonction hépatique et arrêter l'INH en cas d'hépatite.
Kétoconazole	*Métabolisme du kétoconazole accru.* Des doses plus élevées de kétoconazole peuvent être nécessaires.
Sulfonylurées (hypoglycémiants oraux)	*L'INH peut perturber le contrôle de la glycémie.* Surveiller la glycémie.
Pyrazinamide	*Addition des effets hépatotoxiques.* Surveillance clinique et biologique.

XIV - 02 Rifampicine

Noms commerciaux
Présentations

- Rifadine® (Aventis)
  - Gélules à 300 mg
  - Ampoules injectables à 600 mg
- Rimactan® (Novartis)
  - Gélules à 300 mg

Indications et posologies

- ***Tuberculose :***
  - Traitement : 10 mg/kg/jour (maximum : 600 mg/j)
  - Prophylaxie primaire : 10 mg/kg/j x 2 mois
  - En 1 prise, le matin à jeun ou 2 heures après le petit-déjeuner.
  - Diminuer la dose si insuffisance rénale ou hépatique.

Principaux effets indésirables :

- Potentialise l'hépatotoxicité de l'INH.
- Colore en rouge urines et lentilles.
- Inducteur enzymatique => voir interactions, notamment avec les inhibiteurs de protéase et les inhibiteurs de reverse transcriptase non-nucléosidiques.

isoniazide + rifampicine

- Rifinah® (Aventis) : Comprimés à :
  isoniazide : 150 mg + rifampicine : 300 mg

- Indication : tuberculose : traitement :
  2 cp/jour en 1 seule prise x 2 mois puis 7 à 10 mois.

isoniazide + rifampicine + pyrazinamide

- Rifater® (Aventis) : Comprimés à :
  isoniazide : 50 mg + rifampicine : 120 mg + pyrazinamide : 300 mg

- Indication : tuberculose : traitement :
  3 à 6 cp/jour (selon poids) en 1 seule prise x 2 mois.

Molécules	Interactions et commentaires
Antirétroviraux	Voir chapitre « Interactions ».
Atovaquone **Dapsone** **Fluconazole** **Kétoconazole** **Itraconazole** **Stéroïdes** **Sulfonylurées** **Contraceptifs oraux** **Coumariniques** **Théophylline** **Lévothyroxine** **Digitoxine** **Quinidine** **Hydroquinidine** **Bêta-bloquants** **Anticoagulants oraux** **Ciclosporine** **Méthadone**	*La rifampicine est un inducteur enzymatique hépatique, et provoque une augmentation du catabolisme de ces drogues.* => *Diminution de l'effet de ces médicaments.* Associées à la rifampicine, ces drogues peuvent nécessiter une surveillance de leurs taux sériques (si possible) et une augmentation de posologie. Augmenter la dose de méthadone de 10 mg tous les 1-2 jours à partir du premier jour de rifampicine et jusqu'à 50 % de la dose initiale.
Isoniazide	*Accélération de la formation de métabolites toxiques de l'INH.* Augmentation de l'hépatotoxicité de l'INH. Surveiller la fonction hépatique et arrêter l'INH si hépatite.
Triméthoprime	*Augmentation de la clairance de la triméthoprime avec diminution de sa 1/2 vie.* Pas de recommandation.
Clofazimine	*Retard de l'absorption de la rifampicine.* Sans signification clinique connue.
Aminosalicylés (PAS)	*Altération possible de l'absorption de la rifampicine, avec diminution de sa concentration plasmatique.* Les prendre à plus de 6 heures d'intervalle.
Phénytoïne	*Diminution de l'absorption de la phénytoïne, ne permettant pas d'atteindre des concentrations efficaces.*

XIV - 03 Pyrazinamide

Noms commerciaux • Pirilène® (Aventis)
Présentations - Comprimés à 500 mg

Indications et posologies

- ***Tuberculose :*** en 1 prise par jour :
  - Traitement : 30 mg/kg/j x 2 mois
  - Prophylaxie primaire : 20-30 mg/kg/j x 2 mois (en association avec la rifampicine).

Contre-indications :
- Goutte, porphyrie,
- Insuffisances hépatique et rénale.

Principaux effets indésirables :
- Hyperuricémie,
- Hépatite.

Précautions d'emploi :
- Surveiller les transaminases.

Molécules	Interactions et commentaires
Antirétroviraux	Voir chapitre « Interactions ».
Isoniazide	*Addition des effets hépatotoxiques.* Surveillance clinique et biologique.
Probénécide	*Augmentation de la 1/2 vie du probénécide.* Diminution de son effet uricosurique.

isoniazide + rifampicine + pyrazinamide

- Rifater® (Aventis) : Comprimés à :
  isoniazide : 50 mg + rifampicine : 120 mg + pyrazinamide : 300 mg

- Indication : tuberculose : traitement :
  3 à 6 cp/jour (selon poids) en 1 seule prise x 2 mois.

Rifabutine

Noms commerciaux • Ansatipine® (Pharmacia-Upjohn)
Présentations - Gélules à 150 mg

Indications et posologies
• ***Tuberculose :*** 450 à 600 mg/jour. • Traitement des souches résistantes à INH et rifampicine. • Remplacement de la rifampicine en cas de traitement concomitant par un inhibiteur de protéase ou un inhibiteur de reverse transcriptase non nucléosidique. • ***Infection à MAC :*** • Traitement : 450 mg/jour • Prophylaxie primaire (AMM) : 300 mg/jour

Principaux effets indésirables :

- Peut colorer en rouge peau, urines, selles, larmes (lentilles),
- Myalgies, arthralgies, rash,
- Modification du goût,
- Neutropénie, anémie, thrombopénie,
- Troubles hépatiques.

Contre-indications : • Insuffisance rénale.

Précautions d'emploi :

- Précaution si insuffisance hépatique sévère.
- Avant d'initier une prophylaxie primaire de MAC, éliminer une infection à MAC ou une tuberculose (qui nécessiteraient un traitement).
- Surveiller : NFS, plaquettes, fonctions hépatiques.

Molécules	Interactions et commentaires
Antirétroviraux	Voir chapitre « Interactions ».
Fluconazole	*Elévation de la concentration plasmatique de rifabutine.* A l'origine d'uvéites réversibles. Ne pas dépasser 450 mg de rifabutine.
Clarithromycine	*Baisse de la concentration plasmatique de clarithromycine et élévation de celle de rifabutine, à* l'origine d'uvéites réversibles. Ne pas dépasser 450 mg de rifabutine.
Itraconazole	*Diminution de l'aire sous la courbe de l'itraconazole.* Eviter cette association. Adapter la posologie selon l'itraconazolémie.
Cotrimoxazole	*Diminution de l'aire sous la courbe du cotrimoxazole.* Pas de conséquence clinique.
Atovaquone	*Diminution de la concentration plasmatique d'atovaquone.* Ne pas associer.

XIV - 05 Ethambutol

Noms commerciaux • Dexambutol®
Présentations - Dragées à 250 mg et 500 mg

Indications et posologies
• ***Tuberculose : Traitement :*** - Si résistance avérée ou possible aux antituberculeux classiques ; - Forme neurologiques (bonne pénétration dans le SNC). - En 1 prise par jour : 20 mg/kg/j x 2 mois - Diminuer la dose si insuffisance rénale. • ***Infection à MAC : Traitement*** (hors AMM) : - En association : 15 à 20 mg/kg/j - Diminuer la dose si insuffisance rénale.

Principaux effets indésirables :
- Névrite optique,
- Anorexie, nausées.

Précautions d'emploi :
- Ne pas associer : disulfirame, perhexiline.
- Examens ophtalmologiques réguliers.

Molécules	Interactions et commentaires
Antirétroviraux	Voir chapitre « Interactions ».
Sels d'aluminium	*Absorption de l'éthambutol diminuée.* Eviter cette association.

XIV - 06 Cyclosérine

Noms commerciaux Présentations	• Seromycin Pulvules® - (Non commercialisé en France, importé)

Indications et posologies
• ***Tuberculose :*** • Traitement des souches résistantes à INH et rifampicine : • 0,5 à 1 g/jour • Diminuer la dose si insuffisance rénale.

Principaux effets indésirables :

- Toxicité neuropsychiatrique,
- Convulsions.

Précautions d'emploi :

- Si antécédent de toxoplasmose, etc.
  => ajouter une prophylaxie des convulsions.

Molécules	Interactions et commentaires
Isoniazide **Ethionamide**	*Toxicité neurologique centrale accrue.* Utiliser la cyclosérine avec précautions chez les patients sous INH ou éthionamide.

XIV - 07 PAS (para-aminosalicylate de sodium)

Classe	Inhibiteur de synthèse de l'acide folique
Noms commerciaux Présentations	• Fabriqué à la demande par la pharmacie centrale de l'AP-HP

Indications et posologies
• ***Tuberculose :*** • Traitement des souches résistantes à INH et rifampicine : • 12 g/jour en 3 prises. • Ne pas administrer seul.

Contre-indications :

- Insuffisance rénale,
- Insuffisance hépatique,
- Ulcère gastrique.

Principaux effets indésirables :

- Intolérance digestive
- Réactions d'hypersensibilité.

XIV - 08 Streptomycine

Noms commerciaux — • Streptomycine® (Panpharma)
Présentations — - Poudre pour préparation injectable : 1 g/flacon

Indications et posologies
• ***Tuberculose :*** • Traitement des souches résistantes à INH et rifampicine : • 0,5 à 1,5 g/jour • Diminuer la dose si insuffisance rénale.

Contre-indications :

- Myasthénie,
- Association à d'autres aminosides, la céfaloridine.

Principaux effets indésirables :

- Toxicité rénale
- Toxicité cochléo-vestibulaire.

XIV - 09 Capréomycine

Noms commerciaux — • Capastat® (Lilly) (ATU nominative)
Présentations — - Flacon de 1 g

Indications et posologies
• ***Tuberculose :*** • Traitement des souches résistantes à INH et rifampicine : • Voie IM : 1 g/jour

Principaux effets indésirables :

- Toxicité rénale,
- Toxicité cochléo-vestibulaire.

Molécules	Interactions et commentaires
Antirétroviraux	Voir chapitre « Interactions ».
Drogues néphrotoxiques (foscarnet, pentamidine, aminoside, cidofovir, amphotéricine B etc.)	*Effets néphrotoxique et/ou ototoxique accrus.* Surveiller la fonction rénale et la concentration plasmatique de la capréomycine.

XIV - 10 Kanamycine

Noms commerciaux
Présentations

• Kanamycine® (AMM mais non commercialisé, fourni gratuitement par Bristol-Myers-Squibb)
- Flacon de 1 g

Indications et posologies

• ***Tuberculose :***
  • Traitement des souches résistantes à INH et rifampicine :
  • 15 mg/kg/jour

Principaux effets indésirables :
• Toxicité rénale,
• Toxicité cochléo-vestibulaire.

XIV - 11 Amikacine

Noms commerciaux
Présentations

• Amiklin® (Bristol-Myers-Squibb)
- Soluté injectable à 250 mg/flacon et 500 mg/flacon ;

• Amikacine (Dakota pharm)
- lyophilisat pour usage parentéral à : 50, 250 et 500 mg/flacon.

Indications et posologies

• ***Infection à MAC :*** traitement (hors AMM), après échec d'un autre traitement et selon les données de l'antibiogramme.
• ***Tuberculose résistante*** aux antituberculeux majeurs (hors AMM).

• Posologie :
  • en association,
  • 15 mg/kg/jour,
  • adapter à la clairance de la créatinine.

Principaux effets indésirables :
• Toxicité rénale,
• Toxicité cochléo-vestibulaire.

Précautions d'emploi :
• Surveiller les fonctions auditive et rénale.

XIV - 12 Azithromycine

Classe	Macrolides
Noms commerciaux	• Zithromax® (Pfizer)
Présentations	- Gélules à 250 mg
	• Azadose® (Pfizer)
	- Comprimés gastro-résistants à 600 mg

Indications et posologies

- ***Infection à MAC :***
  - ***Traitement*** :
    - Zithromax® : 500 mg à 1 g/jour, 1 h avant ou 2 h après les repas
    - Azadose® : 600 mg/jour,
  - ***Prophylaxie*** :
    - Azadose® : 1 200 mg par semaine.

Principaux effets indésirables :

- Nausées, vomissements, diarrhées, douleurs abdominales ;
- Elévation des transaminases hépatiques ;
- Réduction légère et transitoire des polynucléaires neutrophiles.

Contre-indication : • Insuffisance hépatique sévère.

Précautions d'emploi :

- Prudence en cas d'atteinte hépatique
- Prudence si la clairance de la créatinine est < 40 ml/mn.

Molécules	Interactions et commentaires
Antirétroviraux	Voir chapitre « Interactions ».
Anti-acides	*Diminution de l'absorption de l'azithromycine.* Les prendre à au moins 2 h d'intervalle.
Dérivés de l'ergot de seigle	*Risque d'ergotisme avec les macrolides.* Non décrit avec l'azithromycine mais association contre-indiquée.
Bromocriptine	*Potentielle élévation de la concentration plasmatique de bromocriptine.* Risque de surdosage.
Ciclosporine	Associer avec prudence. Surveiller la ciclosporinémie et adapter la posologie.
Cisapride	*Risque majoré de troubles du rythme ventriculaire (torsade de pointe).* Association contre-indiquée.
Digoxine	*Potentielle élévation de la concentration plasmatique de digoxine.* Associer avec précautions.
Rifabutine	Absence d'interaction pharmacocinétique. Neutropénie décrite sous cette association, de causalité non établie.

Clarithromycine

Classe	Macrolides
Noms commerciaux	• Zeclar® (Abbott)
Présentations	- Comprimés à 250 et 500 mg

Indications et posologies
• ***Infection à MAC :***   • ***Traitement*** : 500 mg x 2 /jour   • ***Prophylaxie primaire*** : 500 mg x 2 /j, seule ou avec rifabutine.

Principaux effets indésirables :
- Nausées, diarrhée,
- Ototoxicité,
- Hépatotoxicité.

Précautions d'emploi :
- Ne pas dépasser 1,5 g /jour (ou 1 g /j si associée à la rifabutine).

Molécules	Interactions et commentaires
Antirétroviraux	Voir chapitre « Interactions ».
Carbamazépine **Théophylline**	*Diminution du métabolisme de la carbamazépine et de la théophylline.* Surveiller leurs concentrations plasmatiques, qui augmentent.
Cisapride	*Inhibition du métabolisme hépatique du cisapride.* Risque d'arythmie (torsade de pointe). Association contre-indiquée.
Fluconazole	*Elévation de la concentration plasmatique de clarithromycine.* Pas de recommandations.
Rifabutine	*Diminution de la concentration plasmatique de clarithromycine et élévation de celle de rifabutine,* à l'origine d'uvéites réversibles. Ne pas dépasser 450 mg de rifabutine.

XIV - 14 Ciprofloxacine

Classe	fluoroquinolones
Noms commerciaux	• Ciflox® (Bayer)
Présentations	- Comprimés à 250 mg - Comprimés à 750 mg (hôpital) - Flacon injectable (hôpital) : 200 mg/100 ml

Indications et posologies
• ***Infection à MAC :*** • Traitement (hors AMM) • En association • 750 mg x 2/jour.

Principaux effets indésirables :
- Anorexie, nausées, vomissements, diarrhées, douleurs abdominales, météorisme,
- Rash,
- Céphalées, sensations ébrieuses, hallucinations, convulsions,
- Douleurs musculaires et articulaires.

Contre-indication : • Insuffisance hépatique sévère.

Précautions d'emploi :
- Prudence si antécédents de convulsions.

toutes quinolones	
Molécules	**Interactions et commentaires**
Antirétroviraux	Voir chapitre « Interactions ».
Anti-acides **Fer** **Zinc** **Sucralfate**	*Diminution de l'absorption de la quinolone, du fait de sa liaison aux cations divalents.* Prendre les quinolones au moins 2 heures avant (4 heures pour les topiques gastro-intestinaux) et 4 heures après les produits cités.
Théophylline	*Elévation de la théophyllinémie.* La ciprofloxacine et la péfloxacine peuvent diminuer la clairance de la théophylline ; l'ofloxacine a moins cet effet. Surveiller la théophyllinémie.
Foscarnet	*Convulsions sans facteurs favorisants (avec la ciprofloxacine).* Surveillance particulière. Si possible association de courte durée.

XIV - 15 Moxifloxacine

Classe fluoroquinolones
Noms commerciaux • Izilox® (Bayer)
Présentations - Comprimés pelliculés à 400 mg

Indications et posologies
• ***Tuberculose résistante*** à ≥ 2 antituberculeux majeurs (hors AMM) : • 400 mg/jour, en association, • prise avec un liquide, au cours ou en dehors d'un repas. • ***Infection à MAC :*** Action in vitro intéressante mais non évaluée cliniquement.

Principaux effets indésirables :

- Nausées, diarrhées, douleurs abdominales.
- Allongement de l'intervalle QT.
- Elévation modérée des ASAT/ALAT et/ou de la bilirubine

Contre-indication :

- Hypersensibilité au produit.
- Grossesse, allaitement ; enfant et adolescent en croissance.
- Antécédent de tendinopathie avec une fluoroquinolone.
- Allongement congénital ou acquis de l'intervalle QT, bradycardie antécédents de troubles du rythme cliniquement significatifs.
- Troubles hydroélectrolytiques, en particulier hypokaliémie.
- Insuffisance cardiaque par réduction de la fraction d'éjection ventriculaire gauche cliniquement significative.
- Association à d'autres molécules provoquant un allongement de QT.
- Insuffisance hépatique (Child Pugh C) et transaminases > 5 N.
- Clairance de la créatinine < 30 ml/mn/1,73 m^2 (créatinine sérique > 265 µmoles/l) et patients dialysés.
- Troubles du métabolisme du lactose (excipient).

Précautions d'emploi :

- Prudence si antécédents de convulsions.
- Association avec des médicaments hypokaliémiants.
- Cardiomathie ischémique, arythmie cardiaque.
- Déficit en G6PD.
- Eviter l'exposition aux rayons UV.
- Troubles de la vision => consulter un ophtalmologiste
- Tendinite => interrompre le traitement et mettre le membre au repos.
- Surveiller le bilan hépatique.

moxifloxacine	
Molécules	**Interactions et commentaires**
Interactions des quinolones	Voir page précédente.
Médicaments pouvant potentialiser l'allongement de l'intervalle QT	Voir leur liste dans le RCP. Risque d'arythmie, notamment de torsade de pointe => Associations contre-indiquées.

XIV - 16 Ethionamide

Noms commerciaux • Trécator®
Présentations
- Comprimés à 250 mg
- Poudre pour perfusion : 500 mg/flacon

Indications et posologies
• ***Tuberculose :*** • Traitement des souches résistantes à INH et rifampicine : • 0,5 à 1 g/jour

Contre-indication :

- Insuffisance hépatique sévère.

Principaux effets indésirables :

- Hypersialorrhée, goût métallique, stomatite, anorexie,
- Vomissements, douleurs abdominales, diarrhées,
- Cytolyse hépatique, réversible à l'arrêt => attention à l'association avec la rifampicine ;
- Polynévrite,
- Dépression, impuissance.

Précautions d'emploi :

- Surveiller la fonction hépatique.

Molécules	Interactions et commentaires
Antirétroviraux	Voir chapitre « Interactions ».
Cyclosérine	*Toxicité neurologique centrale accrue.* Utiliser la cyclosérine avec précautions chez les patients sous éthionamide.
Isoniazide	*Concentration sérique d'INH accrue et de nicotinamide abaissée.* Risque accru d'encéphalopathie. Prescrire de la vitamine B6.

XIV - 17 Clofazimine

Noms commerciaux • Lamprène® (Novartis)
Présentations - Capsules à 100 mg

Indications et posologies
• ***Infection à MAC :***   • Traitement (hors AMM, efficacité non démontrée), après échec d'un autre traitement et selon les données de l'antibiogramme.   • En association.   • 100 à 300 mg /jour.

Principaux effets indésirables :

- Troubles cutanés (coloration brune, prurit, ichtyose, etc.),
- Troubles digestifs,
- Coloration des urines.

Molécules	Interactions et commentaires
Antirétroviraux	Voir chapitre « Interactions ».
Rifampicine	*Retard d'absorption de la rifampicine.* Sans signification clinique connue.
Phénytoïne	*Diminution de l'absorption de la phénytoïne.* Ne permet pas d'atteindre les concentrations efficaces.

XV
Traitements antitumoraux

XV - A – Maladie de Kaposi

Indications
Minime
• Cutanéo-muqueux peu étendu, de progression lente, sans signes généraux, ni infection opportuniste, avec CD4 > 200/mm³.
• Cutanéo-muqueux étendu, de progression rapide, et/ou avec signes généraux, infection opportuniste, ou CD4 < 200/mm³. • Adénopathie obstructive. • Agressifs : privilégier si possible les dérivés taxanes.
• Viscéral
• Localisation symptomatique : face, mains, plante des pieds, bouche, anus, organes génitaux

DCI	Nom commercial	Posologies
Interféron alpha	Roféron-A® (2a)	9 MUI/j
	Introna® (2b)	10 MUI/j
Bléomycine	Bléomycine®	10-15 mg/j en IM ou IV
Epirubicine	Farmorubicine®	40-100 mg/m² en IV

Traitement	A l'étude
Abstention et observation	
Interféron alpha ou bléomycine	Anti-angiogenèse Docétaxel
Monochimiothérapie : bléomycine, vinblastine, vincristine, doxorubicine, épirubicine, étoposide, paclitaxel daunorubicine liposomale, doxorubicine liposomale. Si échec : polychiomiothérapie : ABV, VAD.	
Paclitaxel, polychimiothérapie (ABV, VAD, etc.) + corticoïdes en cas de localisation pulmonaire avec insuffisance respiratoire	
Radiothérapie (sauf membres inférieurs). Cryothérapie, laser, chimiothérapie intralésionnelle : selon localisation.	

Fréquence	Précautions d'emploi
Par voie IM ou SC pendant 2 semaines. Si efficace : poursuite jusqu'à l'arrêt d'amélioration, et/ou au moins 2 mois après stabilisation.	***Principaux effets indésirables :*** syndrome grippal ; troubles digestifs, neurologiques, tensionnels, hématopoïétiques, hépatiques, rénaux. Tolérance évaluable dans les 15 premiers jours, efficacité dans les 2 premiers mois. Ne pas dépasser 20 MUI/j
Toutes les 2 ou 3 semaines. Surveiller la dose totale cumulée (risque de toxicité pulmonaire au-delà de 300 mg)	***Principaux effets indésirables :*** - fibrose pulmonaire (surveiller radio et fonction pulmonaire), - réactions hyperthermiques (atténuées par antihistaminiques), - lésions cutanéo-muqueuses (régressant à l'arrêt). Bon rapport efficacité/toxicité, car non myélotoxique, peu alopéciante.
Toutes les 3 semaines (à diminuer selon bilirubine et créatinine), jusqu'à dose totale maximale de 900 mg/m^2. Injection IV stricte, lente, dans la tubulure de perfusion	***Principaux effets indésirables :*** hypoplasie médullaire (surveiller NFS), alopécie, stomatite, troubles digestifs, insuffisance cardiaque (surveiller ECG).

DCI	Nom commercial	Posologie
Etoposide	Celltop® Etopophos® Etoposide® Vépéside®	150 mg/m2, 3 jours de suite Voie orale possible.
Vinblastine	Velbé® Vinblastine®	2 à 8 mg Voie IV stricte, en 1 minute, de préférence dans une tubulure de perfusion.
Vincristine	Oncovin® Vincristine®	2 mg (à diminuer si insuffisance hépatique), Voie IV stricte, en 1 minute, de préférence dans une tubulure de perfusion.
Doxorubicine	Adriblastine®	20-30 mg/m2 en IV - à diminuer si insuffisance hépatique sévère ; - jusqu'à dose totale maximale de 550 mg/m2 ; - Voie IV stricte dans une tubulure de perfusion, en 3 à 5 mn.
Doxorubicine liposomale	Caelyx® Doxil®	20 mg/m2 en perfusion dans 250 ml de G5
Daunorubicine	Cérubidine®	20-30 mg/m2 en IV - à diminuer si insuffisance hépatique sévère ; - jusqu'à dose totale maximale de 550 mg/m2 ; - Voie IV stricte dans une tubulure de perfusion, en 3 à 5 mn.
Daunorubicine liposomale	Daunoxome®	40 - 60 mg/m2 en perfusion de 30 à 60 minutes.

Fréquence	Précautions d'emploi
Toutes les 4 semaines	***Principaux effets indésirables :*** leucopénie, thrombopénie ; réactions anaphylactiques ; nausées, vomissements ; alopécie inconstante réversible ; paresthésies périphériques.
Toutes les 1 à 2 semaines (selon NFS)	***Principaux effets indésirables :*** neutropénie, limitant la posologie (contrôler NFS avant chaque injection) ; thrombopénie ; troubles digestifs, neurologiques, bronchopulmonaires ; alopécie. En cas de contact avec l'œil, laver immédiatement et abondamment avec de l'eau.
Toutes les 1 à 2 semaines, puis tous les 15 jours.	***Principaux effets indésirables :*** troubles neuromusculaires, digestifs, neurologiques centraux, rénaux, bronchopulmonaires ; alopécie. En cas de contact avec l'œil, laver immédiatement et abondamment avec de l'eau. Surveillance neurologique attentive.
Toutes les 3 semaines	***Principaux effets indésirables :*** hypoplasie médullaire (surveiller NFS), alopécie, stomatite, troubles digestifs, troubles du rythme (surveiller ECG), insuffisance cardiaque.
Toutes les 2 à 3 semaines	***Indication :*** échec, intolérance ou contre-indication aux chimiothérapies ayant AMM. La forme liposomale améliorerait la tolérance, mais serait plus neutropéniante.
Toutes les 3 semaines	***Principaux effets indésirables :*** cytopénie, troubles du rythme, insuffisance cardiaque, alopécie, troubles digestifs.
Toutes les 2 semaines.	***Indication :*** AMM 1996 : forme extensive ou intraviscérale et CD4 < 200 /mm^3. La forme liposomale améliorerait la tolérance.

DCI	Nom commercial Laboratoire	Posologie
Paclitaxel	Taxol® (Bristol-Myers-Squibb) Paxene® (Norton-Healthcare)	100 mg/m^2 en perfusion IV de 3 h ± facteurs de croissance
Docétaxel	Taxotère® (Aventis)	Hors AMM : 60 mg/m^2 en perfusion IV + corticoïdes recommandés pendant la cure ± facteurs de croissance

Associations	Posologies	
ABV	Adriamycine 30 mg/m^2 (= doxorubicine) + bléomycine 10 mg/m^2 + vincristine 1,4 mg/m^2	
VAD	Vincristine 0,4 mg/j + adriamycine 5-6 mg/m^2/j (= doxorubicine) + dexaméthasone 20 mg intraveineuse x 2/j	
	Principales associations ayant fait l'objet de publications :	
BV	Bléomycine + vincristine	
VV	Vincristine/vinblastine en alternance	
ABVb	Adriamycine (= doxorubicine) + bléomycine + vinblastine	
ABV/ADV	Adriamycine (= doxorubicine) + bléomycine + vinblastine/actinomycine + decarbazine + vincristine	

Fréquence	Précautions d'emploi
Toutes les 2 à 3 semaines	***Principaux effets indésirables :*** myélodépression, thrombopénie, anémie, réaction d'hypersensibilité, hypotension artérielle, neuropathie périphérique, myalgies, arthralgies, alopécie, nausées, vomissements, élévation des enzymes hépatiques.
Toutes les 3 semaines	***Principaux effets indésirables :*** neutropénie, thrombopénie, hypersensibilité, réactions cutanées, rétention hydrique, oedèmes, épanchements, paresthésies.

Fréquence	Précautions d'emploi
Une cure toutes les 3 ou 4 semaines ± facteurs de croissance hématopoïétique	***Principaux effets indésirables :*** voir chaque composant
Pendant 4 jours toutes les 3 semaines ± facteurs de croissance hématopoïétique	***Principaux effets indésirables :*** voir chaque composant

XV - B – Lymphomes non hodgkiniens

Indications
Bon état général et déficit immunitaire modéré
Déficit immunitaire important
Mauvais état général et déficit immunitaire sévère
Primitif cérébral

DCI	Nom commercial	Laboratoires
Doxorubicine	Adriblastine®	Bellon
Cyclophosphamide	Endoxan® Asta	Lucien
Vincristine	Oncovin®	Lilly
Vindésine	Eldisine®	Lilly
Vinblastine	Velbé®	Lilly
Etoposide	Vépéside®	Sandoz
Bléomycine	Bléomycine®	Bellon
Méthotrexate	Méthotrexate®	Bellon

Chimiothérapies	ACVBP	CHOP
Doxorubicine	75 mg/m^2 à J1	40-50 mg/m^2 à J1
Cyclophosphamide	1 200 mg/m^2 àJ1	750-1 000 mg/m^2 àJ1
Vindésine	2 mg/m^2 à J1 et J5	-
Vincristine	-	1,4 mg/m^2 à J1
Bléomycine	10 mg à J1 et J5	-
Prednisone	60 mg/m^2/j de J1 à J5	40 mg/m^2/j de J1 à J5

Traitement	A l'étude
Forte polychimiothérapie (m-BACOD, CHOP, ACVBP) + facteur de croissance (G-CSF)	
Chimiothérapie modérée et/ou radiothérapie localisée (à visée surtout symptomatique)	
Associations « à la carte » de : corticoïdes, chimiothérapie et radiothérapie.	
Méthotrexate ± corticoïdes Corticothérapie forte dose (bolus) ± radiothérapie	

Posologies	Avantages	Toxicité
25-75 mg/m^2	Efficacité ++	Cytopénie ++ Cardiotoxicité
300-1 200 mg/m^2	Efficacité +	Cytopénie +
1,4 mg/m^2	Non cytopéniant	Neuropathie périphérique +
2 mg/m^2	Peu cytopéniant	Neuropathie périphérique
4-6 mg/m^2		Neuropathie périphérique
100-300 mg/m^2		Neuropathie périphérique
6-10 mg/m^2	Non cytopéniant	Toxicité cutanée et pulmonaire
200-3 000 mg/m^2	Pénétration SNC	Toxicité rénale et muqueuse. Antidote : acide folinique

Mini-CHOP	VS
25 mg/m^2 à J1	-
400 mg/m^2 àJ1	-
-	-
1,4 mg/m^2 à J1	2 mg à J1
-	-
40 mg/m^2/j de J1 à J5	50 mg/m^2/j de J1 à J5

XVI
Traitements symptomatiques

XVI - A – Cytopénies

Indications	
Thrombopénie	Liée au VIH
Anémie	Sous zidovudine
Neutropénie	Sous chimiothérapie cytotoxique
	Sous ganciclovir contre rétinite à CMV, pour le maintenir après échec ou contre-indication des autres traitements

DCI	Nom commercial et laboratoire Conditionnement	Indications et posologies
Dapsone	Disulone® Spécia 100 mg/cp + fer	Thrombopénie 100 mg/j
Immunoglobulines	Immunoglobulines polyvalentes® Bio-transfusion	Thrombopénie 400 mg/kg/j en IV pendant 2 à 5 jours
Splénectomie		Thrombopénie

Première intention	Alternatives
Traitement antirétroviral	Dapsone, immunoglobulines, splénectomie
Changement d'antirétroviral	
• G-CSF (filgrastime, lénograstime) • GM-CSF (molgramostime)	
• G-CSF (filgrastime, lénograstime) • GM-CSF (molgramostime)	

Précautions d'emploi
Principaux effets indésirables : anémie hémolytique, méthémoglobinémie, neutropénie, intolérance cutanée, fièvre, anorexie, nausées, vomissements. ***Contre-indication :*** déficit en G6PD.
A réserver aux thrombopénies sévères avec risque hémorragique (effet le plus souvent transitoire, coût élevé). Les immunoglobulines anti-rhésus sont d'efficacité comparable à celle des immunoglobulines polyvalentes et de moindre coût.
Succès durable dans 80 % des cas, sans augmentation du risque d'évolution vers le SIDA. Devenue exceptionnelle depuis les traitements antirétroviraux hautement actifs. Nécessite : vaccin anti-pneumococcique, vaccin anti-*Haemophilus,* et chimioprophylaxie anti-pneumococcique à vie.

DCI	Nom commercial et laboratoire	Conditionnement	Indications
GM-CSF Molgramostime	Leucomax® Schering-Plough Sandoz **(n'est plus commercialisé en France)**	Flacons de 150 µg 300 µg 400 µg 700 µg	Traitement de la neutropénie sous ganciclovir contre la rétinite à CMV, pour le maintenir après échec ou contre-indication du foscarnet.
			Réduction de la neutropénie induite par une chimiothérapie cytotoxique.
G-CSF Filgrastim	Neupogen® Amgen-Roche	Flacons de 30 MU et 48 MU	Réduction de la neutropénie induite par une chimiothérapie cytotoxique.
Lenograstim	Granocyte® Chugai Rhône-Poulenc Bellon	Flacon de 263 µg dans 1 ml	

<table>
<tr><th>Posologies</th><th>Précautions d'emploi</th></tr>
<tr><td>5 µg/kg/j en SC

Adapter selon la réponse (NFS) pour maintenir les PNN > 1 000/mm^3</td><td rowspan="2">Agit sur progéniteurs des granulocytes, des éosinophiles et des monocytes (sur leur nombre et leurs fonctions). Incidence sur l'activation de l'expression du HIV ?

Surveillance clinique et biologique. Diminuer la dose ou arrêter si leucocytose excessive.

N'évite pas le NADIR. Ne pas administrer pendant une cure de chimiothérapie :
– interrompre 24 à 48 heures avant,
– reprendre 24 heures après.

Principaux effets indésirables : douleurs osseuses et myalgies, fièvre, asthénie, hypotension ; élévation de : transaminases hépatiques, bilirubine et créatinine.</td></tr>
<tr><td>5 µg/kg/j en SC en dehors des cures

Adapter selon la réponse (NFS)</td></tr>
<tr><td>0,5 MU (= 5 µg/kg/j) en SC

Adapter selon la réponse (NFS)</td><td>Agit uniquement sur les progéniteurs des granulocytes (sur leur nombre et leurs fonctions).

Surveillance clinique et biologique. Diminuer la dose ou arrêter si leucocytose excessive.

N'évite pas le NADIR. Ne pas administrer pendant une cure de chimiothérapie :
– interrompre 24 à 48 heures avant,
– reprendre 24 heures après.

Principaux effets indésirables : douleurs osseuses et myalgies, dysurie, thrombopénie ; élévation des phosphatases alcalines, de l'uricémie, des LDH.

Mieux supporté que le GM-CSF.</td></tr>
</table>

XVI - B – Douleurs

XVI - B - 1 - Douleurs de désafférentation

a) Composante permanente

Types de molécules	DCI - Nom commercial Laboratoire - Conditionnement	Posologies
Antidépresseurs tricycliques	**Clomipramine** Anafranil® (Ciba-Geigy) • Cp à 10 mg, 25 mg, 75 mg • Amp. à 25 mg (IM ou IV)	Débuter à 25 mg, jusqu'à 200 mg/24 h, en dose unique le soir.
	Amitriptyline Laroxyl® (Roche) • Cp 25 mg, 50 mg • Gouttes à 4 % (1 goutte = 1 mg) • Amp ; à 50 mg (IM ou IV)	

b) Paroxysmes

Anticonvul-sivants	**Clonazepam** Rivotril® (Roche) • Cp quadrisécable à 2 mg • Gouttes (1 gtte = 0,1 mg) • Amp 2 ml = 1 mg	1 à 6 mg/j, en 2 à 3 prises
	Carbamazépine Tegretol® (Ciba-Geigy) • Cp secable 200 mg • Suspension : 100 mg/mesure	10-15 mg/kg/j, en 2 à 3 prises
	Lamotrigine Lamictal® (Glaxo-Wellcome) • Cp 5 mg, 25 mg, 50 mg, • Cp 100 mg, 200 mg (hors AMM)	• 2 semaines : 25 mg 1 j. sur 2 • 2 semaines : 25 mg/j • puis 100 à 200 mg /j.
	Gabapentine Neurontin® (Parke-Davis) • Cp 600 mg, 800 mg • Gel 100 mg, 300 mg, 400 mg	• 5 jours : 400 mg • puis augmenter de 400 mg tous les 5 jours
Neuroleptique	**Lévomépromazine** Nozinan® (RPR-Spécia) • Cp 2 mg, secable 25 mg, 100 mg • IM : 1 amp. =25 mg	25 à 200 mg/j, en 2 à 4 prises

Précautions d'emploi

Prudence dans l'insuffisance coronarienne ou hépatique.
Renforcent la propriété analgésique des antalgiques majeurs.

Contre-indications : - association aux IMAO non sélectifs ;
- risque de glaucome par fermeture de l'angle ;
- risque de rétention urinaire par obstacle urétro-prostatique.

Effets indésirables : sécheresse de la bouche ; constipation ; hypotension orthostatique, prévenue par heptaminol (Heptamyl®) : 2 à 3 fois/j : 1-2 cp (cp à 190 mg) ou 20-40 gouttes (gouttes à 305 mg/ml).

Contre-indications :
- clonazepam : insuffisance respiratoire, apnée du sommeil, myasthénie ;
- carbamazépine : bloc auriculo-ventriculaire ; association aux IMAO ;
- lamotrigine : hypersensibiltité au produit, insuffisance hépatique sévère ;
- gabapentine : hypersensibiltité au produit ;
- lévomépromazine : risque de glaucome par fermeture de l'angle ; risque de rétention urinaire par obstacle urétro-prostatique.

Effets indésirables :
- tous : somnolence, vertiges, sensations ébrieuses, céphalées, ataxie, agitation, confusion mentale ;
- lamotrigine : intolérance cutanée pouvant être sévère (jusqu'au syndrôme de Lyell) :

Précautions d'emploi :
- ***Augmenter et diminuer les doses progressivement ++***
- lamotrigine : après le 1er mois, augmenter la posologie progressivement jusqu'à 200 mg /j.
- gabapentine : augmenter la posologie par paliers de 400 mg tous les 5 jours jusqu'à 1800 mg /j (600 x 3) voire 2400 mg /j (800 x 3).

Interactions : *voir Vidal.*

NB : la morphine peut aussi être utilisée parfois contre ce type de douleurs.

XVI - B - 2 - Douleurs nociceptives

a) Intensité modérée (palier 1 de la classification de l'OMS)	
DCI	**Nom commercial et conditionnement**
Paracétamol	• Comprimés ou gélules à 500 mg (voir *Vidal*) • Voie IV : Prodafalgan® : flacon de 1 g/5 ml
Aspirine	• Comprimés à 500 mg, 1 g (voir *Vidal*)
Carbasalate	Solupsan® : comprimés à 500 mg, 1 g
Diflunisal	Dolobis® : cp à 250 mg
Kétoprofène	- Profenid® : gélule à 50 mg, suppo. à 100 mg, cps LP à 200 mg, flacon pour inj. IM à 100 mg.
Diclofénac	- Voldal®, Voltarène®, Xenid® : cps (25 et 50 mg), cps LP (100 mg), suppo. (25 et 100 mg), amp. inj.
Tiaprofénate	- Surgam® : cps à 100 mg, suppo. à 300 mg
Naproxène	- Apranax® : cps à 275 et 550 mg - Naprosyne® : cps et suppo. à 250 et 500 mg

Posologies	Précautions d'emploi
500 mg à 1 g par prise x 3/24 h	Espacer les doses d'au moins 4 h (8 si insuffisance rénale). ***Contre-indication :*** insuf. hépatique.
jusqu'à 2 g/prise 6 g/j en 3 - 4 prises	***Contre-indications :*** ulcères gastro-duodénaux, hémorragies digestives, insuffisance rénale ou hépatique sévère. Le diflunisal est un dérivé salicylé de meilleure tolérance gastrique.
500 mg x 2/j	
75 à 300 mg /24 h	***Contre-indications :*** ulcères gastro-duodénaux, hémorragies digestives, insuffisance rénale ou hépatique sévère. ***Associations déconseillées :*** AINS entre eux, anticoagulants, salicylés, méthotrexate, lithium, sulfamides hypoglycémiants. ***Effets indésirables :*** allergies, nausées, gastralgies.

<table>
<tr><th colspan="2">b) Intensité moyenne (palier 2 de la classification de l'OMS)</th></tr>
<tr><th>DCI</th><th>Nom commercial - Laboratoire
Conditionnement - Posologies</th></tr>
<tr><td>Dextro-propoxyphène</td><td>Antalvic® (Houdé)
Cp. sécable à 65 mg : jusqu'à 6 cp/24 h.</td></tr>
<tr><td>Dextro-propoxyphène
+ paracétamol</td><td>Di-antalvic® (Houdé)
• Gélule à 30/400 mg : jusqu'à 6/j, en 3-4 prises ;
• Suppo. à 60/800 mg : 2 suppositoires/j.</td></tr>
<tr><td>Dextro-propoxyphène
+ paracétamol
+ carbasalate
+ caféine</td><td>Propofan® (Merrell Dow)
Cp à 27/120/320/30 mg :
Jusqu'à 6 cp/24 h, en 3 prises.</td></tr>
<tr><td>Paracétamol
+ codéine</td><td>
<table>
<tr><th>Spécialité</th><th>Codéine</th><th>Para-cétamol</th><th>Effer-vescent</th></tr>
<tr><td>Panadol-codéine®</td><td>6</td><td>500</td><td>Oui</td></tr>
<tr><td>Codoliprane®</td><td>20</td><td>400</td><td>Non</td></tr>
<tr><td>Claradol-codéine®</td><td>20</td><td>500</td><td>Non</td></tr>
<tr><td>Oralgan-codéine®</td><td>25</td><td>300</td><td>Non</td></tr>
<tr><td>Algésidal®</td><td>25</td><td>400</td><td>Non</td></tr>
<tr><td>Lindilane®</td><td>25</td><td>400</td><td>Non</td></tr>
<tr><td>Dafalgan-codéine®</td><td>30</td><td>500</td><td>Non</td></tr>
<tr><td>Efferalgan-codéine®</td><td>30</td><td>500</td><td>Oui</td></tr>
<tr><td>Klipal®</td><td>50</td><td>600</td><td>Non</td></tr>
</table>
Posologie maximale :
180 mg de codéine/24 h, en 3 prises.</td></tr>
<tr><td>Dihydro-codéine</td><td>Dicodin® (Asta-Medica)
Cp à 60 mg : 2 cp/24 h (maximum)
en 2 prises, sans croquer.</td></tr>
<tr><td>Tramadol</td><td>Topalgic® (Hoechst Houdé)
Contramal® (Grünenthal)
Zamudol®
Gélule à 50 mg
Comprimés LP à 50, 100, 150, et 200 mg
Solution injectable à 100 mg/2 ml.

• Gélules : 50 ou 100 mg, puis 50 ou 100 mg toutes les 4 à 6 h, sans dépasser 400 mg/24 h.
• Comprimés LP : 100 mg x 2 fois par jour (matin et soir), sans mâcher et sans dépasser 400 mg/24 h.
• Solution injectable (voie IV lente ou perfusion) : 50 ou 100 mg puis doses complémentaires (voir Vidal).</td></tr>
</table>

Précautions d'emploi
Contre-indications : - insuffisance rénale ou hépatique sévère. - association au ritonavir (Norvir®, Kaletra®) ***Effets indésirables :*** - Somnolence, nausées, vomissements. - Anorectites si plus de 2 suppositoires/jour pendant plus de 10 j.
Contre-indications : - insuffisance hépatique, traitement anticoagulant. - association au ritonavir (Norvir®, Kaletra®) ***Effets indésirables :*** - ulcérations gastriques.
Effets indésirables : nausées, vomissements, constipation, sensations vertigineuses, excitation. ***Contre-indications :*** insuffisance hépatique. ***NB :*** au-delà de 180 mg/24 h de codéine, il est préférable de prescrire un antalgique majeur opiacé, avec la correspondance suivante : **30 mg de codéine = 1 mg de morphine**.
Adaptation des doses : Si insuffisance hépatique ou rénale : augmenter 2 fois l'intervalle entre les prises. Si clairance de la créatinine < 10 ml /mn : utilisation déconseillée. ***Effets indésirables :*** ceux des opiacés, anaphylaxie, convulsions. ***Contre-indications :*** hypersensibilité au produit, grossesse, allaitement, insuffisance respiratoire sévère, insuffisance hépatique grave, épilepsie non contrôlée, traitement récent par IMAO, intoxication aiguë par dépresseurs du SNC.

c) Intensité sévère (palier 3 de la classification de l'OMS)	
DCI	**Nom commercial - Laboratoire Conditionnement - Posologies**
Buprénorphine	Temgésic® (Schering-Plough) • Glosette sublinguale (0,2 mg) : 1 glossette/8 h ; jusqu'à 5 glossettes/8 h (= 1 mg /8 h = 3 mg/24 h max.) • Sol. inj. (IV, SC, IM) : amp. 0,3 mg (hôpital) : 1-2 amp. toutes les 6 à 8 h **NB : buprénorphine 0,3 mg = morphine 10 mg.**
Soluté de chlorydrate de morphine voie orale	Préparation magistrale : • Dose initiale : 5 mg/prise, puis 0,5 à 1 mg/kg/24 h (1 prise toutes les 4 h). • Augmenter les doses par étapes croissantes : 5, 10, 15, 20, 30, 40, 50, 60, 100 mg, puis par paliers de 20 à 30 mg.
Sulfate de morphine à libération immédiate	• Sevredol® (Asta Medica) : comprimés enrobés à 10 mg et 20 mg • Actiskénan® (Asta Medica) : gélules à 5 mg, 10 mg, 20 mg, 30 mg Dose initiale : 60 mg par jour Puis augmenter la dose d'environ 50 % : - soit en diminant l'intervalle des prises, - soit en augmentant la dose de chaque prise.
Sulfate de morphine à libération prolongée	Moscontin® (Asta Medica) Comprimés à : 10, 30, 60, 100 mg • 1 cp/12 h, à avaler sans croquer ; • Augmenter la dose toutes les 12 h, par paliers de 10, 20, 30 mg. • En relais de la solution : prendre la 1re prise de Moscontin® avec la dernière prise de solution.
	Skénan LP® (Upsa) Gélules à : 10, 30, 60, 100, 200 mg • 1 gélule/12 h ; • Augmenter la dose toutes les 12 h, par paliers de 10, 20, 30 mg. • Possibilité d'ouvrir les gélules et de mélanger (sans écraser) les granules dans une alimentation semi-solide ou dans une sonde gastrique.
	Kapanol® LP (Glaxo-Wellcome) Gélules LP à : 20, 50, 100 mg • 1 gélule/24 h, à avaler sans croquer ; • Possibilité d'ouvrir les gélules et de mélanger (sans écraser) les granules dans une alimentation semi-solide ou dans une sonde gastrique.

Précautions d'emploi

Ne pas associer à d'autres morphiniques.
Au-delà de 3 mg/24 h, il n'y a plus d'effet analgésique.
Attendre 8 h avant de commencer un opiacé.
Réglementation : ordonnances protégées pour 28 jours.
Contre-indications :
syndrome abdominal aigu d'étiologie indéterminée, hypertension intracrânienne, association aux IMAO.
Effets indésirables : somnolence, nausées, vomissements.

Contre-indications de la morphine :
- insuffisance rénale (90 % éliminés par le rein) : => adapter la posologie (risque de sédation) ;
- insuffisance hépatique ;
- hypertension intracrânienne ;
- insuffisance respiratoire majeure.

Indications de la morphine* per os *à libération immédiate :
(durée d'action = 4 heures)
- initiation du traitement : augmentation progressive de la dose jusqu'à obtention du soulagement => permet de connaitre la dose totale de morphine LP nécessaire.
- interdoses pour accès douloureux : en complément d'un traitement par morphine LP (Moscontin®, Skénan®, Fentanyl®) : pour être efficace, l'interdose doit être de 10 % de la dose totale de morphine.

Effets indésirables :
- constipation (95 %) : prévention par lubrifiants (Lansoÿl®, Lubentyl®) ou par laxatifs osmotiques (Duphalac®, Sorbitol®) ou par stimulants du péristaltisme (Senokot®, Modane®) ;
- nausées, vomissements (30 %) : disparaissent après 10 jours ; prévention par métoclopramide (Primpéran®), chlorpromazine (Largactil®), halopéridol (Haldol®) ;
- somnolence (20 %), les 5 premiers jours ;
- confusion, hallucination, cauchemars, détresse respiratoire => modifier les doses.

Chez le sujet agé : commencer par 20 mg/jour.

Réglementation :
- voie orale : ordonnances protégées pour 28 jours ;
- voie orale libération immédiate : ordonnances protégées pour 14 jours ;
- voie injectable : ordonnances protégées pour 7 jours.

c) Intensité sévère (palier 3 de la classification de l'OMS) (suite)

DCI	Nom commercial - Laboratoire Conditionnement - Posologies
Chlorydrate de morphine voie injectable	Chlorydrate de morphine Meram® (RPR-Cooper) ou préparation magistrale : amp. de 10 ou 20 mg • Doses progressives : 5 - 20 mg (SC toutes les 4 h ou IV en continu sur 4 h). • En relais de *PO* : dose injectable = 0,5 x dose orale efficace.
Dextro-moramide	Palfium® (Delalande) cp. à 5 mg ; amp. à 5 mg (IM ou sublinguale) Ne pas dépasser 120 mg *per os*, 50 mg en IM
Fentanyl transdermique	Durogésic® (Janssen-Cilag) Dispositifs transdermiques à : 25 µg/h (10 cm²) ; 50 µg/h (20 cm²) ; 75 µg/h (30 cm²) ; 100 µg/h (40 cm²). **Patient ne recevant pas de morphine** : • 1re prescription : Durogésic® : dispositif à 25 µg/h + morphine PO à libération rapide : 10 mg/4 h • contrôle après 72 heures : - si dose de morphine orale < 60 mg /24 h : Durogésic® : dispositif à 25 µg/h + morphine PO à libération rapide à la demande - si dose de morphine orale > 60 mg /24 h : Durogésic® : dispositif à 50 µg/h + morphine PO à libération rapide à la demande • contrôle après 72 heures et poursuite de l'adaptation si nécessaire. **Patient recevant déjà de la morphine** : morphine injectable : convertir la dose totale en morphine PO (20 mg IV = 30 mg SC = 60 mg PO) puis convertir : MPO = morphine orale (en mg/j) DT = dispositif transdermique MPO => DT : < 135 : 25 µg/h 135-224 : 50 µg/h 225-314 : 75 µg/h 315-404 : 100 µg/h 405-494 : 125 µg/h 495-584 : 150 µg/h 585-674 : 175 µg/h 675-764 : 200 µg/h 765-854 : 225 µg/h + si nécessaire : morphine à la libération rapide pour les douleurs paroxystiques.
Hydromor-phone LP	Sophidone® : comprimés à 4, 8, 16, 24 mg durée d'action = 12 h 8 mg d'hydromorphone = 60 mg de morphine LP

Précautions d'emploi

Contre-indications, effets indésirables et réglementation de la morphine : voir pages précédentes.

Indications : agit pendant 2 h => indiqué en prémédication des soins douloureux (escarres, pansements). Voir aussi *Vidal.*
Réglementation : ordonnances protégées pour 7 jours.

Indications : douleurs chroniques, stables, intenses ou rebelles aux autres antalgiques (d'origine cancéreuse).

Mode d'emploi :
- Appliquer le dispositif transdermique sur une peau propre (ne nettoyer qu'avec de l'eau) et sèche ; couper les poils (ne pas les raser) ;
- Changer le dispositif toutes les 72 heures et changer de site ;
- Ne pas jeter le dispositif usagé, mais le replier sur lui-même et le placer dans une étiquette adhésive à rendre à la pharmacie.

Adaptation des doses :
- Le taux d'équilibre de fentanyl n'est atteint qu'entre 12 et 24 h après la pose du dispositif transdermique => conserver le traitement antalgique antérieur pendant les 12 premières heures.
- L'adaptation posologique doit ensuite être individualisée jusqu'à obtention d'une analgésie efficace, ce qui peut souvent prendre une huitaine de jours.

Contre-indications : Insuffisance respiratoire décompensée, douleur après intervention chirurgicale, allergie au fentanyl ou aux adhésifs du dispositif, allaitement, association à la buprénorphine, la nalbuphine et la pentazocine, prise d'alcool.

Prudence en cas de :
Troubles du rythme, insuffisance respiratoire, insuffisance hépatique et cirrhose, insuffisance rénale, faible poids (< 50 kg), personne âgée, hypertension intra-crânienne, constipation, fièvre, exposition à une source de chaleur, test antidopage => voir *Vidal.*

Arrêt du traitement : doit être progressif, comme pour tout morphinomimétique. En cas de remplacement par un autre morphinique, la substitution doit être progressive, en commençant par des doses faibles.

Réglementation : ordonnances protégées pour 28 jours, mais délivrance fractionnée en 2 fois.

Dérivé semi-synthétique de la morphine, agoniste pur sélectif. Métabolisme différent de celui de la morphine, pouvant expliquer une meilleure tolérance et une meilleure efficacité en cas d'échec de la morphine.

XVI - C – Dyspnée terminale

Le traitement symptomatique peut être associé au traitement étiologique *avant la période « terminale »*. L'évaluation de la dyspnée est nécessaire toutes les quatre heures. La sensation dyspnéique est appréciée par le patient lui-même (s'il est vigilant).

Indications	Traitement symptomatique
Dans un premier temps	Assurer une présence permanente si possible. Moyens physiques. Bronchodilatateurs, corticoïdes.
Terrain anxieux à l'origine d'épisodes dyspnéiques à répétition	*Benzodiazépines :* – diazépam (Valium®, Novazam®) – ou midazolam (Hypnovel®) (1/2 vie courte)
Dyspnée à l'origine de l'anxiété	*Morphine* per os *ou sous-cutanée* (ampoules injectables) : – commencer *per os ;* – sinon : voie SC en continu ; – sinon : voie SC discontinue toutes les 4 heures.
Le plus souvent dyspnée multifactorielle	Associer midazolam et morphine.
Encombrement bronchique	*Scopolamine :* sous-cutanée (Scopolamine®) : 1 amp. à 0,125 mg toutes les 4 heures, ou l'équivalent en continu.
Hypoxie	*Oxygénothérapie*
Dyspnée sévère, résistante aux traitements habituels (oxygène, bronchodilatateurs, corticoïdes, bolus intermittents de morphine sous-cutanée)	*Morphine en IV :* – posologie initiale : 1 à 2 mg toutes les 5 à 10 minutes, en bolus IV, jusqu'à diminution de la fréquence respiratoire soulageant le malade ; – relais : administration continue à la pompe, en IV : dose horaire = 50 % de la dose cumulée des bolus initiaux.
Détresse respiratoire (asphyxie létale en quelques minutes par hémoptysie massive, inhalation, compression trachéale…).	*Diazépam :* (Valium®, Novazam®) : Diluer 1 amp. de 10 mg dans 10 ml de sérum physiologique.

Un sommeil facilement réversible témoigne d'un bon soulagement (dette de sommeil) ; profond, il peut être signe de surdosage. Mais le soulagement efficace de la dyspnée peut nécessiter une certaine somnolence, et le patient doit pouvoir choisir.

Remarques
Moyens physiques : ventilateur, courant d'air ; position semi-assise, relaxation, massage, kinésitherapie respiratoire douce.
Diazépam (*per os* ou rectal) : commencer par 2,5 à 5 mg toutes les 8 heures, puis augmenter progressivement. Midazolam (sous-cutané) : commencer par 2,5 à 5 mg toutes les 4 heures ; demi-vie courte ; mélangeable dans la même seringue avec morphine et scopolamine ; utilisable en HAD.
La morphine diminue la sensation de gêne respiratoire. - *Per os :* commencer à 2,5 ou 5 mg toutes les 4 heures. - Si le patient reçoit déjà de la morphine contre des douleurs : augmenter la dose de 50 %. - Si voie orale impossible : voie SC en continu (au pousse-seringue) : posologie = 1/3 celle *per os*. - Sinon : voie SC discontinue toutes les 4 heures (une aiguille fixée en SC) : posologie = 1/2 celle *per os*.
Mélangeables dans la même seringue.
L'aspiration bronchique, traumatisante et inefficace, n'est plus indiquée. L'action atropinique de la scopolamine tarit les sécrétions et diminue les râles. Maximum : 6 mg/24 h. Mélangeable dans la même seringue avec morphine et midazolam. Effet indésirable : sécheresse de la bouche. Contre-indication : glaucome et rétention urinaire.
Si elle est déjà en cours contre une hypoxie : la poursuivre. Sinon : selon la demande du patient.
Voie IV pour une action rapide. A l'hôpital, car nécessite une surveillance et des réévaluations rapprochées (tous les 1/4 d'heure la première heure, puis toutes les heures pendant 4 h) et le risque de somnolence est grand à ces doses.
Cette asphyxie est source d'angoisse majeure, parfois d'agitation. L'objectif est de réduire d'urgence l'angoisse en utilisant une sédation par voie IV avec une benzodiazépine : – injecter ml par ml en IV jusqu'à fermeture des paupières ; – réinjecter ensuite en fonction du réveil.

XVI - D – Diarrhées chroniques

Produits

1) *Ralentisseurs du transit :* à utiliser en première intention. Dans les diarrhées sévères, sont en général plus efficaces en posologie fixe que « à la demande » en fonction des selles.

2) *Topiques* (pansements inertes et/ou micro-organismes) : ont le mérite de l'innocuité. Doivent être ingérés à distance des autres prises médicamenteuses.

3) *Antisécrétoires :* utilisables en deuxième intention, lorsque les précédents sont insuffisants.

a) Ralentisseurs du transit

DCI	Nom commercial Conditionnement	Posologie
Lopéramide	Imodium® - Gélule 2 mg - Solution buvable : 1 ml = 27 gouttes ; 1 cuiller à café = 5 ml = 1 mg = 135 gouttes. nombreuses autres spécialités : gélules à 2 mg Arestal® Comprimé à 1 mg	- A la demande : 4 mg d'emblée, puis 2 mg après chaque selle liquide. - En posologie fixe : 2 à 4 mg avant chacun des 3 repas et au coucher (maximum 16 mg par jour).
Diphenoxylate + Atropine	Diarsed® Cp à 2,5 mg + 0,025 mg	- A la demande : 2 cp d'emblée, puis 1 cp après chaque selle liquide ou molle. - En posologie fixe : 1 à 2 cp par jour (maximum 8 cp par jour)
Teinture d'opium benzoïque	Elixir parégorique® 50 % Solution buvable 23, 625 g dans 45 ml	Jusqu'à 2 cuillères à soupe/jour

Stratégies

Les antidiarrhéiques sont utilisés en complément des agents anti-infectieux ou seuls.

De préférence en prise continue pendant 10 à 15 jours.

En cas d'échec : attendre 15 jours à 3 semaines avant de conclure à l'échec et de changer de traitement.

Les utiliser plutôt en association, et commencer par 1 (ou plusieurs) ralentisseurs du transit + 1 (ou plusieurs) pansements.

Précautions d'emploi

Action majorée par la codéine, qui ralentit le transit
=> meilleure absorption du lopéramide.

Contre-indications : poussée aiguë de rectocolite hémorragique ; colite pseudo-membraneuse ; 1er trimestre grossesse.

Effets indésirables :
constipation si posologie trop élevée ; ballonnement abdominal.

Surveiller l'association avec des aminosides (dont l'absorption digestive est accrue).
Contre-indications : poussée aiguë de rectocolite hémorragique ; colite pseudo-membraneuse ; 1er trimestre grossesse.
Pour l'atropine : augmentation du risque de glaucome par fermeture de l'angle, et de rétention urinaire (obstacle urétro-prostatique).

Effets indésirables :
bouche sèche, somnolence, constipation.
Surdosage : dépression respiratoire avec syndrome atropinique.

Surveillance chez l'insuffisant hépato-cellulaire.
Contre-indication : poussée aiguë de rectocolite hémorragique.
Effets indésirables : constipation si posologie trop élevée.

b) Topiques		
DCI	**Nom commercial et laboratoire**	**Conditionnement**
Saccharomyces boulardii	Ultra-levure® Biocodex	Gélules à 50 mg
Diosmectite	Smecta® Ipsen	Sachet de 3 g
Levure + charbon	Carbolevure® Vedim	Gélules adultes
Attapulgite	Actapulgite® Beaufour	Sachet de 3 g
Lactoprotéines	Sacolène® Searle	Sachet de 2 g

c) Antisécrétoires		
Racécadotril	Tiorfan® Bioprojet Pharma	Cp à 200 mg
Octréotide	Sandostatine® Sandoz	Ampoules de 1 ml (50 ou 100 ou 500 µg)

Posologies	Précautions d'emploi
20 gélules x 3/j (jusqu'à 120 gélules/j)	Délivrance de ce dosage uniquement à la PCH. L'efficacité contre les diarrhées chroniques liées au VIH n'est pas démontrée.
3 sachets par jour, avant les repas (jusqu'à 6 sachets/j).	A prendre à distance de tout autre médicament. L'efficacité contre les diarrhées chroniques liées au VIH n'est pas démontrée.
3 gélules par jour (jusqu'à 6), réparties dans la journée.	A prendre à distance de tout autre médicament. L'efficacité contre les diarrhées chroniques liées au VIH n'est pas démontrée.
3 sachets par jour, avant les repas (jusqu'à 6 sachets/jour).	
1 à 3 sachets par jour, en 1 à 3 prises avant les repas (jusqu'à 6 sachets/j).	

1 à 3 cp x 3 par jour (avant les 3 repas).	Augmentation par paliers en cas d'inefficacité jusqu'à 6 puis 9 cp/j. ***Effets indésirables :*** somnolence.
Débuter par 100 µg en 2 injections SC. Augmenter progressivement les doses.	Délivrance de ce dosage uniquement à la PCH. Hors AMM. Médicament très couteux. En cas d'efficacité (environ 20 % des cas) l'amélioration de la diarrhée est rapide. ***Effets indésirables :*** douleur abdominale, ballonnement abdominal, nausées, vomissements.

XVI - E – Diététique et nutrition

Dénutrition

D'une façon générale

– Fractionner l'alimentation : faire plusieurs petits repas par jour, sans oublier le petit-déjeuner.

– Toujours avoir à portée de main et en évidence des aliments faciles à grignoter à tout moment de la journée, par exemple :
  • fruits secs : amandes, noix, noisettes, pistaches, raisins secs, abricots secs, bananes sèches, etc.
  • lait concentré sucré en tube, en berlingot ;
  • barres de céréales, bonbons, chocolats, etc.

– Choisir de préférence des aliments « riches » de chaque groupe d'aliments. Par exemple, préférer le lait entier, le lait concentré, les fromages blancs à 40 % de matières grasses, les fromages à plus de 40 % de matières grasses, les boissons sucrées.

– Avoir une alimentation riche en protéines (voir plus loin).

– Penser aux desserts tels que : gâteau de semoule, de riz, de tapioca, crème anglaise, *milk shake*, glaces, sorbets, pâtisseries, gâteaux, viennoiseries, etc.

– Boire beaucoup tout au long de la journée.

– Se reposer après les principaux repas.

En cas de difficulté à manger

Enrichir la qualité des plats

En ajoutant	Dans
Lait en poudre	Les potages, les purées, les gratins, les entremets, le lait.
Fromage râpé	Les pâtes, le riz, les purées, les légumes cuits.
Autre fromage (crème de gruyère)	Les purées, les potages.
Jaune d'œuf (cuit, pour éviter tout risque d'infection)	Les potages, les purées, les entremets.
Jambon mouliné ou autre viande moulinée	Les potages, les purées.
Sucre, miel, confiture	Les préparations de fruits ou de céréales.

En cas de nausée	
Eviter	Plutôt
– De fumer avant de manger. – De participer à la préparation des repas. – De s'allonger juste après avoir mangé. – Les mets odorants et épicés, frits, trop sucrés ou trop salés. – Les boissons alcoolisées.	– Manger lorsque l'appétit est présent, sans souci des conventions horaires. – Fractionner les repas en petites quantités. – Disposer en tout temps de collations. – Se reposer avant de manger. – Manger dans un local aéré et frais. – Choisir la texture qui convient le mieux (solide, liquide, hachée, moulinée, mixée). – Essayer les préparations froides. – Boire en petites quantités, mais souvent, des boissons fraîches et gazeuses, sucrées ou non. – Boire à l'aide d'une paille des solutions nutritives commerciales refroidies.

En cas de diarrhée	
Eviter	Plutôt
– Le lait et les suppléments nutritifs contenant du lactose. – Aliments irritants : légumes secs, céréales complètes, épinards, choux, salsifis, pruneaux, rhubarbe, raisin frais. – Boissons irritantes : café et thé trop forts, alcools.	– Eviter une déshydratation en buvant abondamment tout au long de la journée, par petites gorgées : eau, tisanes, bouillons de légumes, potages, jus de légumes, jus de fruits (dilués). – Limiter la dénutrition, en conservant un apport protéique satisfaisant : viandes, poisson, œufs, fromages et autres produits laitiers (sauf le lait). – Consommer au moins 1 fois/jour des féculents : riz, pâtes, pommes de terre. – Limiter la consommation de légumes et fruits crus (cuits, ils sont moins irritants).

En cas de douleurs bucco-pharyngées	
Eviter	Plutôt
– Mets épicés ou salés. – Aliments durs, secs, irritants. – Fruits acides (citron, orange, etc.). – Boissons gazeuses ou alcoolisées.	– Boire du lait enrichi de 1 à 2 cuillères à soupe de poudre de lait ou de protéine, refroidi ou chambré. – Aliments de consistance molle : crèmes glacées ramollies, yaourts, fromages blancs frais, œufs brouillés, purées de légumes, de fruits, préparations hachées et lubrifiées par des sauces. – Solutions nutritives commerciales.

Thérapeutique de la dénutrition	
Modérée (≤ 5 %) avec appétit conservé	Débuter par : conseils diététiques + compléments nutritionnels.
Modérée à moyenne, avec anorexie	Semble une bonne indication des progestatifs.
Sévère (> 10 %)	Envisager la nutrition artificielle, d'emblée ou après essai des progestatifs.
Avec diarrhée profuse	Indique la voie parentérale.
Sévère ou avec diarrhée chronique	Chercher et traiter un déficit en micronutriments : calcium, magnésium, phosphore, vitamine K (TP), vitamine B12.

Progestatifs Acétate de mégestrol (Mégace®) (non disponible en France) Acétate de médroxy-progestérone : Farlutal®, Prodasone® : 800 mg à 1 g/j	Peuvent provoquer une augmentation de l'appétit, une prise de poids (surtout de masse grasse) et une amélioration de la qualité de vie. Ne semblent pas allonger la durée de vie ni diminuer l'incidence des infections opportunistes. *Effets indésirables :* baisse de libido ; rares : accidents thrombo-emboliques, diabète.

Pour augmenter les apports

On peut consommer des compléments nutritionnels du commerce, existant sous forme de poudres, potages, crèmes ou liquides sucrés et remboursés par la Sécurité sociale (forfait TIPS).

Certains sont hyperprotéiques, certains hypercaloriques, certains sans gluten. En cas de diarrhée, les prendre sans lactose.

XVII

Vaccinations de l'adulte VIH+

XVII Vaccinations de l'adulte VIH+

Vaccin	Indications
Tétanos	Pas d'indication spécifique. Le risque de tétanos concerne surtout les personnes n'ayant jamais été vaccinées.
Poliomyélite	Pas d'indication spécifique.
Grippe	Pas d'indication spécifique, l'incidence et la morbidité de la grippe ne paraissant pas plus élevée lors de l'infection à VIH. Il parait cependant prudent de vacciner la plupart des patients ayant plus de 200 $CD4/mm^3$, en associant un traitement antirétroviral efficace pendant au moins 1 à 2 mois.
Pneumocoque	1) Avant une splénectomie (en particulier pour thrombopénie profonde non améliorée par le traitement médical). Toujours associer ensuite une prophylaxie par pénicilline orale. 2) Pour la Société américaine de pathologie thoracique : dès le diagnostic d'infection à VIH, du fait de l'incidence plus élevée des infections à pneumocoque lors de l'infection à VIH.
Haemophilus	Pas d'indication spécifique (incidence modérément augmentée lors de l'infection à VIH).
Hépatite B	Indiqué en l'absence de marqueur sérique témoignant d'un contact antérieur avec le VHB (anti-HBc négatif) et si persiste un risque de transmission.
Hépatite A	Mêmes indications qu'en l'absence d'infection à VIH : voyage en zone d'endémie, gays/bisexuels, infection chronique par le VHC.
BCG	Contre-indiqué, du fait d'un risque de bécégite avec ce vaccin vivant.
Typhoïde	Pas d'indication spécifique.
Fièvre jaune	Indiqué en cas de séjour en pays d'endémie : admis par l'OMS, malgré un risque (minime et non documenté) avec un vaccin vivant. Si $CD4 > 200/mm^3$.
Méningocoque	Voyage intertropical en période épidémique.
Rougeole	Voyage en zone d'endémie, si $CD4 > 200/mm^3$.

Contre-indications	Efficacité
Une activation transitoire de la réplication du VIH a été montrée. Mais l'infection à VIH n'est pas une contre-indication.	Pourrait être atténuée. Rappel vaccinal théoriquement tous les 10 ans.
Ne pas utiliser le vaccin vivant oral.	Absence de données.
Une activation de la réplication du VIH (d'environ 1 log), transitoire (retour à la valeur initiale en 4 semaines), avec une baisse significative des CD4 ($p = 0,03$) a été montrée chez moins de 50 % des patients. Ce vaccin n'est donc pas indiqué si les CD4 sont < 200 /mm^3.	Absence de données. Une réponse protectrice paraît moins probable lors du déficit immunitaire. Vaccination annuelle. La vaccination de l'entourage pourrait être plus efficace.
Une activation transitoire de la réplication du VIH a été montrée. Mais l'infection à VIH n'est pas une contre-indication et la réplication du HIV est beaucoup plus stimulée par une infection aiguë. Associer un traitement antirétroviral efficace pendant au moins 1 à 2 mois.	Réponse défectueuse lors de l'infection à VIH, même sans symptômes. Hormis la splénectomie, intérêt non démontré pour réduire l'incidence des infections pneumococciques. Vaccination une seule fois, ou au plus tous les 5 à 10 ans.
L'infection à VIH n'est pas une contre-indication.	Une réponse est obtenue.
Une activation transitoire de la réplication du VIH a été montrée, mais l'infection à VIH n'est pas une contre-indication.	L'immunogénicité du vaccin paraît faible, et justifie un contrôle sérologique post-vaccinal.
L'infection à VIH n'est pas une contre-indication.	Absence de données.
Chez l'enfant né de mère VIH + : vaccin contre-indiqué à la naissance et ultérieurement en cas d'infection par le VIH (sinon : réalisable au 15e mois).	Absence de données.
Pas de contre-indication si VIH+.	Absence de données.
Si les CD4 < 200/mm^3 et le risque de fièvre jaune faible : un certificat de contre-indication peut être fait.	Absence de données.
	Absence de données.
	Absence de données.

Index des médicaments ayant des interactions (connues ou potentielles) avec les antirétroviraux

Index des médicaments cités pour leur utilisation

Index des médicaments cités pour leur utilisation (suite)

Achevé d'imprimer en décembre 2004
Sur les presses de l'imprimerie Corlet
Dépôt légal : décembre 2004
N° d'impression : 81754

Imprimé en France